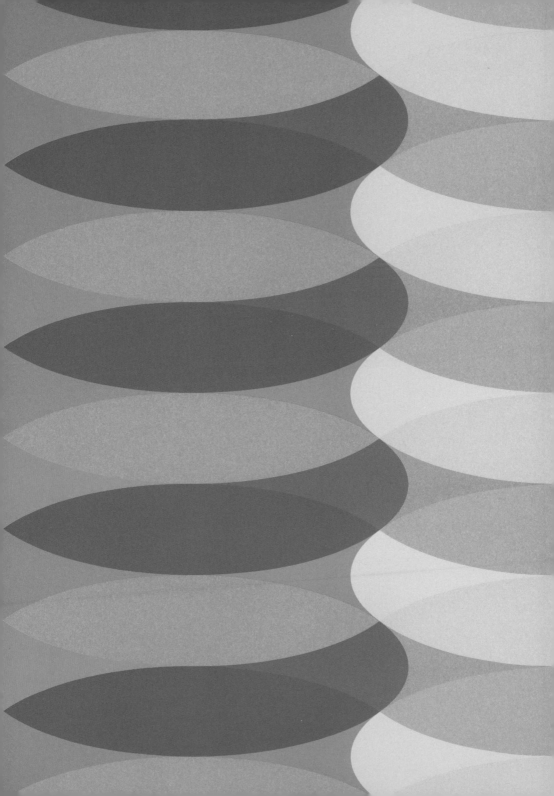

品酒的風味演算

從個人喜好出發，
精準推薦你更多喜愛酒飲的科學指南

羅勃·巴克哈芬——著

周沛郁——譯

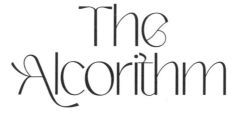

The Algorithm

A Revolutionary Flavour Guide
to Find the Drinks You'll Love

Rob Buckhaven

羅勃‧巴克哈芬 (Rob Buckhaven)

波爾多 INSEEC 商學院 (INSEEC Business School) 葡萄酒與烈酒企管碩士畢。
英國最大酒莊之一 Rathfinny Estate 的品牌大使，也是《地鐵報》(Metro) 的酒飲
專欄作家，更以葡萄酒專家的身分作為「Market Kitchen」、「Something for the
Weekend」和「Michael Ball Show」等節目的固定來賓。曾獲英國國際葡萄酒暨
烈酒競賽 (IWSC) 2018 年度葡萄酒傳播者提名。

目前是受訓中的侍酒師、餐飲專業人士，熱衷於日常酒飲，常在全美各地的飲食
展主持試飲會，但主要還是在他位於西倫敦的家中品評暢飲，同住的還有飽受折
磨 (但常受滋潤) 的未婚夫湯姆。

謹以本書獻給我父母西蒙和夏綠蒂、姊姊凱蒂，
和我的伴侶湯姆。

目次

前言

「如果某本書不存在，就自己寫出來。」這句俗話你聽過嗎？我也沒聽過。也許我搞混了，原話應該是：「想把事情辦好，就自己來。」不論如何，前面那則格言恰巧總結了我為何寫了《品酒的風味演算》這本書。雖然我很慶幸在我之前沒人寫過這樣的書，但從研究的角度來看，有點不方便。以前沒有任何資料是以風味的角度來探討飲料，所以說來諷刺，我為此書做功課時真正需要的書，其實正是這本書。

以飲料書而言，《品酒的風味演算》與眾不同的是以風味為主導，用我們的風格偏好引導我們接觸新的酒類愛好。這是根據「如果你喜歡這個，就會喜愛那個」這樣的演算法；熱門平臺正是靠這種演算法，根據我們的行為模式，來推薦電影、歌曲或書籍。《品酒的風味演算》是你個人的飲料演算法，帶你嚐遍花香、果香到煙燻、辛香等等風味，找到其中有那些風味的飲料，包括紅酒、啤酒、蘋果酒、龍舌蘭和伏特加，到茶、咖啡、調酒用飲料和其他所有東西。我是說，誰知道熟成的香檳有黑松露和摩卡咖啡的風味？誰知道如果你喜歡豔星馬丁尼，你可能也會喜歡日本清酒？或蘇格蘭的艾雷島麥芽威士忌愛好者可能會愛啜飲一杯煙燻味的正山小種茶？

《品酒的風味演算》是輕鬆但資訊豐富的萬事通參考指南，適合所有喜歡飲料的人，幫你在無窮的飲料之中，透過風味「選擇自己的冒險」，發掘可能從未考慮過的新飲料。理論上，每趟旅程應該都獨一無二；我一想到有人透過《品酒的風味演算》找到飲料新歡，就興奮得要死。

以功能來看，《品酒的風味演算》可以分作兩個部分：第一部根據的是花香到辛香的十種風味主題，第二部收錄了三百款的飲料參考資料，說明前述那些風味出現在哪些飲料中。不是我要說，最別出心裁的點子，是從第一部分開始就一頭栽進風味主題之中。比方說，如果你喜歡「鮮奶油甜香」的風味，可以試試「香草與丁香太妃糖蘋果」這種搭配。這樣能引導你去找那些風味的飲料，例如木桶陳年蘋果酒，而且附有那些飲料在第二部分的頁碼。翻到第二部分的木桶陳年蘋果酒之後，可以看到這種飲料的背景、生產方式、那些風味如何形成，以及同風味其他飲料的「品嚐清單」，例如喬治亞的橘葡萄酒 (Orange Wine)。同樣的，翻到喬治亞橘葡萄酒，可以停留在飲料的部分，了解其他類似風格的酒；也可以按指引回到第一部分，去看主要風味組成。你會發現大多數飲料都會出現在二種或多種的風味類別中，反應出風味線索的複雜網絡。這樣的設計，是希望讓讀者多嚐嚐不同的東西，有各式各樣的機會可以冒險，而一切始於你個人獨特的風味偏好。

今日的飲料不斷推陳出新，熱鬧多變，相信現在格外需要《品酒的風味演算》。難怪我們把某些飲料視為救生艇，像《鐵達尼號》裡蘿絲對傑克那樣，抗拒新的飲料。拋下通過考驗的酒精飲料，拓展到不熟悉的東西，需要很大的勇氣放手一試，還有很深的口袋，尤其有時沒有任何像樣的根據能知道我們為何可能喜歡那東西。我們投入一場可能凶險的旅程，需要可靠的指引來排除一些風險因素，《品酒的風味演算》正是設計來達成這個目的。

別會錯意，電腦化的演算法很精明，能從我們的購物習慣中找到模式，以這為基礎來發展，而且我們的品味演變時，也能隨著調整推薦。不過電腦化演算法有自己的侷限，沒考慮到這過程中關鍵的情感層面。自動化建議根據的通常是「如果你喜歡這種葡萄酒，你會喜愛……另外這種葡萄酒」，卻沒意識到調酒或烈酒會有類似的香氣。稱之為人工智能大概是有原因的；不是要吹噓，不過《品酒的風味演算》根據的是「真正的智能」，靠著我在報紙專欄和當面推薦飲料的經驗，以及培養出對大家個自風味偏好的深刻理解。

去認識我們喜愛、不愛的風味，本身就是主觀而個人的歷程，要用到大量的心理學與自己的人類經驗。這沒什麼奇怪的，因為我們處理風味感知的地方，正是處理情緒、動機與行為反應的頭腦部位——邊緣系統（見詞彙表，18 頁）。味覺根據的是鹹、甜、苦、酸與鮮味這五大基礎，風味則是鼻子後方的嗅球（olfactory bulb）處理的完整感覺經驗，結合了香氣、味覺、口感與溫度。其實呢，我們也透過眼睛來品嚐，視覺資訊會觸發我們的頭腦去搜尋我們過去關聯的檔案庫，在一滴飲料沾到我們嘴唇之前，就描繪出可能的風味。

此外還有自我暗示（見詞彙表，16 頁）。我是說，如果有人說我應該嚐到覆盆子的香調，那我喝的東西可能和液態覆盆子差不多；因為最後我嚐到的正是那種味道。形容一種飲料有覆盆子的風味是一回事，不過誰不想知道，覆盆子究竟為什麼嚐起來是那種味道呢？知道我們的飲料和拿來比較的食品，是否擁有著相同的風味成分，或我們的飲料裡是否有模仿覆盆子那種紅色水果、紫羅蘭與木質香調的分子，總合成覆盆子的風味，應該只會為我們的啜飲體驗加分吧。

赫斯頓・布魯門索（Heston Blumenthal）在他生涯早期，試圖把食物的化學組成拆解成分子資料庫，拼湊出最終的食物搭配演算法。但布魯門索在二〇一〇年《泰晤士報》（*The Times*）的一篇文章中做出結論：「任何食品都是由數千種不同分子組成，說兩種成分含有共同的物質，只是對於相容性的薄弱辯護」。我不得不同意他的話，不過我仍覺得找出分子的關聯、學習如何透過完全獨立又無關的風味成分網路，把食物風味複製到飲料中，十分有趣。我以飲料作家的身分，推薦各式各樣的飲料給願意讀我專欄的任

何人。我恰巧也對風味很狂熱,會在我嚼食食物或啜飲飲料時全神貫注,看起來恐怕像在咀嚼、噴噴進食的人類空殼,兩眼朝天,一臉困惑至極的表情,同時拼命在任何紙張上塗寫得龍飛鳳舞。聽起來我是個好伴侶,不過我在腦中正在風味大點名,玩著描述關聯的配對遊戲。

我對風味痴迷,可以追溯到剛開始踏進飲料產業的時候,咳咳,那是很多年前了。我會啜飲一口飲料,形容我像嚐到「褐色西洋梨皮」或「皇家加拉」(Royal Gala) 品種蘋果,而不單單是「西洋梨」或「紅蘋果」。我自命不凡嗎?是沒錯,不過我覺得事情不只是這樣,某方面來說,我能掌握我用來形容酒那些食品的子範疇有什麼特質 (或至少感興趣),會探究那些食物的口感、味道、氣味與風味,夢想有朝一日要為那些東西寫本書。

我雖然想說《品酒的風味演算》可說是水到渠成,但其實經歷了多個月的計畫、二十多個 Excel 試算表、好幾串清單有著數百種可能的酒類風味再加以縮減,精心修改成依據風味風格來分割的十章內容。最精采的是實際的研究部分,我嚐遍各種風味組合,不過比想像中更有挑戰性,有時會違反直覺,每種飲料要嚐好幾次「確認無誤」。再怎麼一絲不苟也不為過!

我為每種飲料安排的風味組合,根據的是我對主要組成香氣的評估,以及我對該種飲料的了解。我納入了熱門的風味敘述詞搭檔,像是草莓和打發鮮奶油,還有其他許多新奇的組合。有人喜歡煤油和油桃的嗎?我的飲品選擇從熱門的經典到更深奧的酒精飲料,都設計來用瓶裝的形式展示風味組合。此外,我也舉出我覺得重要的科學支持,信不信由你,初稿的科學內容更多——有幾百條落落長的化合物名稱,不過最後拿掉了;我覺得如果我都不會唸那些字,就不該放進書裡。那是因為《品酒的風味演算》的內容不是科學,而是有趣的參考指引 (希望啦),靠著味蕾引導我們在風味之間嬉戲,發掘我們可能喜歡的飲料。

著手使用這本書之前,我還想說一件事:你想找資訊的話,《品酒的風味演算》有大量的資訊,不過我刻意把那些資訊編排成簡潔的段落,盡可能易讀一點。希望這麼一來,能滿足想要藉著風味來發掘飲料新歡、同時學些迷人小知識的人。

羅勃・巴克哈芬 (Rob Buckhaven)
二〇二一年五月,倫敦

致謝

該從哪開始呢？說到這，就想起我剛開始寫作本書時，對親愛的未婚夫湯姆 (Tom) 說的話。因此我第一個要感謝的人非湯姆莫屬，他始終如一地傾聽我，在我需要的時候給我他的肩膀依靠，永遠鼓勵我、為我提供好點子，而且至今沒離開我，可見他的人品有多高尚。

我父母西蒙 (Simon) 和夏綠蒂 (Charlotte)，以及我姊姊凱蒂 (Katie) 一向是我的頭號支持者 (我也是他們的頭號支持者) ——他們是我最好的朋友，我生命和書寫過程的靠山，我對他們的愛超越了文字。老實說，若沒有他們，我對自己的能力不會有自信，也不會有《品酒的風味演算》這本書的存在。

其次是我的科學顧問伊恩・懷特黑德 (Ian Whitehead) 博士。他的建議相當中肯，統合了《品酒的風味演算》的形式；他還有無限的熱情，且隨時都能聊起任何事，十分了不起。伊恩不只藉著他風味科學的廣博知識，指導我那方面的原則，更教我如何迷人地把這些傳遞給大眾。

該怎麼感謝我在企鵝麥可・約瑟夫 (Michael Joseph) 出版社的編輯艾恩・瓦德 (Ione Walder)，我幾乎沒頭緒；我平常可不是這樣的。艾恩耐心、熱情、有同理心，循循善誘，更不用說還是個可愛的人，不斷給我信心，《品酒的風味演算》最後極為符合我們最初討論的概念，艾恩功不可沒。

超級感謝我在柯蒂斯・布朗 (Curtis Brown) 的文學經紀人凱瑟琳・桑默海斯 (Cathryn Summerhayes)，以及傑西・馬洛伊 (Jess Malloy)。她們讓這過程感覺像夥伴一場，一路上不斷支持、引導我。

這本書有位顧問是我朋友克里斯・丹尼斯 (Chris Dennis)，他是酒吧老闆兼調酒師，熱心幫忙、樂於分享知識，甚至當時他還正忙著自己的計畫，我感謝萬分。

東尼・米拉諾夫斯基 (Tony Milanowski)，謝謝你花時間讀完初校稿，給了專業的回饋。

馬克 (Mark) 和莎拉・德萊弗 (Sarah Driver) 從本書一開始就支持我，給了我書寫時最不可或缺的時間。我不會忘記你們的善意。

約翰 (John)、泰迪 (Teddy) 和亞德里安 (Adrian)，謝謝你們的種種鼓勵。西奧多 (Theodore) 和路弗斯 (Rufus)，謝謝你們這兩個可愛的外甥。

我的好姊妹克拉拉 (Clara)，謝謝妳一直支持我。

感謝 Here Design 讓《品酒的風味演算》的設計概要完美成真。

詞彙表

醋酸（Acetic）：乙酸或醋

茴香腦（Anethole）：這種物質帶著甜味，來自茴芹或茴香油

花青素（Anthocyanin）：這種化合物讓水果、蔬菜、穀物和花朵呈現紅、藍、紫色

高壓滅菌機（Autoclave Oven）：生產龍舌蘭酒和梅斯卡爾時，用來在高壓下蒸氣加熱（煮）龍舌蘭心的設備

自我暗示（Autosuggestion）：用重複的口語訊息來影響行為的方法

苯甲醛（Benzaldehyde）：這種物質帶有類似杏仁的香氣，見於杏仁、櫻桃和杏桃仁精油中

香檸檬素（Bergamottin）：這種芳香物質見於柚子、葡萄柚和香檸檬的果皮中，有種帶著柑橘類與花香香氣

酒香酵母（Brettanomyces）：這種常見的酵母菌見於葡萄酒和葡萄園中，自然生長在果皮上，為發酵酒精飲料帶來穀倉院子、馬廄和灰泥的氣味

樟腦味（Camphoraceous）：氣味的特性類似樟腦

辣椒素（Capsaicin）：極為刺激的化學物質，造成辣椒中的「灼熱感」

類胡蘿蔔素（Carotenoids）：植物和某些動物組織中含有的紅、黃、橙色色素

香芹酮（Carvone）：這種物質天然存在於綠薄荷（R– 香芹酮）、葛縷子和蒔蘿中（S– 香芹酮）

陽離子（Cations）：帶著正電荷的離子，會和帶有負電荷的「陰離子」連結。鈉（陽離子）加氯（陰離子）會得到氯化鈉，也就是食鹽

桂皮醛（Cinnamaldehyde）：這種物質為肉桂帶來甜而辛的風味和香氣

檸檬醛（Citral）：這種物質有著類似檸檬的強烈氣味，天然存在於檸檬、柳橙和香茅的精油中

克拉夫蘭瓶（Clavelin Bottle）：矮胖的酒瓶，容量六二〇毫升，傳統上用來盛裝法國侏羅地區的黃葡萄酒（Vin Jaune）

膠體系統（Colloidal System）：一種物質在另一種物質之中擴散，但並未結合而形成溶液

柱式蒸餾器（Column Still）：一種「蒸餾器」，含有兩個工業風的管柱，會產生酒精濃度高、清澈而中性的烈酒，例如伏特加又稱「考菲蒸餾器」（Coffey Still）或「連續式蒸餾器」

精煉可可（Conching Process）：巧克力製造過程中的一個步驟，把可可塊放在「精煉機」中或滾筒之間加溫、研磨而精煉風味與口感

小茴香醛（Cuminaldehyde）：這種化合物存在於孜然（俗稱小茴香）、尤加利、茴芹和牛肉中，具有尖銳的綠色芳香植物與辛香的香氣與風味

密閉酒桶製造法（Cuve-close）：一種氣泡

酒製作法，二次發酵不是在酒瓶內，而是用密閉的加壓槽，普羅賽克 (Prosecco) 正是採用這種方式。又稱「夏瑪釀造法」(Charmat Method)

洋薊素 (Cynarin)：朝鮮薊的主要成分，能抑制我們的味覺受器，使得之後嚐到的味道變甜

聯乙醯 (Diacetyl)：由微生物產生的物質，存在於大部分的啤酒和許多葡萄酒中，具有奶油般的風味

二甲硫 (Dimethyl Sulphide)：氣味刺激的硫化物，是發酵的副產物，依濃度不同而有熟玉米、海灘到蕈菇、堅果、甘藍菜的氣味

添糖 (Dosage)：糖、葡萄酒 (有時包括葡萄汁) 的溶液，在上瓶塞之前加入氣泡酒——方便依據希望的風格來調整甜度

核果 (Drupe)：這類果實是由外果皮和中層的果肉包覆堅硬的木質外殼，其中通常有單一粒種子，例如李子、桃子、櫻桃或杏仁

鋪地式酒窖 (Dunnage Warehouse)：威士忌生產過程中，傳統用來存放酒桶的倉庫，通常有石板屋頂、石牆和泥土地面。酒桶會堆到三層高

酵素 (Enzyme)：活細胞產生的蛋白，發揮催化劑的作用，催化生化反應，但本身不會在過程中改變

酯類 (Ester)：這類芳香有機物通常是酸和醇結合而成

酯化反應 (Esterification)：酸和醇產生縮合反應，形成酯類

草蒿腦 (Estragole)：這種物質見於龍蒿和羅勒的精油中，帶有茴芹的香氣

丁香酚 (Eugenol)：丁香精油的主要成分，也見於月桂、多香果、肉桂葉和櫟等等植物中

外果皮 (Flavedo)：柑橘類水果色彩繽紛的外皮，又稱為「柑橘皮」

果糖 (Fructose)：蜂蜜和水果中特有的醣類，比蔗糖更甜

γ – 癸內酯 (Gamma-decalactone)：這種物質含有濃烈的桃子香，是桃子、杏桃和草莓風味的主要成分

香葉醇 (Geraniol)：這種物質見於水果、玫瑰和芳香植物 (例如香茅和薰衣草) 精油中，有著玫瑰般的獨特香氣，以及甜美花香與柑橘類風味

薑辣素 (Gingerol)：薑之中最豐富的物質，「嗆味」像它更刺激的親戚——辣椒中的辣椒素，和黑胡椒中的胡椒鹼 (piperine)

甘油 (Glycerine/Glycerol)：黏稠無臭的液體，是發酵副產物，能增添葡萄酒等飲料的口感

甘草根 (Glycyrrhiza Root)：含有甘草素和茴香腦。甘草素的甜度是糖的五十倍；茴香腦則為甘草帶來茴芹的風味

硬裂 (High Crack)：烹飪詞彙，指糖漿變脆、彎折就碎裂的階段

豐潤 (豐潤，hojun)：日文，指飽滿、豐富而鮮味十足。通常用於形容清酒

脫氫芳樟醇 (Hotrienol)：這種物質有著清新的青味與花果般的風味，見於綠茶和柑橘類水果

疏水性（Hydrophobic）：油等等液體與水相斥，和水混合則分離

紫羅蘭酮（Ionones）：芳香物質，見於各式各樣的精油，包括玫瑰、紫羅蘭和覆盆子——而 α– 和 β–紫羅蘭酮加在一起，有帕瑪紫羅蘭（Parma violet）、玫瑰花瓣、覆盆子、鳶尾根和雪松的香氣

離子（Ions）：帶正電荷或負電荷的原子；帶正電荷的是「陽離子」，帶負電荷的是「陰離子」

麴（Koji）：一種日本真菌，可讓清酒、燒酒、味噌和醬油中的米和黃豆發酵

內酯（Lactones）：熱帶水果、草莓、蕈菇和乳製品中的一類風味物質，通常帶有強烈的椰子、桃子和杏桃果香；又稱環狀酯（cyclic ester）

乳糖（Lactose）：乳汁中的一種醣類；我們小腸中的酵素——乳糖酶會將乳糖分解成葡萄糖和半乳糖。乳糖不耐症患者體內的乳糖酶不足

木聚糖（Lignan）：一類化學物質。木聚糖的英文 lignan 衍生自拉丁文的「木」。存在於植物和樹木中，會影響木桶陳年飲料的風味

木質素（Lignin）：樹木和植物的木質組織主要是由木質素構成

邊緣系統（Limbic System）：腦部參與情緒、行為、記憶形成與處理我們風味感知的部分

檸檬烯（Limonene）：柑橘類水果精油中的一種物質，見於柑橘類果皮中。檸檬烯的風味類似提煉出檸檬烯的柑橘類水果

沉香醇（Linalool）：這種化合物帶有花香、木質和柑橘類的香氣，讓人聯想到薰衣草和香檸檬精油；天然存在於許多水果、花朵和香料中

馬德拉式氧化（Maderise）：酒在桶中加熱、氧化的過程，主要用於生產馬德拉酒，因此得名

蘋果酸（Malic Acid）：青蘋果或未熟的蘋果、葡萄與其他水果中含有的酸，使這些水果嚐起來酸酸的

蘋果酸乳酸發酵（Malolactic Fermentation）：製酒的一個步驟，將葡萄酒接種一種細菌，把酸的蘋果酸轉化成類似白脫牛奶而比較溫和的乳酸

麥芽醇（Maltol）：這種物質有著類似麥芽、焦糖的糖果風味，是在烘焙或烘烤時產生。見於麵包、可可、咖啡、麥芽和堅果中

菸草酮（Megastigmatrienone）：葡萄酒和烈酒陳年過程中形成的物質，帶有鮮明的菸草香氣

單一花源（Monofloral）：這種蜂蜜完全或幾乎完全來自一種花的花蜜

薄膜（Pellicle）：堅果和蕈傘中極薄的一層膜，在堅果又稱澀皮

酚類（Phenol）：一大類物質，在飲料中可能討喜或令人厭惡，帶有的香調可能包括丁香、煙燻香草、黑胡椒、運馬拖車、覆盆子和百里香

酚類的（Phenolics）：飲料中所有受酚類影響的風味通稱

α–蒎烯（alpha-Pinene）：萜類物質，帶

有木質、青味、松樹般的香氣,可能類似松節油

果渣(Pomace):果實壓渣擠汁之後殘餘的果肉

吡類(Pyrazine):天然存在於甜椒、蘆筍和豆類等蔬菜中的物質,也帶來白蘇維濃、卡本內蘇維濃和卡門內爾(Carménère)等葡萄酒的主要風味。加熱形成的吡類,展現出堅果與烘烤的二級風味

陳香(Rancio):用於形容氧化陳年(oxidative ageing)的葡萄酒中焦糖、無花果、咖啡和辛香的香調

殘糖(Residual Sugar):葡萄酒的酒精發酵完成後剩下的葡萄糖分,用公克/公升表示

地下莖(Rhizome):地下平行的莖或「匍伏的根莖」,節處向下長出新根,深入土中

莎草薁酮(Rotundone):胡椒風味的物質,見於黑胡椒和馬鬱蘭、羅勒、百里香等芳香植物的精油中。也見於特定葡萄(例如希哈,Syrah)的果皮

茶菇(SCOBY):SCOBY 是 symbiotic colony of bacteria and yeast(細菌與酵母菌共生群落)的簡寫。主要用於發酵、產生紅或綠茶康普茶

葫蘆巴內酯(Sotolon):風味強烈的物質,帶有葫蘆巴和楓糖漿的香氣。葫蘆巴內酯為葡萄酒帶來堅果、烤麵包的香氣,尤其是經過貴腐的甜點酒

不過濾熟成法/酒渣陳釀(Sur Lie/Lees):來自法文的詞彙,指葡萄酒和死去的酵母菌(或酒渣)一起熟成。主要用於白葡萄酒和氣泡酒,使風味更豐富

鳳梨酒(Tepache):輕微發酵的飲料,用鳳梨皮、紅糖製成,加上肉桂粉調味

萜類(Terpenes):植物精油中最大的一類揮發物質,最常見於針葉樹和柑橘類果樹。用於野外,可以驅趕害蟲、吸引授粉者

硫醇(Thiol/Mercaptan):含有硫的物質。葡萄漿果中含有微量的硫醇,發酵活化後,會散發果香、泥土到礦物、大蒜的風味

側柏酮(Thujone):帶有茴芹味的化合物。含有側柏酮最著名的是苦艾,高劑量下是精神作用物質,可能致幻

橙烯(Valencene):這種物質是柑橘類水果(尤其是柳橙)香氣組成的一員

紫羅蘭葉醛(Violet-leaf Aldehyde):這種物質有著小黃瓜般的風味,見於綠色蔬菜、茶、軟體動物、穀物和哈蜜瓜

揮發性酸(Volatile Acidity):葡萄酒中的刺激性物質,由細菌和酵母菌產生,散發醋和發酵水果的氣味

威士忌內酯(Whisky Lactone):橡木桶陳年的威士忌、干邑白蘭地和葡萄酒中芳香物質的通稱,充滿桶板滲入的椰子、西洋芹、丁香和甜香草風味

柚子酮(Yuzunone):日本柚子(香橙)風味的主要來源,見於日本柚子皮的精油中

風味
Flavours

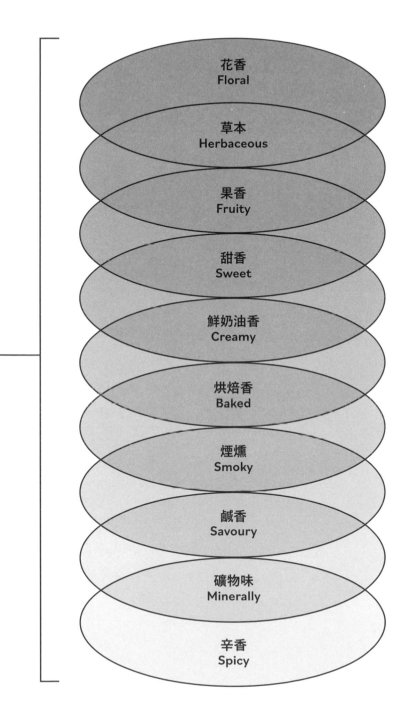

花香
Floral

草本
Herbaceous

果香
Fruity

甜香
Sweet

鮮奶油香
Creamy

烘焙香
Baked

煙燻
Smoky

鹹香
Savoury

礦物味
Minerally

辛香
Spicy

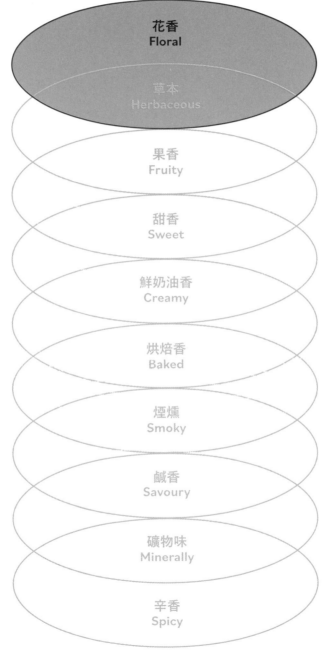

風味 Flavours

花香
Floral

草本
Herbaceous

果香
Fruity

甜香
Sweet

鮮奶油香
Creamy

烘焙香
Baked

煙燻
Smoky

鹹香
Savoury

礦物味
Minerally

辛香
Spicy

如果你喜歡……(#花香)，就會喜愛……

花果香

接骨木花

既然配得上哈利王子，在我的書裡就有了自己的一小節；見鬼了，我甚至收錄了哈利王子結婚蛋糕的組合——檸檬和接骨木花。接骨木花其實是一種花，散發著宛如號角齊鳴的花果香，若是還會高唱「天佑女王」，就英國到不能再英國了。香氣主要源於玫瑰氧化物（顧名思義，存在於玫瑰裡），加上帶有檸檬香氣的脫氫芳樟醇（見詞彙表，17 頁）；脫氫芳樟醇正是**盧瓦爾河白蘇維濃**（Loire Sauvignon Blanc，見白葡萄酒，137 頁）中接骨木香調的主要來源。從**接骨木花水**（Elderflower Cordial，見調酒用飲料，278 頁）到**聖傑曼**（St Germain，見花朵利口酒，225 頁），任何飲料給我們嫌犯指認，我們都能立刻認出接骨木花的獨特香氣。

接骨木花＆洋香瓜　洋香瓜是瓜果幫的黑馬，因為果肉滑潤而甜美多汁，含有比其他品種更多的複雜揮發性香氣，深受喜愛。這些特質歸功於酯類（見詞彙表，17 頁）賦予蘋果般的香調，還有一種瓜果和小黃瓜香氣的物質——紫羅蘭葉醛（見詞彙表，19 頁），在**接骨木花水**（見調酒用飲料，278 頁）和接骨木花的花香、鮮奶油、麝香與蜂蜜香十分調合。這在**英國巴克斯甜白葡萄酒**（English Bacchus，見白葡萄酒，132 頁）、**純米吟釀**（見清酒，261 頁）、**豔星馬丁尼**（Pornstar Martini，見伏特加，250 頁）和日本的哈密瓜利口酒**蜜多麗**（Midori）中是常見的風味組合，招牌調酒**哈蜜瓜落球**（Melon Ball Drop，見水果利口酒，197 頁）中就融合了這兩種風味。

接骨木花＆穀物　我會把玉米片砸碎後烤過，釋放我們早餐愛喀喀嚼響的烤麵包、穀物香調。從科學的角度看，烘焙風味來自熱度把食材褐化的反應。穀物的堅果味巧妙地包含在一種獨特的物質中，這物質也在新鮮麵包、茉莉香米飯、奶油玉米和**荷蘭琴酒**（Genever，見琴酒，246 頁）的風味中兼職。接骨木花的風味組成是花香與鹹香，難怪和穀物釀造時顯現出堅固的情誼，在結晶化的**法國小麥伏特加**（Wheat Vodka，見伏特加，251 頁）、**澳洲艾爾淡啤酒**（Australian Pale Ale，見啤酒，255 頁）或冰涼的**比利時與巴伐利亞小麥啤酒**（Wheat Beer，見啤酒，256、259 頁）可以喝到。

接骨木花＆檸檬雪酪　檸檬雪酪這種東西，證明了我們其實永遠長不大。雪酪刺激

我們舌頭，檸檬酸使我們唾腺大肆分泌，蘇打的碳酸氫鹽帶來令人想望的嘶嘶氣泡聲，永遠不老套。可以說每一口都是童年的滋味。這種俏皮柑橘類甜點中的檸檬烯（Limonene，見詞彙表，18 頁）和接骨木花主要的花香芳香植物成分勾搭，天造地設，例如**聖傑曼**（見花朵利口酒，225 頁）或**死靈師調酒**（Necromancer，見茴香利口酒，238 頁）和**哈蜜瓜落球**（見水果利口酒，197 頁）之中的花香與柑橘類風味。此外，**義大利檸檬甜酒**（Italian Limoncello，見水果利口酒，197 頁）可說是洋溢著豐沛的檸檬雪酪和接骨木花熱情。

接骨木花 & 紅櫻桃　紅櫻桃的風味可熱鬧了；有杏仁味、木質味和微弱的花香，還有一絲帶鮮奶油的肉桂味。說來有趣，紅櫻桃和接骨木花含有類似的成分，難怪是好夥伴。琳瑯滿目的風味物質之中，有兩種特別突出，一種化學物質帶來甜美花香，另一種則有木質的杏仁皮香調。帶來新割草的氣息、玫瑰和多香果味的成分也十分突出。**薄酒萊**（Beaujolais，見紅酒，155 頁）和**可喜櫻桃酒**（Kirsch，見水果利口酒，196 頁）演示了格外強烈的紅櫻桃與接骨木花大戲。

接骨木花 & 黃桃　桃子的芳香物質大約有四十種，想拆解整理，需要一組訓練精良的旅館櫃檯人員。四十是芳香物質種類，不是人員數量。招牌桃子味背後挑大樑的物質—— γ－癸內酯（gamma-decalactone，見詞彙表，17 頁）也存在於杏桃和草莓中。幾林黃湯下肚，看看你還唸不唸得出來。不論是毛茸茸的桃子還是削過的桃子，我們說的都是黃肉的桃子，酸味和輕盈的花香比白肉品種更明顯。想嚐嚐桃子帶有鮮奶油的風味組成、接骨木花蜂蜜與荔枝的傾向，不妨來點**貝里尼**（Bellini，見氣泡酒，127 頁）或**桃子利口酒**（Peach Schnapp，見水果利口酒，196 頁），可以巧妙地在杯中同時品嚐這兩種風味。

如果你喜歡……（**#花香**），就會喜愛……

濃烈花香

玫瑰

情人節仰賴玫瑰醒目鋪張的香氣，昇華到我們歡鬧的費洛蒙之上。幸虧奧林匹克標準泳池裡只要加半茶匙就能聞到玫瑰味，只要些許就影響甚鉅。玫瑰裡含有數百種物質，其中玫瑰氧化物帶來的是甜美花香，另一種成分則讓芬芳的**阿根廷托隆蒂斯**

（Argentinian Torrontés，見白葡萄酒，130 頁）富含強勁的柑橘類香氣。玫瑰氧化物也存在於荔枝中；荔枝堪稱花香與熱帶風情的水果大熔爐，所以**阿爾薩斯格烏茲塔明娜**（Alsace Gewürztraminer，見白葡萄酒，133 頁）才擁有豐沛的玫瑰和荔枝香調。

玫瑰 & 黑櫻桃　這個世界真小，就連玫瑰和黑櫻桃的風味都有不可思議的關聯。我們水果朋友的四種成分具有苦杏仁、甜丁香、玫瑰和柑橘類香調，各個展現在玫瑰精油中。支領雙薪算什麼呢。黑櫻桃的優點是一絲肉桂香料的暖意。而且就連花朵都和玫瑰一樣，含有一種類似松樹的物質；又是另一種溫馨的關聯。**馬拉斯加櫻桃酒**（Maraschino）和**櫻桃白蘭地**是必嚐的櫻桃玫瑰風味飲料（見水果利口酒，193、199 頁）。

玫瑰 & 黑巧克力　真的假不了——巧克力的烘烤香調中，含有讓玫瑰芬芳的同種化學物質。誰想得到呢？可可豆中富含玫瑰和紫羅蘭共有的一種物質，不過巧克力醉人氣息的功臣，也存在於沒那麼令人垂涎的東西裡，例如洋芋片、熟肉、生的牛脂肪、熟甘藍菜、人類汗液、泥土、小黃瓜和蜂蜜。信不信由你，這個惱人的採購清單會產生一種帶有堅果、泥土、木質、花香、辛香味的鉅作——巧克力，在**遲裝瓶波特酒**（LBV Port）和**梅塔莎十二星**（Metaxa 12-Star，見白蘭地，181、191 頁）中的表現，宛如巧克力淋在玫瑰花瓣上的情景。

玫瑰 & 甘草　這配對不是大好就是大壞，不過你覺得甘草和玫瑰的搭配很怪嗎？我原本還想選焦油呢。甘草是甘草根（見詞彙表，17 頁）的萃取物，最常見的是做成耐嚼的黑色零食，其中成分的甜度是糖的好幾倍。甘草和尤加利、丁香香調和至關緊要的茴芹子成分，都有同一種關鍵風味組成。任玫瑰自由表現的話，會顯得偏甜，正好用甘草的苦味香調來平衡，這在質樸的**邦多粉紅酒**（Bandol Rosé，見粉紅酒，148 頁）、**義大利巴羅洛**（Barolo）、**巴巴瑞斯科**（Barbaresco），或**陳年勃根地紅酒**（Aged Red Burgundy，見紅酒，162、161、152 頁）的成熟香氣，或**年分波特酒**（Vintage Port，見加烈酒，182 頁）之中展現得天衣無縫。

玫瑰 & 李子　李子味在紅酒品飲筆記中不可或缺，方便拿來形容任何多汁、帶著紅色水果風味的東西，就像暗藏李子味的**加州黑皮諾**（Californian Pinot Noir）、葡萄牙的**國產多瑞加**（Touriga Nacional）、**教皇新堡**（Châteauneuf-du-Pape，見紅酒，171、166、156 頁）或**紅寶石波特酒**（Ruby Port，見加烈酒，181 頁）。歐洲李嚐起來很矛盾，甜美的果肉外包著酸溜溜的表皮。獨特的風味來自帶果香的內酯（見詞彙表，18 頁），賦予強烈的核果類香調。而另一種成分則帶來上述各款李子香飲料中的玫瑰與柳橙木質味。

玫瑰＆紫羅蘭　玫瑰行走四方，或應該說玫瑰中的風味物質遊歷豐富，甚至存在於巧克力和紫羅蘭之中。β–紫羅蘭酮（見詞彙表，18 頁）糾纏不清——是深沉的木質調，賦予紫羅蘭那種玫瑰、爽身粉粉味的風味組成，接近脂粉味或**阿根廷托隆蒂斯**（見白葡萄酒，130 頁）、**遲裝瓶波特酒**（見加烈酒，181 頁）或西西里的**黑阿沃拉**（Nero D'Avola，見紅酒，165 頁）聞起來的味道。玫瑰中的另一些成分帶有野覆盆子和樹皮香調，恢復了整體平衡；這樣的結合在**紫羅蘭香甜酒**（Crème de Violette，見花朵利口酒，225 頁）達到高潮，這種花俏的法國利口酒充滿俗豔的帕瑪紫羅蘭風味。

如果你喜歡……（#花香），就會喜愛……

豐富花香

紫羅蘭

帕瑪紫羅蘭的粉絲請注意：很抱歉要告訴你，紫羅蘭玩弄你的情感已久。不曉得你有沒有注意過，其他強烈的花香會讓我們嗅覺疲乏，頭腦最後會不再意識到那些香氣，但紫羅蘭卻不會。紫羅蘭含有紫羅蘭酮（見詞彙表，18 頁），這種物質會和我們的嗅覺受器結合，使受器暫時去活化之後再活化，讓我們覺得自己聞到的是全新的氣味。這種神奇能力彷彿逃脫大師胡迪尼（Houdini）的花招（還真是花的招術），使得紫羅蘭的香氣格外持久。

紫羅蘭＆耶誕蛋糕　往耶誕蛋糕灌烈酒，直到完全浸透蛋糕，這事永遠不嫌早。不是嗎？那些果乾、濃烈的基調和杏仁膏糖霜充滿了冬日氣息。耶誕節充斥著形形色色的節慶氣味和風味，前景有一種橙柳中的物質；另一種物質散發丁香和麥根沙士的香氣，來自肉豆蔻的胡椒般松材氣息，和大量的甜肉桂皮與紫羅蘭香。打開一瓶上好的**奶油雪莉**（Cream Sherry，見雪莉酒，183 頁），就能捕捉到上述大部分的香調，甚至更加豐富。

紫羅蘭＆椰子　來面對燙手山芋吧——椰子的英文 coconut 中雖然有個 nut（堅果），其實卻不是堅果——這種果實有著堅硬的外層，包覆著肉質的種子（又稱「核果」，見詞彙表，17 頁）。先不論名不副實，椰子（除了烤過之外）的芬芳鮮奶油味，都來自奶香的內酯化合物（見詞彙表，18 頁）。椰子的風味或許隱約，卻囊括了果香、鮮奶油香、甜香和奶油、青味與木質風味。在飲料這一行裡，美國橡木桶貢獻的「威士忌內酯」化

合物（見詞彙表，19 頁）體現了椰子香氣，此外還有紫羅蘭的氣息，**高裸麥波本威士忌**（High-Rye Bourbon，見威士忌，270 頁）的愛好者應該很熟悉。

紫羅蘭 & 咖啡　咖啡是複雜的傢伙，風味組成十分驚人，含有一千多種物質，老天保佑。看著雀巢膠囊咖啡精選，不難想像。咖啡因能激發酸、苦、澀的味道，而咖啡和紫羅蘭相似，能玩弄我們腦中的氣味受器，解除知覺疲乏。烘焙咖啡豆會活化咖啡中的苦味物質，釋放出的香氣令人想到紫羅蘭，這在超陳年**雅瑪邑白蘭地**（見白蘭地，188 頁）和烘烤味的**南非皮諾塔吉**（South African Pinotage，見紅酒，167 頁）中常能喝到。

紫羅蘭 & 尤加利　澳洲卡本內蘇維濃（Australian Cabernet Sauvignon，見紅酒，152頁）的尤加利香調宛如《神探可倫坡》（Columbo）的劇集。那是附近的尤加利樹、葡萄裡恰好存在的物質所致，還是兩種原因兼具？結果元凶是尤加利；這種有機物為大器的壯實的澳洲紅酒注入清新、薄荷的藥味，和紫羅蘭的苦味基調形成互補。研究把這歸為非葡萄雜質的案例（material other than grapes；MOG），尤加利葉掉在葡萄藤上，蒸氣包覆了葡萄，而那些香氣最後進了我們的酒裡。這個風味二人組也能在一杯 **XO干邑白蘭地**（XO Cognac，見白蘭地，191 頁）、**酒渣波特**（Crusted Port，見加烈酒，180 頁）和**加雅客**（Gaillac Rouge，見紅酒，158 頁）裡嚐到，而且不會看到任何非葡萄雜質。

紫羅蘭 & 覆盆子　我們的銀河聞起來像覆盆子，知道嗎？天文學家在尋找「生命的基本單位」時，在我們銀河系中心發現甲酸乙酯（ethyl formate）這種化學物質。在地球上，覆盆子富含甲酸乙酯，有一種**白蘭姆酒**（White Rum，見蘭姆酒，212 頁）般的焦糖水果香氣；這香氣也存在於蘭姆酒中。覆盆子和紫羅蘭都有 β−紫羅蘭酮（β-ionone）與另一種被封為「覆盆子酮」的物質。**紫羅蘭香甜酒**（見花朵利口酒，225 頁）、**阿根廷馬爾貝克**（Argentinian Malbec）、芬芳的**羅第丘**（Côte-Rôtie）、**薄酒萊**（見紅酒，151、157、155 頁），或**紐西蘭黑皮諾粉紅酒**（New Zealand Pinot Noir Rosé，見粉紅酒，151頁）柔和而廣受歡迎的香調中，都能享受到這兩種風味。

如果你喜歡⋯⋯（**#花香**），就會喜愛⋯⋯

柔和花香

果樹花朵

果樹花朵嚴格來說是任一種果樹綻放的花朵，是飲料中令人興奮的細緻氣味。以香氣來說，會品嚐到與水果相仿的味道，加上花草的豐富度。因此更有彈性，能搭配更多樣的風格與香氣。希望別讓你覺得像學校化學課。果樹花朵含有超級芳香物質——萜類（見詞彙表，19頁），會把花中的花果香散布給我們的受器，像在用地方廣播大力放送。

蘋果花＆咖啡　蘋果花熱門得很；見鬼了，你很可能上星期才從你的調酒裡挑掉一朵。這種花有著淺粉紅花瓣，甜美的芳香物質幾乎帶了點玫瑰氣息。蘋果花花瓣中含有少量類似肉桂的物質，所以蘋果容易搭配辛香料，也不奇怪。加上名字落落長根本不會發音但聞起來像烤咖啡豆的一種化學物質，就會在蘋果味的**肯亞咖啡**（見咖啡，220頁）或烘烤味的**咖啡斯陶特啤酒**（Coffee Stout，見啤酒，258頁）裡風味相見歡。

櫻花＆檸檬　春天的日本是一片花海。我沒胡謅。除了櫻花花瓣如花雪般飄落的壯觀景色，櫻花幽微的香氣還能追溯到花香帶堅味的物質，以及一種香草的成分，欲知詳情，不妨來杯**櫻花琴酒蜂之膝**調酒（Sakura Gin Bee's Knees，見琴酒，246頁）。有一絲玫瑰和紫丁香氣息，還有撩人的杏仁鮮奶油香，和隱約的檸檬與萊姆味；**大吟釀**（Daiginjo，見清酒，260頁）和**法國小麥伏特加**（見伏特加，251頁）都展現了這些風味。櫻花和檸檬皮精油也有一種共同的化學物質，讓這兩種風味無縫連結，還有額外的一股松樹味。（見酒譜，247頁）

檸檬花＆海霧　容我說一句：檸檬花是世上最快樂的香氣。好啦，說完了。那種酸溜溜的柑橘類水果本身的氣味有稜有角，檸檬花在鼻腔裡的氣味卻柔和多了，其中含有柑橘味物質——檸檬醛（見詞彙表，16頁），加上另一種存在於香茅中的物質，帶來更芬芳草本**瑪格麗特**（Margarita，見龍舌蘭酒，205頁）般的時刻。讓這些香氣搭配新鮮海邊空氣的清新礦物味，以及海藻硫化物令人振奮的刺激，差不多就能得到帶檸檬與花香的**佩薩克－雷奧良**（Pessac-Leognan），或柑橘類與鹽味的**加利西亞阿爾巴利諾**（Galician Albariño），**義大利格里洛**（Italian Grillo）、**葡萄牙綠酒**（Portuguese Vinho Verde），和**古典索維亞**（Soave Classico，見白葡萄酒，135、145、142、144、143頁），或超級礦物味的**維奇嘉泰蘭**氣泡礦泉水（Vichy Catalan，見調酒用飲料，280頁）。

橙花＆蜂蜜　偷偷跟你說，橙花據說是**可口可樂**的一個祕密成分（見調酒用飲料，281頁）；橙花也是香水中最廣泛使用的花類精油。至於蜂蜜（瘋狂的矽谷傢伙稱之為「嗡嗡

卡士達」），和橙花就是搭，這在**庫拉索橙皮酒**（Curaçao，見水果利口酒，195 頁）、**秘魯咖啡**（見咖啡，222 頁）和**梅塔莎**（Metaxa，見白蘭地，191 頁）可以嚐到。沉香醇（見詞彙表，18 頁）這種物質有著花香與柑橘類風味組合，在橙花與蜂蜜中都舉足輕重，這也說得通，因為蜂蜜和植物息息相關。這在**櫻花蜂之膝**調酒（Sakura Bee's Knees，見琴酒，246 頁）、**恭德里奧**（Condrieu，見白葡萄酒，134 頁）或**阿斯提蜜思嘉**（Moscato d'Asti，見氣泡酒，128 頁）可以嚐到。**金盃蜂蜜香甜酒**（Drambuie，見威士忌利口酒，265 頁）完美掌握了這兩種風味。這種蘇格蘭麥芽威士忌利口酒調合了芬芳的石楠蜂蜜、甜美的芳香植物和番紅花。

桃花 & 冰淇淋汽水　我們都很期待桃子和鮮奶油的組合。話是這麼說，桃花的風味沒那麼柔軟多汁，倒比較有堅果味，不過仍有內酯化合物（見詞彙表，18 頁）那種帶鮮奶油、花香的甜美香氣。內酯握有所有我們愛上的桃子味東西的關鍵，存在於杏桃到草莓的水果中。上好的冰淇淋汽水有著香草前味、棉花軟糖（marshmallow）和一絲薄荷腦氣息，和桃花怎麼都很搭。選擇琳瑯滿目，像是**桃子馬丁尼**（Peach Martini）、**豔星馬丁尼**（見伏特加，252、250 頁）或**貝里尼**（見氣泡酒，127 頁）都成功體現了這種風味組合。（見酒譜，252、251、127 頁）

如果你喜歡……　#花香　，就會喜愛……

甜美花香

茉莉花

每當進到當地的泰式餐廳，撲面而來的就是茉莉香米香氣，或是香噴噴的外帶。屋外哪裡甚至藏了盆茉莉花，夏夜散發醉人的花香。這迷你的小花通常和其他「白花」歸為一類，並不公平。茉莉花有著獨特的超甜前味和草本基調，簡潔有力的芬芳隨處可見，從**桑塞爾**（Sancerre，見白葡萄酒，138 頁）到**秘魯／智利皮斯可**（Pisco，見白蘭地，192 頁）都有。

茉莉花 & 杏桃　沒什麼比得上懶洋洋地在泳池邊喝杯粉紅色的廉價酒飲了。**普羅旺斯粉紅酒**（Provençe Rosé，見粉紅酒，149 頁）萬歲！這是我們的夏日靈獸，有著永遠嚐不夠的各式花果風味。以風味來看，茉莉花所含的內酯（見詞彙表，18 頁）之中，有一種以桃子杏桃香調聞名，也難怪茉莉花和杏桃合作愉快，這在**桑塞爾**的芬芳杏桃香調

和橡木桶陳年的**胡珊**（Roussane，見白葡萄酒，138、137 頁）也見得到。茉莉花中的另一個關鍵物質，也存在於綠薄荷、肉桂和覆盆子之中，所以如果你在葡萄酒裡發現這些香氣，你很可能擁有所謂的「超級味覺」。

茉莉花＆焦糖　焦糖什麼都能搭——據說淋上焦糖，連髒襪子都可口起來。焦糖的「棕褐」或烹烤香調，來自於糖分加熱時的焦糖化作用；我們都曾經把濃稠食物留在鍋裡加熱到焦香四溢，學到慘痛的教訓吧。烘烤酒桶也很類似，過程中會分解木頭裡的天然糖分，把焦糖風味的物質釋放到熟成中的酒裡。烘焙咖啡豆或茶葉也一樣；其實，**衣索比亞咖啡**（Ethiopian Coffee，見咖啡，220 頁）就有完美無瑕的茉莉花與焦糖組合，**烏龍茶**也一樣（見茶，216 頁）。

茉莉花＆丁香　六度分離理論真有其事——茉莉有著桃子與杏桃香氣，而桃子和丁香又有種同樣的構成風味物質。誰想得到呢？你會在肉豆蔻、肉桂中，認出丁香那種刺激舌頭、令嘴巴麻木的化學物質——丁香酚（見詞彙表，17 頁），只是丁香裡的濃度遠比較高。這種風味也存在於烘烤的橡木桶中，由此可知這風味就是這樣進入葡萄酒中，在陳年的過程中帶來苦甜的香氣。橡木桶陳年的**胡珊**（見白葡萄酒，137 頁）來自隆河地區，就有那種花與香料味的結合，完全符合期待。

茉莉＆榛果　「異性相吸」的理論不只適用於激情的關係，也適用於飲料，就連亦敵亦友的風味也一樣。一方缺乏的，靠著另一方帶到飲料中。茉莉短笛獨奏般的花香烘托了堅果風味物質，突顯了榛果的烘烤泥土味。榛果就像能多益榛果巧克力醬（Nutella），其中主要的化學物質也油潤甜美，陪襯了茉莉比較鮮奶油香的那一面。舉例來說，陳年的**梅索白葡萄酒**（Meursault，見白葡萄酒，134 頁）可說是適合特殊場合的佳釀，完美平衡了堅果花香調和背景的檸檬與奶油爆米花味。

茉莉＆薄荷　這是最妙的風味絕配，不過事情不只是我說了算，還有點科學根據呢。茉莉花和薄荷都含有一種萜類物質——沉香醇（見詞彙表，18 頁），主要散發的是花香與柑橘類香氣。沉香醇能讓濃厚的香水變得輕盈；對了，大麻植株裡也有它。雖然和大麻沒什麼關係，不過**安維利諾的菲亞諾**（Fiano di Avellino，見白葡萄酒，141 頁）完全就是野薄荷香氣在花園裡用腳踩碎，而且飄來強勁的夏日茉莉花氣息；這也出現在**皮斯可**（見白蘭地，192 頁）和**君度橙酒**（Cointreau，見水果利口酒，195 頁）醒目的柳橙香調中。

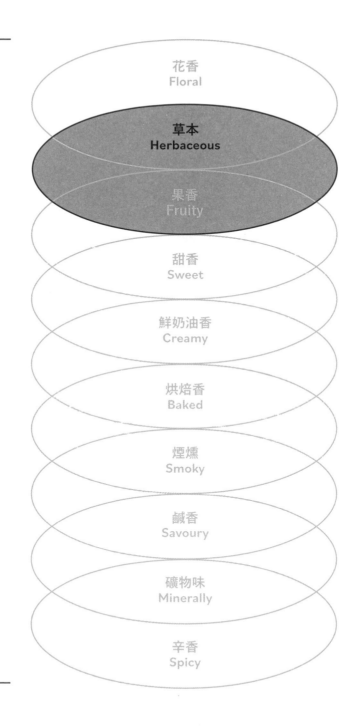

風味 Flavours

花香
Floral

草本
Herbaceous

果香
Fruity

甜香
Sweet

鮮奶油香
Creamy

烘焙香
Baked

煙燻
Smoky

鹹香
Savoury

礦物味
Minerally

辛香
Spicy

如果你喜歡……（#草本），就會喜愛……

苦味草本

苦菜

或許是全球暖化的關係，感覺全球對苦味的態度正在軟化。從烘焙較深的咖啡（見咖啡，219頁），**阿瑪瑞**（Amari，見阿瑪羅，239頁），**香艾酒**（見加烈酒，186頁）到**苦精**（Bitters，見調酒用飲料，104頁），改變顯然不遠了。沒更好的稱呼，所以我會把帶著苦味加草本清新的葉菜通稱為「苦菜」。比利時苦苣（Belgian endive）、菊苣和苦苣不全是綠色的，不過確實都滿足我們期待的苦、清爽的鬆脆和振奮的口感。

<u>菊苣＆綠橄欖</u>　橄欖是風味大冒險，因為鹹而帶鮮奶油香而見長。菊苣和茉莉與紫丁香是同一科的植物，和薰衣草有不少相同的芳香物質與其他共同點。橄欖剛從樹上採下時苦得要命，用鹽水浸泡幾個月才能入口。醃過的橄欖多了股招牌的鹹味，強化了其中的蘋果、薰衣草、茶與蜂蜜香調，以及菊苣搭檔那種鮮奶油綠葉的苦味。最後的成果呢？是清新而帶海水味的**菲諾雪莉酒**（Fino Sherry，見加烈酒，184頁）、帶鮮味的**血腥瑪麗**（Bloody Mary，見伏特加，253頁）或以琴酒為基底的**混濁馬丁尼**（Dirty Martini，見琴酒，247頁）的香調。（見調酒譜，254、248頁）

<u>菊苣＆甘草</u>　雖然這兩種東西的合稱不是「菊草」就是「甘苣」，不過分開來可要比合在一起的風味組成苦得多。菊苣有多苦？這麼說吧，烤過的菊苣根可以當咖啡代替品；聽得令人呃舌。把超苦的風味搭在一起可能天下大亂，需要一方退讓，於是甘草大方地讓步。菊苣與甘草的組合散發一種鹹甜的調性，抵消了菊苣類似奎寧的風味組成，激發出香草氣息，想要品嚐的話，試試**索卡阿瑪羅餐前酒**（Zucca Rabarbaro，見阿瑪羅，243頁）、**力加茴香酒**（Ricard）、**法國茴香酒**（Pastis）和**土耳其茴香酒**（Raki，見茴香利口酒，234、233、237頁）或**義大利紅香艾酒**（Rosso Vermouth，見加烈酒，187頁）。

<u>苦苣＆忍冬</u>　你有沒有想過，三重危機聞起來怎樣？想必就是忍冬吧，這種匐伏性的花朵囊括了天底下所有的風味組合。首先，忍冬也有茉莉花的招牌成分，帶來甜香與花香的體驗，兼有新割草般的青味、微弱的橙皮香氣、香草和一點苦杏仁味。其實比較像五重危機。忍冬和苦苣是一體兩面，發揮苦花香的魔法，對照**白內格羅尼**調酒的濃濃龍膽風味（White Negroni，見琴酒，245頁），此外也細緻地展現在**艾爾淡啤酒**（見啤

酒，255、259 頁）和**接骨木花水**（見調酒用飲料，278 頁）中。（見調酒譜，246 頁）

苦苣&柳橙　柳橙和香草、櫻桃和杏仁同為世上最受歡迎的調味。我們都很熟悉多汁、花香、木質、活潑的柳橙果肉，而各種柑橘味草本物質則帶來橙皮苦而帶松樹味的傾向，是讓柳橙香氣維持絕妙平衡的關鍵。和苦苣那種綠葉、苦而清新的香調融合之後，我們開始看出**安格斯圖拉苦精**（Angostura Bitters，見調酒用飲料，278 頁）、**內格羅尼**、**亞維納**（Averna）和**艾普羅**（Aperol，見阿瑪羅，242、240、239 頁）的風味藍圖，這些酒的苦甜柳橙、辛香、花香調混入一陣氣泡飲料中。（見調酒譜，243、240 頁）

菊苣 & 西洋梨　如果你的白葡萄酒裡浸著糖漬西洋梨，把酒退回去；不過新鮮的西洋梨就是完全另一同事了。某些酯類（見詞彙表，17 頁）會在在發酵過程中增強，帶來恐怖的糖漬西洋梨變質醋酸味，不過成熟的西洋梨果肉黏稠似酒，有一種沙沙的豐厚感，果皮粗糙含單寧，散發茴芹子和辛香料的深沉調性。石榴和薔薇科有關，所以花朵香氣是西洋梨的主要風味特色，而**年分西洋梨酒**（見西洋梨酒，201 頁）散發這些帶果香的芬芳香調，加上類似菊苣的爽脆苦味。

如果你喜歡⋯⋯（**#草本**），就會喜愛⋯⋯

乾燥草本

茶

看過肥皂劇的人都知道，煮一壺熱水，泡杯好茶，天大的事都能解決。茶的風味是草味、清新、花香、樹皮味而收斂，取決於茶葉處理的程度——從揉捻、乾燥到發酵。無論是伯爵茶的茶包，或球型濾茶器裝著胡椒薄荷，茶的芳香植物風味都能在一些飲料中喝到，從**國產多瑞加**（見紅酒，166 頁）兼容並蓄的香檸檬味、**荷蘭琴酒**的紫錐花（見草本利口酒，246 頁）、**康普茶**的乾草刺激酸味（見茶，216 頁），**陳年梅斯卡爾**（Mezcal Añejo）煙燻的豐裕風味（見梅斯卡爾，207 頁）到**薄荷香甜酒**（Crème de Menthe，見草本利口酒，229 頁）簡潔有力的胡椒薄荷風味組合。

伯爵茶 & 藍莓　要不是數學兜不攏，我會把香檸檬形容成「半像柳橙，半像葡萄柚，半像萊姆」。香檸檬皮裡的精油帶來**伯爵茶**（見茶，217 頁）茶包裡最強勁的風味，香檸檬精油和薰衣草有相同的主要香氣組成，也見於葡萄牙的招牌黑葡萄，**國產多瑞加**（見

紅酒，166 頁）。藍莓含有類似丁香的物質，因此也帶著花香和接近香檸檬的香調，突顯了伯爵茶的柑橘類、雪松和土味芫荽子的那一面，風格上類似**衣索比亞咖啡**（見咖啡，220 頁）。

紫錐花＆麥芽餅乾　紫錐花的別名比吹牛老爹還要多（不知道他現在打的是什麼名號），又稱紫花金光菊、松果菊；我個人最愛的是「刺蝟花」。從風味來看，**紫錐花**（見茶，219 頁）花香十足，帶著一絲松針的清新，讓人腦中閃現杜松為基底的利口酒，**荷蘭琴酒**（見琴酒，246 頁）。紫錐花和杜松一樣，都有種成分帶著芳香植物、巴薩米克果醋（balsamic）似的風情，也同樣有胡椒、薄荷、柑橘類的影響。雖然不是顯而易見的搭配，不過加在麥芽餅乾杯裡，而且多虧了麥芽醇（見詞彙表，18 頁），讓前述的荷蘭芳香植物飲料展現焦化糖（burnt-sugar）、烤大麥和棉花糖（candyfloss）的元素。

綠茶＆蘋果酒醋　人稱「長生不老藥」，雖然有點誇張，不過**綠茶康普茶**也是（見茶，216 頁）。康普茶是蘑菇茶與醋的混合體，發酵靠的是一種細菌類，十分類似外星生命體。**綠茶**（見茶，215 頁）主要有著新割草的香氣，壓碎杏仁味之下還有紫羅蘭和茉莉花的香調。雖然蘋果酒醋幾乎聞不出原本的風味源頭，蘋果和綠茶卻有相同的草味成分，醋酸（見詞彙表，18 頁）讓這種發酵茶有股好勝的酸味，可以代替酒類的勁頭。

胡椒薄荷茶＆香茅　薄荷香甜酒（見草本利口酒，229 頁）的胡椒薄荷味之下，可以找到更多的胡椒薄荷、茴香根與香茅味。這是薄荷腦的薄荷味時刻。胡椒薄荷裡的薄荷腦含量，比綠薄荷多。**胡椒薄荷茶**（見茶，217 頁）就像利口酒一樣，也以薄荷腦為長，還有強勁的甘草味；這兩種風味都見於瓶身高瘦的**加利安諾香甜酒**（見茴香利口酒，235 頁）。只要搗搗一根香茅，就能聞到花香、草味、草本和薄荷的獨特風格平衡了尖酸的檸檬成分，這在**芙內布蘭卡**也嚐得到（Fernet-Branca，見阿瑪羅，242 頁）。

南非國寶茶＆煙燻香草　南非國寶茶（見茶，218 頁）有點像「回歸自我」的排毒果汁，因為發酵而改頭換面，帶有蜂蜜和香草風味。類似的情況，**陳年梅斯卡爾**（見梅斯卡爾，207 頁）適合木桶陳年，從粗魯的青澀芳香植物變成類似蘇格蘭威士忌那種豐富、煙燻香草風味。南非國寶茶保有煙燻味，但因為發酵而少了尷尬的青澀味，加入焦糖和香草香調，類似**鏽釘子**（Rusty Nail，見威士忌，267 頁）的甜美煙燻香調。真正的香草是昂貴的香料，所以會用丁香中的一種成分和存在於海狸肛門腺中的一種化學物質來複製這種風味，時常帶有煙燻、藥物的氣息。

如果你喜歡……（#草本），就會喜愛……

草味草本

新割草味

修一修草坪邊界，就嘴饞想來杯**白蘇維濃**（見白葡萄酒，137、144 頁），是人之常情吧？那種新割的草味宣告著春日降臨，佳節將至；品飲的語彙裡，通常是指草本香調。除草的時候，草會散發一種壓力化學物質，警告其他植物，這種化學物質有著強烈的新割草味，很容易聞出來。我想人生就是苦樂參半，有幾種幸運的飲料也含有這種草味物質，例如紐西蘭的**馬爾堡白蘇維濃**（Marlborough Sauvignon Blanc，見白葡萄酒，144 頁）和**龍舌蘭**（見龍舌蘭酒，204 頁）

新割草味 & 金合歡蜂蜜　單一花源（見詞彙表，18 頁）是蜂蜜界的特級佳釀……不，應該說是終極目標。金合歡蜂蜜展現單一花源的芳香風格，被視為優質的蜂蜜，其中有種成分見於藥用植物（例如尤加利），帶來清新的青味，平衡甜味。加進蜂蜜風味的物質、新割草的香氣、啤酒花香調和玫瑰的芬芳，就會令人想起秘魯、智利的**皮斯可**（見白蘭地，192 頁）、**烏龍茶**（見茶，216 頁）和**黃蓍麻利口酒**（見草本利口酒，230 頁），帶著類似蜂蜜的知名風味組成，和新鮮芳香植物的複雜度。

新割草味 & 榲桲　榲桲有內在美；其貌不揚，但這小梨子卻有種它親戚望塵莫及的花朵芬芳和內在的木質風味。這邊說的親戚，是蘋果和西洋梨。榲桲的風味來自一種獨特的物質，會散發一整臺點心推車的香草卡士達、洋甘菊、番石榴和香檸檬風味。難怪榲桲在希臘被封為「蜜蘋果」。來自羅亞爾河的**桑塞爾**和**赫伊白蘇維濃**（見白葡萄酒，138、137 頁）完全符合我們此生所求的所有青草、榲桲資歷。

新割草味 & 鹽烤杏仁　說來好笑，點火器喀嗟一響，居然就能讓平凡的杏仁從陪襯品搖身變成巨星。加熱時，複雜的化學反應為杏仁增添了更有趣的個性。高溫產生的物質改變了堅果，賦予濃郁的巧克力、烤麵包、煙燻香氣，更加百搭，壓過杏仁類似雪莉酒的天然香氣，並且帶著輕薄、青味和草味的稜角。把鹽加入這個方程式，也難怪這些風味反映了**曼薩尼亞**（Manzanilla，見雪莉酒，185 頁）、草本鹽味的**格列哥圖佛**（Greco di Tufo，見白葡萄酒，142 頁）或南非**橘白詩楠**千變萬化的風味（Orange Chenin Blanc，見橙酒，148 頁）。

新割草味＆太妃糖 太妃糖和焦糖是同母異父的兄弟。紅糖速速煮到「硬裂」的狀態（見詞彙表，17 頁），讓太妃糖有種酥脆口感和更壯實的風味，這些風味見於**莫西多**（Mojito，見蘭姆酒，212 頁）、**吉那朝鮮薊利口酒**（Cynar，見阿瑪羅，241 頁）、**薄荷朱利普**（見波本酒，271 頁）與**綠蕁麻利口酒**（見草本利口酒，230 頁）草味糖蜜的風格。太妃糖的成分組成裡有堅果、奶油、烤麵包、果香那類的風味，隨著溫度升高，風味更強。我們最後可能發現從蕈菇、烤杏仁、香草和肉桂到隱約新割草味的香調，這樣的風味清單可以在**農業白蘭姆酒**裡喝到（Rhum Agricole Blanc，見蘭姆酒，214 頁）。**微陳年龍舌蘭**（Reposado Tequila）和**陳年龍舌蘭**（Añejo Tequila，見龍舌蘭酒，206、204頁）相當於酒中沾了香料的太妃糖蘋果，要像 **VS 干邑白蘭地**那樣加冰塊啜飲（見白蘭地，189 頁）。

新割草味＆日本柚子 日本有超過七十個品種的酸水果，真夠享受。日本柚子穩坐日本最愛柑橘類的寶座，口感和風格介於葡萄柚和橘子之間。日本柚子的花香贏過檸檬，苦味少於葡萄柚，風格風味接近香檸檬和萊姆。日本柚子富含柚子酮（見詞彙表，19 頁），是唯一有這種物質的柑橘類，因為果皮超級芬芳而見長，帶著柑橘類、青草、花香調，是我們在**不甜白香艾酒**（Dry White Vermouth，見加烈酒，186 頁）或柑橘類草本風的**葡萄柚 IPA**（見啤酒，258 頁）中期待的風味。

如果你喜歡⋯⋯ #草本 ，就會喜愛⋯⋯

薄荷草本

薄荷

「冷靜如冰」這形容應該改用薄荷當主詞。辣椒中含有又辣又紅的物質——辣椒素（見詞彙表，16 頁），帶薄荷味的薄荷腦則是清涼的勁敵，能觸發我們口中的冷覺受器，讓小腦在我們吸吮薄荷糖的時候發寒。誰想得到呢？胡椒薄荷含有高濃度的薄荷腦，所以比綠薄荷更辛辣；綠薄荷比較溫和，含有較甜的成分，這些成分也見於葛縷子和蒔蘿。**陳年波爾多卡本內蘇維濃**（Aged Bordeaux Cabernet Sauvignon，見紅酒，153頁）為主的混釀有著明顯的薄荷香調，這要歸功於熟成過程悄悄產生的一種天然化學物質，而這物質也存在於尤加利之中。

薄荷＆黑醋栗　別管薄荷了，黑醋栗的正宮應該是貓尿才對。黑醋栗有個時髦的別名叫黑加侖，其實含有貓科尿液中的一種物質，不過我們這單元還是讓黑醋栗搭配薄荷吧。**陳年波爾多卡本內蘇維濃**（見紅酒，153 頁）中的薄荷香調，和黑醋栗相得益彰，幕後功臣是一種白蘇維濃也有的物質；釀酒的葡萄相關，所以並不奇怪。這種物質稱為硫醇（見詞彙表，19 頁），在發酵過程中產生，隨著熟成過程而累積；**南非卡本內蘇維濃**也含有硫醇（見紅酒，167 頁），而這又是薄荷和黑醋栗的另一大本營。

薄荷＆奶油爆米花　帶著薄荷味的口氣和爆米花，很可能演變成令人頭疼的首次約會。這配對乍看之下或許古怪，不過薄荷和爆米花都有同樣深層的堅果、泥土香。話說回來，薄荷和爆米花位於風味光譜的兩端，但都有著明顯的松露和碎堅果香調。熟爆米花的這些風味來自吡類（見詞彙表，19 頁）；丟進一塊融化奶油，就會增添烘烤、煎炸香氣，像在**薄荷朱利普**調酒中嚐到的風味（見波本酒，271 頁）；薄荷朱利普的主調是搗碎薄荷和玉米香的**小麥波本**（見波本酒，273 頁）。（見調酒譜，272 頁）

薄荷＆椰棗　椰棗的英文「date」也有「約會」之意，用這當笑點的笑話多到說不完，但我一時也想不出來。椰棗和果乾帶著貌似複雜的多種花蜜氣息，只要淺嚐一口就會眼花撩亂。椰棗又稱「天然糖果」，日曬後展現蜂蜜、焦糖風味，濃縮了椰棗中三分之二的糖分。椰棗允斥著超級豐富的堅果、奶油、刺激風味，而且含有不少類似薄荷的草本調性，而椰棗和薄荷的香氣又見於匈牙利美味的甜點酒，**托卡伊貴腐酒**（Tokaji Aszú，見甜點酒，176 頁）。

薄荷＆萊姆　嚐過**莫西多**的人（見蘭姆調酒，212 頁），都知道薄荷和萊姆是經典的天生絕配。薄荷和萊姆還真會起化學反應，一同推翻了「青澀不堪」這種說法，不過薄荷和萊姆是怎麼讓事情看起來輕而易舉的？萊姆是柑橘科裡最有稜角、最草本的一員，含有松樹中一種草味的成分。這種成分帶來酸苦的風味，比檸檬的風味更青、更多巴薩米克果醋味和稜角。薄荷腦撫平了萊姆的刺激，和**蘭姆酒**的醇美辛香料產生近乎精神性的協同合作（見蘭姆酒，210 頁）。（見調酒譜，213 頁）

綠薄荷＆杜松　嗜喝烈酒的人，應該很熟悉杜松——也就是琴酒裡最吃重的植物成分。杜松也是品飲筆記中的一個語彙，在風味偏向辛香味時，我們不提「黑胡椒」，而是說「杜松」。杜松種子帶著類似針葉樹的青味，和薄荷有一種共同的主要成分，擁有清新的芳香植物風味組成，和綠薄荷的薄荷柑橘類風味很搭。這組合結合了松樹和橙

皮的魔力，帶出**阿根廷托隆蒂斯**（見白葡萄酒，130 頁）和同樣薄荷芳香植物風的**女巫利口酒**（Strega）、**加利安諾香甜酒**（見草本利口酒，231、235 頁）與**紫錐花**（見茶，219頁）裡的花香、芳香植物與柑橘類風味。

如果你喜歡⋯⋯（#草本），就會喜愛⋯⋯

甜美草本

甜椒

甜椒有種風采，真不知道為什麼甜椒沒統治全國。這種鐘型帽似的食材複雜度驚人，幾乎無法在實驗室裡複製出那種風味。甜椒的綠、黃、橙、紅色反應了成熟的階段，各有不同的香氣譜。來點科學——那種草味到烘烤的香氣可以追溯到一種刺激的成分——甜椒吡（見詞彙表，19 頁）也存在於**智利卡門內爾**中（見紅酒，152 頁）。

青椒 & 新割草味　提起青椒，釀酒人會覺得你是走進蠻荒西部酒館的菜鳥，超級尷尬。這在紅酒世界中，是種充滿爭議的氣味，可能表示水果未成熟。甜椒吡確實名列世上最強烈的味道，所以稍微過量，就可能功敗垂成。分量剛好，會彷彿身處在青草原的天堂。在**普依芙美**（Pouilly Fumé，見白葡萄酒，136 頁）、**智利卡門內爾**、**加雅客**和**希濃酒**（見紅酒，152、158、157 頁）之中選個富含吡類的法國特產，就能證明一切。

橙椒 & 香草　沒人預期我會寫到紅鶴、鮭魚和胡蘿蔔，但我總覺得不能不說。不論是橙色的魚肉或粉紅鳥羽，這類鮮豔的玫瑰色都來自類胡蘿蔔素（見詞彙表，16 頁）。橙椒也一樣，金絲雀或雞蛋黃就更不用說了。橙色是甜椒色號中最少見的顏色，橙椒也含有一種鮮奶油般的香甜，幾乎偏向香草，有點接近**蛋黃利口酒**（Advocaat，見白蘭地，192 頁）那種混合復古白蘭地、蛋和香草的烈酒。

紅椒 & 芝麻　紅椒能者多勞——紅椒的香氣排場從類似焦糖到鹹香到果香，一應俱全。即使是生紅椒，天然的刺激吡類物質（見詞彙表，19 頁）也會散發一種堅果、烘烤香氣，很像通常在烹調過程產生的風味。紅椒搭配芝麻是很好的例子，加熱之後會變得像咖啡、橡膠的風味，帶有肉脂感和焦糖香。紅椒和芝麻有不少共同的風味；都有燒焦泥土味，香氣彷彿中國的超級烈酒——**芝麻香白酒**（見穀物利口酒，275 頁），這種酒有

獨特的芝麻風格。

烤紅椒＆海蘆筍　只要沾上一點海浪浪沫，什麼東西的滋味都會變豐富。只要看看海蘆筍（更常見的俗名是海茴香）就知道了。海蘆筍不是海藻，而是多肉質物，生長在海岸地區，吸收大量海浪帶來的鈉，因此才有些許鹽味，帶出海蘆筍天然的柳橙、松樹、西洋芹、茴香和檸檬皮香氣。唉，海蘆筍裡甚至有香草和迷迭香的成分，好像還想更多才多藝，在粗獷的**艾雷島麥芽威士忌**（見威士忌，266 頁）裡點綴焦糖化的紅椒香調。

黃椒＆百香果　給他們一個機會吧——有些貌似不搭的組合，其實最美味，黃椒和百香果就是一例。這對風味搭檔都有富含香草、乾酪、植物味和花香的成分，聞得夠仔細，就能聞出牛奶與菜的香氣。黃椒有種明亮的鮮奶油香，和百香果黏稠的尖酸很搭；下次再啜飲紐西蘭的**馬爾堡白蘇維濃**（見白葡萄酒，144 頁）或**豔星馬丁尼**（見伏特加，250 頁）就能注意到，那種瞬間的草本衝擊會被百香果帶鮮奶油的酸味啪一聲取代。

如果你喜歡……（#草本），就會喜愛……

蔬菜草本

茴香

作為甘草風味的愛好者，我們該選茴香還是龍蒿？太難選了——茴香中含有茴香腦（見詞彙表，16 頁）這種化合物，而龍蒿則和草蒿腦（見詞彙表，17 頁）密不可分。茴香和龍蒿其實差不多，都有種清新、草本、理直氣壯地類似茴芹子的香氣，許多人在**佩諾茴香酒**（Pernod）和**希臘烏佐茴香酒**（Ouzo）中嚐到過（見茴利口香酒，234、235 頁）。茴香是**苦艾酒**（見茴香利口酒，233 頁）的原始成分之一，肩負了不小的藝術傳承，也常在飲料語彙中和薄荷、蒔蘿一同用於描述籠統的「芳香植物」香調。

茴香＆丁香　茴香、丁香和香草的香氣非常協調，根本應該一起送作堆。丁香有微量的香草醛（vanillin）——丁香油就是用來合成香草風味的方式之一，想不到吧！丁香又名丁子香，因為，嗯，他看起來像一根釘子。丁香的撲克籌碼全下注在一種叫丁香酚（見詞彙表，17 頁）的化合物，有種類似尤加利的芬芳香氣，在舌頭上會有股甜味；富有茴芹味的芳香植物龍蒿也有這種成分。**比利時小麥啤酒**（Belgian Wheat Beer，見啤酒，256 頁）或**烏佐酒**（見茴香酒，235 頁）都漂亮地體現了茴香和丁香香調。

茴香＆薑　不論是生薑、加入料理或做成薑糖，薑都像達美樂披薩一樣不負所望。薑辣素（見詞彙表，17 頁）是薑的頭號成分，很容易以處理或料理方式控制薑辣素的化學性質：生薑帶有胡椒似的暖意；加熱過後會產生香草和丁香般的香調；乾燥後，則有**薑汁啤酒**般的雙倍辛香味（見調酒用飲料，279 頁）。這也難怪，因為薑辣素（見詞彙表，17 頁）和超辣的辣椒活性物質是親戚。加熱過的薑那種溫和的香氣和茴香很搭，尤其別忘了**香料黑蘭姆**（Black Spiced Rum，見蘭姆酒，210 頁）的香草芳香植物糖蜜，這風味在調酒**月黑風高**（Dark 'n' Stormy，見蘭姆酒，210 頁）中也喝得到。

茴香＆青蘋果　只要想像一下青蘋果，我們嘴裡就會唾液滿溢，這是蘋果酸（見詞彙表，18 頁）以及青蘋果中的天然糖分與酯類化合物（見詞彙表，17 頁）帶出的甜果香調，兩者混合引起的生理反應。青蘋果味出現在**英國無年分氣泡酒**（English Non-Vintage，見汽泡酒，123 頁）、**菲諾雪莉酒**（Fino Sherry，見加烈酒，184 頁）和**克萊爾谷麗絲玲葡萄酒**（Clare Valley Riesling，見白酒，131 頁）等等的品飲記錄中，代表了令人舔嘴的輕薄、青澀風格。還有一種新割草味的成分，散發翠玉蘋果（Granny Smiths）的香氣，風味是多葉而偏向茴芹子的香調。有請西班牙魯埃達（Rueda）的**維岱荷**（Verdejo，見白葡萄酒，146 頁）或**卡瓦氣泡酒**（Cava Brut Nature，見氣泡酒，129 頁），這兩種酒都是茴香與青蘋果細緻香氣的經典案例。

茴香＆香茅　凡是暱稱為「刺鐵絲網草」的，嚐起來應該都很刺激，對吧？雖是這麼說，香茅卻沒有檸檬那種酸勁，而是富含檸檬醛（見詞彙表，16 頁），這是比較溫和的柑橘類花香化合物。想想泰式綠咖哩平衡的香氣，就能抓住香茅那種複雜的柑橘清新、青草香、木質香的精緻之處。說來好笑，茴香也有一種柑橘味的物質，因此非常容易和香茅搭配，草本基底的**阿夸維特酒**（Aquavit，見草本利口酒，231 頁）、一款**冷泡啤酒花 IPA**（Dry-Hopped IPA，見啤酒，258 頁），**佩諾茴香酒**，以及**苦艾酒**（見茴香利口酒，234、233 頁）為基底的**死靈師調酒**（Necromancer，見調酒譜，238 頁）都捕捉到這種組合。

茴香＆香草　還有印象我們最開始是怎麼認識香草的嗎？沒錯，香草是地球上最受歡迎的風味。這種風味背後的主要成分是香草醛，此外還有其他數百種辛香、花香、木質與果香調。現今常用「間諜香草」來合成香草味，那些化學物質的本質有點吊兒郎當，不過處理的成本低於香草莢本尊。**梅斯卡爾新酒**（Mezcal Joven，見梅斯卡爾，208 頁）和復古的草本利口酒**加利安諾香甜酒**（Galliano，見草本利口酒，235 頁）都展現了茴香和香草的風味。復古調酒**哈維撞牆**（Harvey Wallbanger）中，是由加利安諾香甜酒搭配柳橙汁（見調酒譜，238 頁）。

風味 Flavours

花香
Floral

草本
Herbaceous

果香
Fruity

甜香
Sweet

鮮奶油香
Creamy

烘焙香
Baked

煙燻
Smoky

鹹香
Savoury

礦物味
Minerally

辛香
Spicy

如果你喜歡……（#果香），就會喜愛……

苦味果香

葡萄柚

苦是一種有趣的味道，要花點時間才會喜歡上。葡萄柚可苦了；其實，葡萄柚充斥著苦味芳香植物、木質、麝香、硫黃和柑橘類風味。檸檬的法文字根其實來自希臘文的「雪松」，所以柑橘類以木質、松樹香氣為中心也不奇怪。葡萄柚的招牌成分有著明確的木質、雪松氣味，雖然只占風味組成的百分之〇·二，卻迸發麝香葡萄柚香氣，我們在酒類的嫌犯指認中，會立刻認出這種香氣，例如**紐西蘭黑皮諾粉紅酒**（見粉紅酒，151 頁）或 IPA（見啤酒，258 頁）。

粉紅葡萄柚＆草莓　最近大家對粉紅色很痴迷，不論是粉紅色頭髮、《糖果傳奇》（Candy Crush）手機遊戲、**柯夢波丹**調酒（見伏特加，254 頁），或嫩粉紅色的葡萄酒，像是**紐西蘭黑皮諾粉紅酒**（見粉紅酒，151 頁）。粉紅葡萄柚因為一種天然色素而泛紅，含有的苦味類黃酮成分遠比黃葡萄柚少，有更多微微刺激的甜味，帶著巴薩米克香調和薄荷的轉折。草莓那種討喜的焦糖、蜂蜜、奶油和棉花糖風味檔案庫溫暖地涵納這些香氣，**粉紅琴酒**（Pink Gin，見琴酒，244 頁）和**普羅旺斯粉紅酒**（見粉紅酒，149 頁），這兩種酒都可以在索引的字首 P 下找到。

紅寶石葡萄柚＆波斯萊姆　這個組合充滿墨西哥風情，也難怪**帕洛瑪**（見龍舌蘭酒，205 頁）是墨西哥最受歡迎的龍舌蘭調酒。墨西哥絕對能用一杯飲料傳達又苦又酸又胡椒的風味，不過幸虧天降萊姆，用松樹和紫丁香把葡萄柚的稜角磨得柔和。以伏特加為基底的**柯夢波丹**（見伏特加，254 頁）正是用蔓越莓來模仿這種夥伴關系。話說回來，超市賣的紅寶石葡萄柚靠著育種，消除了大部分的苦味，所以這年頭只剩輕微的麝香味提醒我們那不是血橙。（見調酒譜，206、254 頁）

黃葡萄柚＆杜松　杜松和葡萄柚太常在琴酒裡相遇了，根本懶得噓寒問暖。杜松有種強勁的清新，而且身為琴酒依法委派的頭號植物成分，當之無愧。杜松漿果的一大宗成分賦予一種松香（松樹脂）與柑橘風味藍圖，那股苦味比較適合搭配類似的選擇。這個組合利用了共通的苦柑橘類關聯，杜松的檸檬松樹香調，和琴酒基底的**鹹狗**調酒、**荷蘭琴酒和琴通寧**（見琴酒，244、246、243 頁）或英國**不甜白香艾酒**（見加烈酒，186 頁）

裡葡萄柚刺激的柳橙麝香串通一氣。（見調酒譜，245 頁）

黃葡萄柚＆麥芽　提到「麥芽」的時候，我們想到的是啤酒、威士忌，我嘛，想到的是睡前來一杯好立克麥芽飲。我知道我很搞笑啦。大部分的釀酒麥芽聞起來都像我的睡前飲料，有種鮮奶油與餅乾似的香氣；這香氣來自「麥芽醇」這種物質（見詞彙表，18頁）。打開一罐**冷泡啤酒花 IPA** 或**印度艾爾淡啤酒**（見啤酒，258、259 頁）就會散發葡萄柚和麥芽香調，這是來自啤酒花的硫化物魔法。某些啤酒花中有種成分特別和葡萄柚的一種香氣息息相關，不過釀酒師也會直接浸泡葡萄柚，做成**葡萄柚 IPA**（見啤酒，258 頁）。

黃葡萄柚＆海洋氣息　我很做作嗎？可能吧，不過我提到海洋的關聯時，用的是「海洋氣息」而不是「鹽」。鹽會阻斷我們的風味受器，讓感受苦的能力變鈍，感受到的甜味加倍，這對葡萄柚多汁的汁胞（vesicle）中的苦味成分有神奇的影響。海風中最微弱的海洋藻類香氣，會迎合飲品裡葡萄柚輕微的硫黃調性，展現在令人舔嘴的**魯埃達維岱荷**（見白葡萄酒，146 頁）或苦鹹的**帕洛瑪調酒**（見龍舌蘭酒，205 頁）。這香氣也反映了**鹹狗調酒**（見琴酒，244 頁）或**薩丁尼亞維蒙蒂諾**（Vermentino，見白葡萄酒，143 頁）裡的鹹苦調性。

如果你喜歡……（**#果香**），就會喜愛……

鮮奶油果香

桃子

來個俏皮的桃子表情符號吧，大概誰也無法優雅地形容我們愛像貓咪理毛一樣，從皮膚上舔去一滴滴黏稠桃子汁。桃子中含有一類甜美的脂肪類物質——內酯（見詞彙表，18 頁），因此擁有鮮奶油、水果、花朵與杏仁香調，和任何乳製品都是絕配。我們不斷在**索諾瑪海岸夏多內**（見白葡萄酒，146 頁）、**微甜香檳**（見氣泡酒，123 頁）與上等**清酒**（見清酒，260 頁）中，注意到這些桃子、杏仁與椰子成分中的性感風味特質。

扁桃＆忍冬　這樣講聽起來像瞥腳笑話的開場，不過扁桃和一般桃子有什麼差別呢？一種比較甜，沒那麼酸，有幽微的堅果與花香味；另一種只是一般的桃子。有一種共通的成分突顯了桃子和忍冬的柑橘類花香，而桃子與忍冬都散發核果的細緻香氣。**英國白中白**（見氣泡酒，122 頁）、**索諾瑪海岸**或**澳洲夏多內**，桃子與花香的下海灣（Rias

Baixas) **阿爾巴利諾** (Albariño)、**阿爾薩斯格烏茲塔明娜**、高海拔的**阿根廷托隆蒂斯** (見白葡萄酒，146、130、145、133、130 頁)、黏稠的**托卡伊貴腐酒** (見甜點酒，176 頁) 和**桃子利口酒** (見水果利口酒，196 頁) 都捕捉到這種細緻的香氣。

油桃 & 烏龍茶　橘葡萄酒裡，沒什麼不可能的事 (見橘葡萄酒，147 頁)。橘葡萄酒屬於白葡萄酒，留著葡萄皮來提取更多風味與顏色，香氣從蜂蜜、油桃、菠蘿蜜、榛果和碰傷蘋果，到木頭清漆、酸麵團和柳橙乾。油桃和發酵**烏龍茶** (見茶，216 頁) 的香氣，與**橘白詩楠** (Orange Chenin Blanc，見橘葡萄酒，148 頁) 相得益彰。這種核果更光滑，散發出更多的玫瑰與柳橙香調，毛茸茸的桃子永遠不及。除了蜜糖般的甜和花香的炫技，油桃也有隱約的草本香氣，映襯著烏龍茶的新割草味、蜂蜜、樹皮與茉莉花那種苦甜、發酵的香調。

罐裝桃子 & 苦橙皮　狂吃罐頭裡的桃子，顯然不符合「社會善良風俗」。好吧，我的週五晚上沒得樂了。真可惜，因為那些奶油香的蛋黃色水果塊有著十分迷人之處，在糖水和檸檬酸裡閃爍光澤。桃子裝罐之前，經過高壓烹煮，帶來熟蘋果的香氣，和存在於**綠茶**裡的一種草本風味物質 (見茶，215 頁)。苦橙的松樹香調、淡淡薰衣草與香檸檬味結合了糖漿味的罐裝桃子，為**斯貝塞單一麥芽威士忌** (Speyside Single Malt Whisky，見威士忌，266 頁) 帶來花香、草本、柑橘類和薄荷的風味和香氣。

白桃 & 烤布蕾　無論我們覺得世外桃源怎樣，這種黃色果肉的水果都有種「經典」的甜而刺激的風味組成，而比較白的桃子則酸度比較低，帶花香、比較甜。白桃的香檳色果肉散發濃烈的茉莉花茶香氣，來自脂肪族的內酯 (見詞彙表，18 頁)，和充滿香草的重乳脂鮮奶油卡士達成了莫逆之交。把湯匙插進烤布蕾那層帶堅果與烤麵包香的焦化糖殼，釋放出焦糖化的香氣，與白桃、香草卡士達結合，彷彿**普羅賽克 DOGG** 或**微甜香檳**油滑的泡沫 (見氣泡酒，128、123 頁)。

黃桃 & 八角　美味多汁的黃色球狀水果帶著夏日風味，其實含有一系列的香氣，包括苦杏仁、櫻桃、薰衣草、烤紅椒和玫瑰。這裡說的是黃桃，由於風味複雜，所以和八角溫暖的香調很搭，也不奇怪了。八角主要是類似甘草的成分，散發從清新、木質、藥味到青椒與柑橘類的熱鬧香氣。知道嗎，**純米吟釀** (見清酒，261 頁) 和**魯埃達維岱荷** (見白葡萄酒，146 頁) 都有豐富的辛香料桃子香調。

如果你喜歡……#果香，就會喜愛……

爽脆果香

蘋果

蘋果有幾千個食用品種，風味、香氣令人眼花繚亂。從最酸的開始看，翠玉蘋果散發一股蘋果酸（見詞彙表，18 頁），另外有種青草味的成分帶有破表的青味；布雷本蘋果（Braeburn）咬起來酸而帶花香，帶有**蘋果白蘭地**的味道（見白蘭地，190 頁）。幸運的話，微甜的金冠蘋果（Golden Delicious）中的果香酯類成分（見詞彙表，17 頁）會展現蜂蜜調性；堅果香的金褐蘋果骨子裡有著茴芹子的香氣成分。皇家加拉的鮮奶油漿果香調則在**英國黑中白**（見氣泡酒，122 頁）裡達到高峰。

烤布雷本蘋果 & 肉桂　五爪蘋果的風味淺薄，忘了它吧！我們喜愛豐富的風味訊息，咬一口布雷本蘋果，就能得到那樣的滿足。布雷本甜嗎？不甜，其實還滿酸的；不過布雷本的果皮帶來一股肉豆蔻和肉桂的暖勁。先是咬起來清脆，然後是口感、甜美、鹽味的刺激，然後是隱約的辛香味。肉桂棒的搭配是以布雷本蘋果的豐富辛香料香調為基礎，最適合帶皮、烤箱烘烤。熟的布雷本蘋果保有芳香物質，卻失去了大部分具酸味的蘋果酸（見詞彙表，18 頁），烘烤過的風味類似 VSOP **蘋果白蘭地**（見白蘭地，190 頁）的細緻香氣。

金冠蘋果 & 白胡椒　這種學校午餐盒的常客其實被「蘋果教」視為「優質蘋果兄弟會」的一員。其實，金冠蘋果可說含有不少頗有蜂蜜風味的玩意兒，這要歸功於高濃度的果糖（見詞彙表，17 頁）和亮眼的酯類物質（見詞彙表，17 頁）。溫和的白胡椒和金冠蘋果的鮮奶油香調十分合拍，為**奧地利綠維特利納**（見白葡萄酒，132 頁）增添了一絲辛香。綠維特利納正是以蜂蜜、蘋果和白胡椒的風味三巨頭聞名。

金褐蘋果 & 西洋梨　先不論倫敦東區的押韻俚語*，蘋果和西洋梨都是英國最早種植的水果，而且都具有一種風味類似西洋梨的成分。金褐蘋果是蘋果酒原料版的金冠蘋果。金冠蘋果果皮有著粗糙的色塊，水分容易流失，因此大大濃縮了風味。同樣的，金褐蘋果果皮的褐斑帶來某些西洋梨的茴香和茴芹香調，反映在**奧地利綠維特利納和胡珊**（見白葡萄酒，132、137 頁）、**英國祖傳蘋果酒**（見蘋果酒，200 頁）、**年分西洋梨酒**（見西洋梨酒，201 頁）的辛香爽口，和義大利**古典索維亞**與**索諾瑪海岸**那種水果的複

雜度中（見白葡萄酒，143、146 頁）。

* 譯注：apples and pears，指樓梯（stairs），因 pears 與 stairs 押韻。

翠玉蘋果 & 檸檬　歡迎光臨「酸甜中心」，檸檬和青蘋果在馬丁尼杯裡碰撞出強烈的酸甜調酒——**蘋果丁尼**（Appletini，見伏特加，252 頁）。翠玉蘋果有著青草草本的香調，與酸溜溜的蘋果酸（見詞彙表，18 頁）結合，讓人聯想近乎柑橘類的撥弦音，正如在青蘋果柑橘類香氣的**英國無年分氣泡酒**（見氣泡酒，123 頁）、**卡瓦氣泡酒**（見氣泡酒，129 頁）、**麗絲玲氣泡酒**（Riesling Sekt，見氣泡酒，126 頁）、**克萊爾谷麗絲玲、皮內・皮普**（Picpoul de Pinet），和**綠酒**那種綠色調葡萄酒（見白葡萄酒，131、136、144 頁）裡嚐到的那樣。誰知道，檸檬也能搭配青蘋果，帶來一陣松樹與柑橘類氣息，發掘蘋果甜美的那一面；啜飲一口**卡琵莉亞**調酒，就能嚐到（Caipirinha，見巴西甘蔗酒，209 頁）。（見調酒譜，253、209 頁）

皇家加拉 & 布里歐許　麵包也好，糕點也好，我們都知道蘋果和烘焙食物的關係有多密切。橙黃、粉紅相間的皇家加拉有著鮮奶油、花香、漿果般的香調，帶有茴芹和西瓜的細緻香氣。皇家加拉的「紅蘋果」香氣來自於三種主要成分，其中一種也讓葡萄酒中有紅色水果的香調。這種水果籃般的風味和布里歐許那種烤箱烘焙的甜香很諧調。布里歐許有含有酵母作用而產生的奶油香成分，在富含紅蘋果氣息的**英國黑中白氣泡酒**（English Sparkling Blanc de Noirs，見氣泡酒，122 頁）中注入烘焙香。

如果你喜歡……（**#果香**），就會喜愛……

花果香

櫻桃

聊起櫻桃，準備眼花繚亂吧。從尖酸的紅、甜美的黑、酸溜溜的歐洲酸櫻桃到杏仁膏似的馬拉斯加櫻桃酒和甜到牙齒發軟的糖漬櫻桃，櫻桃風味飲料五花八門，從**奇揚提**（Chianti）和**加雅客**（見紅酒，162、158 頁）到**可喜櫻桃酒**（見白蘭地，196 頁）和**馬拉斯加櫻桃酒調酒**（見水果利口酒，193 頁）。其實櫻桃不去籽加熱，會帶出一種苦杏仁成分，是櫻桃的一個關鍵風味。有一種近似丁香、溫暖的基調，而薰衣草和柑橘木質的香氣呢，這麼說吧，就像畫龍點睛的那顆櫻桃。

黑櫻桃 & 覆盆子果醬　下次你啜飲**經典奇揚提**或**加州黑皮諾**的時候（見紅酒，162、171 頁），注意一下黑櫻桃和覆盆子果醬。不是說酒裡會漂著黑櫻桃或果醬，而是這對水果組合的風味在托斯卡尼紅酒和其他幸運的飲料中大放光采。黑櫻桃添加了一絲肉桂香，賦予比紅皮櫻桃的高音更深沉的男中音調性。這兩種水果都貢獻了玫瑰、紫蘿蘭、果香與木質調性，覆盆子加糖煮過，減輕了讓人臉皺成一團的酸，這在**紅酒巴羅洛**、**金粉黛**（Primitivo）、美國**老藤金芬黛紅酒**（Old Vine Zinfandel，見紅酒，162、165、171 頁）、**櫻桃白蘭地**（見水果利口酒，199 頁）和葡萄酒一般的**衣索比亞咖啡**（見咖啡，220 頁）都能見識到。

馬拉斯加櫻桃 & 烏荊子李皮　正統的馬拉斯加櫻桃看起來應該像塗上褐紅色唇蜜似的。其實是未熟的櫻桃浸泡在櫻桃莖、核果、葉子蒸餾出的烈酒中，帶土味的甜中和了微醺的杏仁膏風味。這過裎把所有杏仁香調都展現出來，香氣昇源自櫻桃核果中和烏荊子李皮裡的一種成分。木質花香調和浸漬的馬拉斯加櫻桃酒融為一體，在**馬拉斯加櫻桃酒**、**櫻桃白蘭地**、**黑刺李琴酒**（見水果利口酒，193、199、194 頁）或香料味的義大利**紅香艾酒**（見加烈酒，187 頁）中，引出陰鬱的氣息。

歐洲酸櫻桃 & 杏仁　知道櫻桃和杏仁有關聯之後，貝克維爾杏仁塔（Bakewell tart）才比較說得通。酸櫻桃和杏仁都有一種成分嚐起來恰恰是櫻桃和苦杏仁味，用來為**櫻桃可樂**（見調酒用飲料，280 頁）到**杏仁利口酒**（見堅果利口酒，273 頁）的各種飲料調味。**可喜櫻桃酒**、**馬拉斯加櫻桃酒**（見水果利口酒，196、193 頁）、**臨別一語酒**（見草本利口酒，232 頁）、**雅瑪邑白蘭地**（見白蘭地，188 頁）、**山吉歐維榭粉紅酒**（Sangiovese Rosé，見粉紅酒，150 頁）和**瓦波里切拉阿瑪羅內**（Amarone della Valpolicella，見紅酒，161 頁）都重現了酸溜溜的歐洲酸櫻桃，這些酒是終極的櫻桃、杏仁香醇美酒。

紅櫻桃 & 白胡椒　蒙著眼睛來磨胡椒，會立刻聞到馬鈴薯泥……應該說是**加雅客**（見紅酒，158 頁）裡令人享受的溫暖木質藥味。黑胡椒的黑色外殼含有強勁的揮發性油脂，白胡椒除去了那一層，給了我們比較溫和的風味體驗。胡椒鹼是胡椒的刺激性成分，和櫻桃一樣，擁有花果香的油分，匯聚在**金巴利**之中（見阿瑪羅，241 頁）。葡萄酒中有微量的胡椒鹼，在**克羅茲－艾米達吉**（Crozes-Hermitage）、**法帕多**（Frappato，見紅酒，158、163 頁）與**希哈粉紅酒**（見粉紅酒，149 頁）裡，胡椒鹼比櫻桃香調濃郁，但不會完全蓋過。

甜櫻桃 & 牛奶巧克力　巧克力因為不同的處理方式，而擁有近乎無限的風味光譜，令人大開眼界。巧克力的堅果、泥土、木質、花香和辛香料風味，即使在品飲筆記中，也

不會顯得格格不入；看看**紅寶石波特酒**（見波特酒，181 頁）、上好的**阿布魯佐的蒙鐵普奇亞諾**（Montepulciano d'Abruzzo）、**孚圖艾格尼科**（Aglianico del Vulture）和**中奧塔哥黑皮諾**（Central Otago Pinot Noir，見紅酒，164、160、166 頁），就知道巧克力和甜櫻桃是風味絕配。櫻桃免費附贈的杏仁幽香和牛奶巧克力那種麥芽、堅果、焦糖香調十分協調，和它鮮奶油香的那一面是天生一對。

如果你喜歡……（**#果香**），就會喜愛……

多汁果香

柳橙

接下來輪到柳橙了。你覺得柳橙只是很基本的風味嗎？你確定？橙柳的白膜、果肉和果皮中，有些成分和鳳梨、花香、木質、檸檬與綠葉香調有關。合在一起成了酸酸甜甜、人見人愛的「最適」風味區（Goldilocks）。此外還有衍生角色——橘子、溫州蜜柑、血橙和苦橙，將它們的繽紛花樣帶進醉人的酒甚至其他飲料中，包括**義大利開胃酒**（Aperitivos，見阿瑪羅，239 頁）和**橙酒**（見水果利口酒，195 頁）。

苦橙＆奶油糖　苦橙天生就該入酒，最著名的形象包括**君度橙酒**、**柑曼怡干邑橙酒**（Grand Marnier）和**庫拉索橙皮酒**（見水果利口酒，195、196、195 頁）。只要嚐過**艾普羅氣泡飲**的糖精苦味（見阿瑪羅，239 頁），一定能品味出苦橙比甜美的柳橙親戚有著更濃郁的松樹風味，因此有更帶青味的刺激，中和了撫味人心的柑橘類與蜂蜜香調。奶油糖介於焦糖和太妃糖之間，帶奶油香的懷抱哄出了苦橙的香檸檬氣息，展現在**側車**調酒（見白蘭地，188 頁）或**布爾馬德拉酒**（Bual Madeira，見加烈酒，178 頁）之中。

橘子＆檸檬　分享就是關照，橘子和檸檬不曾共同的香氣，根本不值得關注。橘子屬於比較甜的柑橘類，芳香植物、辛香味比較強，含有我們在**比利時小麥啤酒**（見啤酒，256 頁）中嚐到的花香蜂蜜要素。橘子除了平常的柑橘類水果風，也有草本的一面，和果皮裡的百里香、松樹和木質風味成分湊在一起。此外還有類似香草的椰子香調，和檸檬一同在**側車**調酒（見白蘭地，188 頁）與**君度橙酒**（見水果利口酒，195 頁）裡相得益彰。（見調酒譜，176 頁）

塞維亞苦橙醬＆葡萄柚　塞維亞只是苦橙比較炫的稱呼，生吃難以入口，通常會加入

糖和水，煮成果醬。把葡萄柚丟進方程式中，感覺就像苦味大戰。不過那種黏膩、帶果肉果皮而富含果膠的柑橘醬，會產生類似**開胃酒**、**阿瑪瑞**、**內格羅尼**（見阿瑪羅，239頁）、甜到掉牙的**麥稈甜酒**（Vin de Paille，見甜點酒，175頁）和**義大利格里洛**（見白葡萄酒，142頁）那種鮮活葡萄柚與橙皮的輪廓。（見調酒譜，243頁）

甜橙 & 肉桂　給我吸一口甜橙和肉桂香，我腦中就會浮現我在耶誕樹上擺上天使，一邊啜飲**香料酒**（見紅酒，160頁）的畫面。那是因為氣味和情緒是由腦部的邊緣系統（見詞彙表，18頁）來處理；邊緣系統還負責行為與記憶形成，因此氣味和記憶有關。甜橙那種豐潤、青味、花香、木質、松樹香調，和肉桂精油和諧共舞，**哈維撞牆**調酒（見茴香利口酒，237頁）就懷有這種風情。**皮姆**（Pimm's，見水果利口酒，194頁）帶有肉桂和柳橙的夏日氣息，插手打亂了這個冬日聯盟。知道嗎，正合我意。

瓦倫西亞橙 & 熱薑　純品康納（Tropicana）紙盒側面那個上相的水果正是瓦倫西亞橙，橙汁是刻板印象裡的「橙色」，嚐起來幾乎像風味被修圖過了。這多少要歸功於佛羅里達生長的這些柑橘類中的橙烯這個成分（見詞彙表，19頁）。泥土和木質的基調削弱了瓦倫西亞橙的鮮橙外表和風味。薑加熱後誘發的柑橘類香氣與類似香草的成分，和泥土與木質風味相得益彰。希臘的**阿希爾提可**（Assyrtiko，見白葡萄酒，140頁）以新鮮柳橙的風味組成聞名，但一絲香草和活潑的薑味壓下了柳橙風味。

如果你喜歡……（#果香），就會喜愛……

甜美果香

漿果

你覺得「漿果」這個主題很大嗎？和「熱帶」比起來，根本不算什麼。在各種飲料的範疇中，漿果都是品飲筆記的主要參考條目，風格從草莓那種毫無顧忌的甜美果香成分、覆盆子獨特的尖酸花香風味、蔓越莓近似柑橘，到藍莓的花香酸調和黑莓的紅酒般酸澀刺激。這些迷你的風味炸彈遍及明亮到陰鬱的各種飲料風格，無所不包，像是充滿溫布頓風情的**氣泡粉紅酒**（見氣泡酒，124頁）、**陳年隆河格納西**（Aged Rhône Grenache，見紅酒，154頁），到影集《慾望城市》（Sex and the City）女主角那杯無所不在的**柯夢波丹**（見伏特加，254頁）。

黑莓＆無花果　摘黑莓的時候，一頭栽進灌木叢，叫作「為你的技藝受苦」。話說回來，這些烏黑小型核果有著葡萄酒般的汁液，會把嘴唇染成紫色，摘回來絕對值得。黑莓顯然有著深色水果的香調，因為野生，還有一點辛香料和隱約的草本味。無花果有類似青味的氣息，但主要是糖漿般的花香，向黑莓的暗淡辛香味致意，融合成西西里**黑阿沃拉**或超級成熟的美國**老藤金粉黛**（見紅酒，165、171 頁）的基礎。

藍莓＆綠薄荷　老天保佑藍莓——人人都在叨念藍莓的健康益處，但藍莓對風味的貢獻也不落人後。我們一旦挨過第一口爆發的酸味，就會陷入辛香、花香與果香調之中。藍莓和蔓越莓都是越橘屬（Vaccinium）的一分子，擅於展現類似的強烈柑橘味。綠薄荷與藍莓的柑橘味相得益彰，其中的松油烯（terpinene）呈現出共通的木質松樹香調，難怪藍莓和薄荷是**特級陳年利奧哈**（Rioja Gran Reserva）和**國產多瑞加**（見紅酒，169、166 頁）這些酒中的經典風味搭檔。

蔓越莓＆萊姆　噢，喝**蔓越莓汁**灌腸（見調酒用飲料，281 頁），大家都做過吧。以味道來說，這種血紅色果汁很酸，pH 值甚至和檸檬一樣，不過蔓越莓和柑橘類的關係不止於此。蔓越莓也帶著松樹般的風味，因此和萊姆的苦酸青味有直接關聯，尤加利的一種藥味成分則為蔓越莓增添淡淡的急救箱風味。蔓越莓皮富含令人呬舌的單寧，加上柑橘類濃郁的松樹香氣，讓蔓越莓和萊姆在橙皮味十足的**柯夢波丹**調酒（見伏特加，254 頁）裡表現出色。

覆盆子＆黑松露　深入了解黑松露之後，應該會悔不當初；我說的是那種真菌，不是松露巧克力。黑松露的香氣源於奶油、焦糖、水果、優格這些美好香調，以及沒那麼討喜的甘藍菜、大蒜和植物腐敗的氣味。雖然在義大利餃撒上松露屑很美妙，在黑皮諾裡嚐出松露的土味也很棒，但我們可沒想要甘藍菜爛掉的味道。二甲硫（見詞彙表，17 頁）物質已知會增添**陳年隆河黑格納西**（Aged Rhône Grenache Noir）和**巴羅洛**（見紅酒，154、162 頁）的松露和覆盆子味。

草莓＆打發鮮奶油　有一種相互依存的關係，應該能靠心理治療來處理……我指的是我自己對草莓和鮮奶油的熱愛。伊頓混亂（Eton Mess）之所以成為經典搭配，是因為成熟草莓不只有果香、焦糖、辛香和草本香調，還帶著奶油與鮮奶油風味。搭配打得蓬鬆的鮮奶油，這樣的組合完美重現在**紐西蘭黑皮諾粉紅酒**、**普羅旺斯粉紅酒**（見粉紅酒，151、149 頁）、**粉紅香檳和英國黑中白**（見氣泡酒，124、122 頁），就這樣，我們重新創造了溫布頓。

如果你喜歡⋯⋯（#果香），就會喜愛⋯⋯

熱帶果香

熱帶水果

我們可以在泰國海灘上品嚐新鮮的熱帶水果，染上防曬乳中的熱帶水果氣息，或啜飲一杯**白蘇維濃**（見白葡萄酒，137 頁）；不論如何，我們幾乎天天都能聞到熱帶水果的香調。熱帶水果確實有共同的風味成分，不過每種水果都為混合酒飲帶來獨特的視角，像是百香果有硫磺的刺激，芒果有樹脂味的鮮奶油香，香蕉帶著香草和丁香香調，木瓜有著奶油麝香，鳳梨則揮灑成熟的活潑風采。**豔星馬丁尼**（見伏特加，250 頁）到**索甸**（見甜點酒，175 頁）的各種飲料中，都能瞥見熱帶水果的風味。

香蕉 & 焦化奶油　在葡萄酒裡發現生香蕉的味道，就像在什錦麥片裡看到老鼠——就是不應該。香蕉香氣太明顯，會被視為瑕疵；這是因為發酵產生的一種酯類（見詞彙表，17 頁）過盛，帶來一種近似指甲去光水的氣味。**肯塔基純波本威士忌**（Kentucky Straight，見波本酒，270 頁）具有蘭姆酒、皮發褐的香蕉般的豐富基調，愛好者嗜之如命，令人想起**年分牙買加蘭姆酒**（見蘭姆酒，213 頁）；不過肯塔基純威士忌裡不會有過濃的香蕉味。超熟香蕉中一種甜美丁香味成分，找到了天作之合——焦化奶油的鹽焦糖香調。這成分在發酵過程進入波本酒和**巴伐利亞小麥啤酒**（見啤酒，259 頁）之中。

芒果 & 接骨木花　芒果的香氣和風味豐富得可以開一間自己的風味圖書館，用上杜威十進位分類法了。聞來心情愉快的書架上，會收藏各種細緻的香氣，像是桃子、西洋梨、番石榴、瓜果、椰子、李子與松樹，而且沒有圖書館員會叫你壓低聲音。一如預期，芒果獨特的甜美樹脂香調中有大量五花八門的成分，帶有柑橘類、鳳梨、椰子、桃子、蔓越莓、汗味和松針風味，在熱帶花香的**印度艾爾淡啤酒**（India Pale Ale；IPA，見啤酒，259 頁）中與接骨木花的花香、鮮奶油、麝香、蜂蜜香味融為一體。

木瓜 & 薰衣草蜂蜜　**阿斯提蜜思嘉**（見氣泡酒，128 頁）和美國流行歌手艾瑞莎・富蘭克林（Aretha Franklin）一樣，值得一點敬意，因為阿斯提蜜思嘉太常被人誤認為帶著俗豔氣泡的阿斯提（Asti，之前稱為阿斯提微甜氣泡酒，Asti Spumante）。阿斯提蜜思嘉是糖蜜花香遇上熱帶花香的組合，深得我心。雖然青木瓜一開始因為一種帶麝香的成分而有甜甜的汗味（芥末子和甘藍菜裡也有這種物質），成熟過程卻明確地朝花香演

化。木瓜的個性幾乎可以歸功於一種充滿花香、樹皮與柑橘類香調的強大成分，這成分在薰衣草蜂蜜中也聲勢驚人。

百香果＆香草　挖出一顆百香果豐富多汁而酸甜的橙綠種子，彷彿剝開牡蠣殼或刮開海膽，只是改成熱帶水果而已。百香果的內酯（見詞彙表，18 頁）散發出一種十項全能的乾酪、植物味和花香調，所以搭配的可能性無窮無盡。香草搭什麼都好，不過和熱帶水果最相配，香草那種醇美木質、辛香、花香與果香的技能組合，可以軟化百香果尖酸而帶麝香的稜角。**豔星馬丁尼**（拘謹的話，也可以稱之為**百香果馬丁尼**）之中，以這兩種風味交融而聞名（見伏特加，250 頁）。（見調酒譜，251 頁）

鳳梨＆紅糖　鳳梨的風味類似玻里尼西亞主題的酒吧，本身幾乎等同於**鳳梨可樂達**（見蘭姆酒，214 頁）。鳳梨含有香草、蘭姆酒、椰子和接近焦糖的成分，這些風味也見於葡萄酒、清酒、波本酒和蘭姆酒。鳳梨酮（pineapple ketone）是鳳梨與草莓共有的物質，形成鳳梨香氣的精華，反映在**陳年日本單一麥芽威士忌**中（見威士忌，264 頁）。雖然鳳梨的糖已經夠多了，不過你有沒有試過**鳳梨蘭姆酒**（見蘭姆酒，211 頁）、**梅斯卡爾新酒**（見梅斯卡爾，208 頁）或**微陳年龍舌蘭酒**（見龍舌蘭，206 頁）裡那種褐色、慢烤的焦糖風味呢？

如果你喜歡……（**#果香**），就會喜愛……

活潑果香

檸檬

在果肉中狂歡，果皮辦的是正經事——這是看待檸檬的一種方式。超酸的果肉裡，檸檬酸當道，所以我們吸吮檸檬角，才會活像鬥牛犬咬到黃蜂似的。果肉中的檸檬味來自檸檬醛（見詞彙表，16 頁）；檸檬皮中則含有精油，其中的其他關鍵成分帶來琳瑯滿目的柑橘類、薰衣草和松樹香調，以及隱約的草本氣息。檸檬是飲料風味的票房保證，出場的飲料從清淡的白葡萄酒到柑橘類為基底的雞尾酒，應有盡有。

檸檬＆新鮮西洋梨　忘記「新鮮西洋梨」好過「西洋梨」，可能會讓葡萄酒商不以為然。「西洋梨」指的是我們那杯廉價酒飲裡的糖漬西洋梨，沒人想要；我們要的是新鮮水果賦予的那些花香、木質、茴芹子香氣。西洋梨和檸檬一樣，有著松樹和柑橘類香氣，苦杏仁香調呈現出冷藏**義大利維蒙蒂諾**（見白葡萄酒，143 頁）、**羅亞爾河氣泡酒**

（見氣泡酒，125 頁）、新鮮果香的**智利／秘魯皮斯可**（見白蘭地，192 頁）、陽光的**南非白詩楠**（Chenin Blanc，見白葡萄酒，145 頁）、**接骨木花水**（見調酒用飲料，278 頁）或果香**尼加拉瓜咖啡**（見咖啡，221 頁）裡的所有特質。

檸檬＆杜松　琴通寧（見琴酒，243 頁）是熱鬧如倫敦皮卡迪利圓環，不，是紐約時報廣場的狂熱柑橘類風味；你瞧瞧，端上來還裝飾著檸檬耶，拜託。杜松子充滿張揚的苦、常綠植物、檸檬和松樹的風味，有著檸檬烯（見詞彙表，18 頁）和蒎烯（見詞彙表，18 頁）之類的物質，是觸發那些高山鮮美芳香物質的關鍵。風味的關聯不止於此，還有其他類似樹脂、松節油的共通物質，使得杜松和檸檬擁有一整套草本、木質與辛香香氣。試試以琴酒為基底的**湯姆柯林斯**（Tom Collins）或**混濁馬丁尼**（見琴酒，248、247頁），揮灑你最美好的檸檬・杜松生命。（見調酒譜，244、248 頁）

檸檬＆杏仁膏　杏仁膏（Marzipan）其實是魅力十足的杏仁醬加上一杯糖，讓我回想起派對氣球動物和雷射槍戰遊戲。杏仁的任何功能，都能用杏仁膏代替，而且杏仁膏更甜。品飲筆記中，杏仁膏是用來描述飲料「富含隱約苦味」的特性，像是**杏仁利口酒**（見堅果利口酒，273 頁）。杏仁中的一種苦味成分又和蔗糖套了關係，讓我們用苦甜來反擊檸檬的明亮刺激。如果你對那風味得心應手，試試義大利**古典索維亞**（見白葡萄酒，143 頁）合不合胃口，或清酒，尤其是**大吟釀**（見清酒，260 頁）。

檸檬＆鹽　就像燕子不代表夏天一樣，鹽和檸檬片也不等於**地獄龍舌蘭**（Tequila Slammer，見龍舌蘭酒，207 頁），不過確實重現了**混濁馬丁尼**裡的海水柑橘類勁頭（見琴酒，247 頁）。鹽是帶正電的陽離子（見詞彙表，16 頁）和帶負電的陰離子的戰爭產物，是抑制過酸的超級英雄，能彰顯麻煩風味的甜美一面。如果沒有鹽的平衡調性來中和柑橘類風味，**瑪格麗特**的檸檬、萊姆和柳橙風味組合會酸到難以入口，所以杯緣有一圈氯化鈉才會顯得完美和諧。（見調酒譜，205 頁）

檸檬皮＆杏桃　給自己一個提醒：將杏桃和桃子一視同仁，是很失禮的行為。杏桃有一種尖酸花香的風格，介於桃子和李子之間。人類說教到此為止。話說回來，杏桃和桃子都是薔薇科的忠堅分子，因此帶有花朵的香氣，還有雪松的撩人勁道。杏桃有一種低調的杏仁與柑橘類果皮香氣，正中檸檬相應的風味組成。檸檬皮和杏桃風味是**摩塞爾卡本內麗絲玲乾葡萄酒**（Mosel Kabinett Riesling Trocken）、阿根廷的**托隆蒂斯**，奧地利的**綠維特利納**（見白葡萄酒，139、130、132 頁）或**白波特通寧**（見波特酒，182 頁）的班底；這種酒就像葡萄牙人的水。

花香
Floral

草本
Herbaceous

果香
Fruity

甜香
Sweet

鮮奶油香
Creamy

烘焙香
Baked

煙燻
Smoky

鹹香
Savoury

礦物味
Minerally

辛香
Spicy

風味 Flavours

如果你喜歡……（#甜香），就會喜愛……

苦甜

甘草

甘草風味的飲料已經可以寫成一本書了；確實有些人寫過，而甘草風味飲料包括法國的**苦艾酒**、黎巴嫩的**亞力酒**、希臘**烏佐茴香酒**、**土耳其茴香酒**和我們辣口的最愛——義大利**杉布卡茴香酒**（Sambuca，見茴香利口酒，233、236、235、237、236 頁）。甘草已經成為全球驅勢，而一切都以兩種香氣成分——茴香腦和草蒿腦（見詞彙表，16、17頁）為中心。糖果店那種墨黑耐嚼的甘草點心是天然糖精，關鍵成分的甜度是糖的五十倍之多。以香氣而言，甘草風味類似茴芹子、土味和燒焦味，帶有油炸的要素和桉油醇（eucalyptol）的藥味。顧名思義，桉樹（尤加利）也有桉油醇。

甘草＆黑櫻桃　經典的哥德風組合……不過按經驗，顏色深的櫻桃比較甜美；所含的色素成分也造成紫蘿葡和藍莓的顏色。令人擔心的是，杏仁味和櫻桃密不可分——只要折斷甜櫻桃的細枝，樹皮中的氰化物就會讓你聞到一股杏仁味。濃稠不透明的**馬迪朗**（Madiran）、**陳年波爾多卡本內蘇維濃**、西西里陰鬱的**黑阿沃拉**（見紅酒，159、153、165 頁）和西班牙**帕恰蘭酒**（Pacharán，見水果利口酒，199 頁）裡，黑櫻桃的木質、花香、肉桂、玫瑰和青味，與甘草的藥香互通鼻息。

甘草＆黑巧克力　甘草和黑巧克力都在香氣光譜裡深度烘焙的那一邊，根本「很懂」對方。巧克力根據不同的處理方式，會得到繽紛的香氣，發酵、烘烤可可豆帶來極為廣博的氣味，從麥芽、玫瑰、爆米花、馬鈴薯、摩卡、乾酪、汗味，到類似蘭姆酒、焦糖與烘烤的氣味。可可裡烘烤、褐化的苦甜風味成分大放異彩，在醇美的義大利**瓦波利切拉風乾葡萄甜酒**（Recioto della Valpolicella，見甜點酒，177 頁）中，堅果與泥土風味融合了甘草的燒焦、甜而刺激，類似薄荷腦的風味組成。

甘草＆檸檬百里香　**烏佐茴香酒**、**土耳其茴香酒**、**亞力酒**、**佩諾茴香酒**和**法國茴香酒**（見茴香利口酒，235、237、236、234、233 頁）就像被甘草糖棒敲頭一樣，只是還會飄來花香、草本與柑橘類香氣。檸檬百里香是很稱職的風味敘述詞，在百里香的草本香氣上，增添了柔和的檸檬前調。檸檬百里香的成分——百里酚（thymol）操縱頭腦，讓人

無中生有感到一股強烈的冰涼，用清涼的檸檬味與花香和些微苦味抵消了甘草無所不在的甜茴芹香調和一絲苦味，例如**苦艾酒**（見茴香利口酒，233 頁）或**賽澤瑞克**調酒（見威士忌，267 頁）。

甘草 & 李子乾　李子乾需要好一點的公關，不然太常被人聯想到老化、皺紋和排便不順了。除了能通便，年輕的**阿根廷馬爾貝克**、**陳年隆河格納西**和**瓦波里切拉阿瑪羅內**（見紅酒，151、154、161 頁）這些葡萄酒裡，李子乾的香氣展現為過熟的波爾多紅酒香，和極為深沉的辛香料香調，二者不分軒輊。我們在這裡看的是第二種──深沉辛香料味，其中的甘草味通常像李子乾的香氣伴護者，有著類似的黏稠口感，而四川花椒共有的一些成分帶來和甜美香料的風味組成；怪的是，**杉布卡茴香酒**中也含有這些成分（見茴香利口酒，236 頁）。

甘草 & 煙燻培根　我保證你會漸漸愛上這個組合。想想看──培根帶著甜味和香煎、油潤、煙燻的風味組成，甘草則有苦甜、油炸、煙燻和藥味的特質。還不能說服你嗎？嘴裡含一口普羅旺斯的**邦多**（Bandol，見紅酒，154 頁），嚐到那種濃郁鹹香與煙燻味的葡萄酒，你就會相信了。邦多有點像重訓室的馬爾貝克。烹調培根會推動脂肪分子熱分解，釋放出的化學物質能壓下甘草那種燒焦的甜味，有點像開胃菜「馬背上的惡魔」*、肉脂味與芳香植物風味的**高比耶**（Corbières）或充滿煙燻風味的**皮諾塔吉**（見紅酒，157、167 頁）。

* 譯注：devils on horseback，用乾酪、堅果或酒漬李子乾包上培根，做成的開胃菜。

如果你喜歡……（**#甜香**），就會喜愛……

焦甜

焦糖

焦糖堪稱變色龍，或是變色糖。從太妃糖、牛奶醬到鹽焦糖、蜂巢太奶糖和牛奶醬（dulce de leche），這類多才多藝的甜點，不論嗜甜嗜鹹的人都會喜歡。重點是糖加熱的焦糖化過程，帶來褐化、烘烤的物質，大大加深甜食的複雜度。風格比較豐富的酒中，不難分辨出焦糖化的香調，例如**波特酒**、**雪莉酒**、**馬德拉酒**（見加烈酒，179、183、178 頁）、**麗維薩特琥珀酒**（Rivesaltes Ambré）和**聖酒**（Vin Santo，見甜點酒，174、177 頁）。

金黃焦糖＆無花果乾　悄悄湊近**陳年棕色波特酒**（Aged Tawny Port）身邊，無花果乾和金黃焦糖的香氣撲鼻而來；**單一年分棕色波特酒**（Colheita）、**麥桿甜酒**或優質的**奶油雪莉**也是類似情形（見加烈酒，179、180、175、183 頁）。桶中熟成帶來的一種成分，具有強烈的焦糖香氣和一股香甜的燒焦風味，為陳年波特和雪莉酒裡增添了無花果和堅果的香氣，而真正的無花果乾則因為複雜的熱反應，而帶有金黃焦糖的香氣。這樣還不夠的話，無花果乾裡還有另一種成分有著豐沛的杏仁香調，在**年分牙買加蘭姆酒**（見蘭姆酒，213 頁）和 **VSOP 干邑白蘭地**（見白蘭地，190 頁）裡，形成堅果、無花果乾和焦糖的三合一風味。

牛奶醬＆芒果　芒果可不是好惹的——芒果和毒漆藤是同一科的植物。誰想得到呢？以風味來看，芒果很矛盾，因為果香樹脂香調而比熱帶水果多了草本的稜角，此外也含有羅勒和茴香共有的一種辛香味的成分。芒果也富含內酯（見詞彙表，18 頁），因此有種椰子般的鮮奶油香，和牛奶醬因為慢燉牛奶與蔗糖而得的絲滑、乳酸、堅果味複雜度相得益彰。**聖酒**（見甜點酒，177 頁）是以稍微曬乾的葡萄釀成，幾乎像是玻璃杯裡的新鮮芒果塊淋上牛奶醬。

蜂巢太妃糖＆土耳其軟糖　這種鬆脆的復古甜點，誰不想來一點？苦澀甜膩的太妃糖上有著鬆脆如浮石的孔洞。蜂巢的小蘇打派對餘興節目，仍然像一年級物理課裡那樣令人敬畏，只不過我現在是在澳洲的**路斯格蘭麝香甜酒**（Rutherglen Muscat，見甜點酒，173 頁）裡享受那種風味。然後我們加進世上最古老的一種糕點。這糕點恰好嚐起來有脂粉味、玫瑰花水和檸檬果肉，上面撒上一層糖粉，要品嚐這麼強烈的組合，可能需要躺在帶異國風情的陰暗臥室裡，啜飲一杯類似風味的**阿爾薩斯格烏茲塔明娜**（見白葡萄酒，133 頁）。

鹽焦糖＆荔枝　鹽焦糖讓我們陷入一種已受認可的狀況，類似對海洛因的渴望——叫作「享樂適應」。鹽、脂肪、甜的組合，宛如亞里斯多德「黃金分割」體現在風味中，會繞過我們身體正常的飽足感反應，所以我們才會貪戀鹽焦糖。荔枝的糖精、玫瑰前調進入了**聖傑曼**（見花朵利口酒，225 頁）的方程式中，幸好鹽焦糖加入鹽，緩和了焦糖的甜。有百分之二十五的風味含有草莓呋喃酮（Strawberry furanone）這種物質。草莓呋喃酮就像甜版的 MSG（味精），為荔枝注入焦糖香調，形成的風味同盟在令人欲罷不能的**麗維薩特琥珀酒**（見甜點酒，174 頁）中嚐得到。

焦香焦糖＆卡宴辣椒　丟掉我們那次不小心留在鍋裡的黏糊燒焦物；我們要的是過度加熱轉折點那種充分攪拌的不透明美酒。燒焦之後，焦糖的風味曲目增添了褐化的成分，帶有堅果、奶油、烤麵包與水果風味，這主要是不歸功於金黃焦糖的功勞，而是蔗糖分子氧化。**馬爾瓦西馬德拉酒**（Malmsey Madeira，見加烈酒，178 頁）帶了一絲苦味，穩固酒中格外的甜，少許的卡宴辣椒那種土味辛辣，進一步加以平衡。

如果你喜歡……　(#甜香)，就會喜愛……

鮮奶油甜香

香草

香草堪稱風味的史丹・李*，幾乎所有飲料裡都有某種形式存在的香草。我顧及了大眾化、引用漫威電影了喔。許多我們最愛的飲料充斥著香草香調，這種香調時常來自木桶陳年，例如**雪莉酒**（見 183 頁）、**加烈酒**（178 頁）和**威士忌**（262 頁）。香草的原型是香草莢，充滿木質、巴薩米克果醋、皮革、果乾、芳香植物和辛香料香氣。香草莢的主要成分——香草醛可以用石化原料、植物甚至河狸屁股的河狸腺囊分泌的一種物質來製造，成本低廉。

* 譯注：Stan Lee，美國漫畫編輯、電影製作人，與一批漫畫家共同創造了漫威的超級英雄系列漫畫，後改編為電影，每一部都有史丹・李客串演出。

香緹鮮奶油＆黃桃　桃子從來沒害處，桃子裡都是奶香成分，和乳製品相處融洽。香緹鮮奶油是配對頭獎——名字很炫，其實就是加入香草精的鮮奶油。桃子的獨特香氣來自內酯（見詞彙表，18 頁），帶來軟綿綿、油潤、果香、類似香草、鮮奶油、奶油的技能組合，這些在**貝里尼**裡都喝得到（見氣泡酒，127 頁）。以味道來說，黃桃以它酸澀花香的乳牙反咬，應和了南方腹地的酒——**南方安逸香甜酒**（見威士忌利口酒，268 頁）中火辣順口的對比。（見調酒譜，127 頁）

墨西哥香草＆肉桂　我把香草和肉桂這對天作之合稱為香草桂。香草桂是偏甜的辛香料，肉桂有著帶暖意的精油，就像學校那個頑皮的新朋友一樣，為香草的香氣曲目增添風味。墨西哥香草和肉桂都有類似丁香的成分；好搭檔未必都要靠共同的化學成分，但

那些成分讓香草與肉桂有著共同的溫暖木質基調。墨西哥香草的風味組成裡，辛香料味較強，肉桂的樹皮、花香、柑橘類轉折和這些風味組成相得益彰。**帕怡蘭酒**（見水果利口酒，199頁）、**墨西哥咖啡**（見咖啡，221頁）、**皮諾甜酒**（Pineau de Charentes，見甜點酒，174頁）、木桶陳年的**布爾馬德拉酒**（見加烈酒，178頁）和**微陳年龍舌蘭酒**（見龍舌蘭酒，206頁）都有肉桂和墨西哥香草的香氣。

香草＆苦橙　拋下孩子們的香草柳橙夾心冰棒，預約保姆吧，我們這裡說的是「成人」的香氣。**古典雞尾酒**（Old-Fashioned）和曼哈頓（Manhattan，見波本酒，272、271頁）的大人香調裡，苦橙大展雄風；這些調酒應需要苦橙中雪松與薄荷風味物質帶來的辛香料味。木桶陳年的波本酒散發香草香氣，香草味彷彿是辛香松樹、有著濃郁樹脂味成分的柔焦濾鏡，讓苦橙揮之不去的香檸檬花香調自由翱翔，例如**柑曼怡干邑橙酒**（見水果利口酒，196頁）、**可口可樂**（見調酒用飲料，281頁）和**盧安達咖啡**（見咖啡，222頁）（見調酒譜，272、271頁）

香草＆丁香太妃糖蘋果　這是個營火之夜；你一手揮舞仙女棒，另一手拿著太妃糖蘋果，努力不讓煙火和食物混在一起。不管怎樣，我都願意拿仙女棒和太妃糖蘋果來換一瓶冰鎮的**木桶陳年蘋果酒**（見蘋果酒，200頁）或一杯**白波特通寧**（White Port & Tonic，見加烈酒，182頁）。這兩種酒都結合了甜美水果、茴芹和堅果味的焦糖香調。爵士蘋果是布雷本蘋果和加拉的香脆雜交品種，咬下一口帶花香而鮮活，平衡了糖精結晶的太妃糖塗層。撒上帶著暖意的丁香粉，帶來樹皮般的香氣，讓人想到落葉和火堆，加上香草，描繪的是**斯貝塞**或**日本單一麥芽威士忌**（見威士忌，266、264頁）、**VSOP 蘋果白蘭地**（見白蘭地，190頁）、**南非國寶茶**（見茶，218頁）或**加州黑皮諾**（見紅酒，171頁）的風味。

香草莢＆烤山胡桃　實際一點，山胡桃的本質比較不像帶苦味的胡桃，反倒比較像都會型男。香甜帶堅果味，生的時候有奶油與桃子香氣，烘烤的時候露出真面目，焦糖化、褐化、類似咖啡的成分，宛如把棉布斜紋褲換成了皮革緊身褲。複雜的熱反應帶來堅果、巧克力、焦香焦糖與果乾香氣成分，搭配香草莢的苦甜香調，就得到**歐洛羅梭雪莉酒**（Oloroso Sherry，見雪莉酒，185頁）、**特級陳年利奧哈**（見紅酒，169頁）、**尼加拉瓜咖啡**（見咖啡，221頁）或**馬爾瓦西馬德拉酒**（見加烈酒，178頁）的深焙堅果與泥土味香草香調。

如果你喜歡……（ #甜香 ），就會喜愛……

花朵甜香

蜂蜜

這個故事很甜——蜂蜜是大自然對「地點」的原始標記，香氣的風格根植於提供花粉的植物。不同的蜂蜜有相同的成分嗎？當然了。我們說的是那些「如蜜的」特性源於天然存在的分子，而個別來看，松紅梅的清涼草本香調、苜蓿草的低調辛香、薰衣草的花香木質調、百里香的芳香植物香草風味組合和柑橘類果香為主的調性，都是形形色色的飲料如**蜂蜜酒**（Mead，見草本利口酒，228 頁）和**廊酒**（Bénédictine，見草本利口酒，229 頁）裡能嚐到的細緻風味。別忘了，還有**恭德里奧**（見白葡萄酒，134 頁）。

柑橘類蜂蜜 & 夏朗德型甜瓜　如果要形容**恭德里奧**（見白葡萄酒，134 頁），我賭你一定會提到甜瓜和蜂蜜。柑橘類蜂蜜由柳橙、葡萄柚和檸檬等水果的花粉製成，以柑橘醬般的香氣、細緻花香和一絲苦味著稱。夏朗德型甜瓜比哈密瓜小，味道濃郁得幾乎像番石榴，適合熱帶柑橘類的心靈交流。這些風味也出現在**精選麗絲玲**、開普**白詩楠**（見白葡萄酒，139、145 頁）、**普羅賽克DOCG**（見氣泡酒，128 頁）和**蜜多麗**糖漿般的風格（見水果利口酒，198 頁）。

苜蓿草蜂蜜 & 薑餅　提到蜂蜜，我們會自動想到苜蓿草蜂蜜；肉桂、肉豆蔻、焦糖、楓糖漿和李子風味的琥珀色領頭羊。以化學而言，苜蓿草蜂蜜仰賴的成分，已知能塑造招牌的麝香、柑橘類、花香、泥土味的「蜂蜜」香氣。蜂蜜常用於為薑餅增添甜味，和胡椒味的乾薑、溫暖的肉桂、鮮奶油果香的丁香、柑橘皮風味的小豆蔻和木質的肉豆蔻結合，這些風味在甜膩的**麥桿甜酒**（見甜點酒，175 頁）和**愛爾蘭威士忌**（見威士忌，263 頁）可以嚐到。

薰衣草蜂蜜 & 乾迷迭香　我可能是廣告商最愛的受眾；薰衣草蜂蜜被捧成世上數一數二的蜂蜜，而我可買帳了。薰衣草蜂蜜是充滿甜美芳香植物花香的浸泡液，因為桉油醇這種類似尤加利的物質而帶有些許藥物特性，圓滿了**廊酒**的蜂蜜芳香植物香氣特質（見草本利口酒，229 頁）。乾燥迷迭香錦上添花，也含有樟腦，也就是香草包裡中那種木質、巴薩米克、常綠植物的成分，而在平衡的鉗形攻勢中，薰衣草為蜂蜜增添了花香、木質的基調。

松紅梅蜂蜜 & 釋迦　松紅梅蜂蜜掀起熱烈討論；據傳就連卡戴珊家族都把那當水喝。松紅梅蜂蜜以抗菌特性見長，風味物質是一般蜂蜜的二十倍——甜度中等，有泥土、薄荷腦、尤加利、大麥麥芽糖和草本香調。而釋迦活像朝鮮薊和受驚穿山甲的雜交產物，能散發出介於鳳梨、香蕉和草莓的熱帶風味，已經不錯了。加上松紅梅的薄荷腦手腕，我們可以勾勒出**傳統蜂蜜酒**（Traditional Mead，見草本利口酒，228 頁）或開普**橘白詩楠**（見橘葡萄酒，148 頁）的香味輪廓。

百里香蜂蜜 & 翠玉蘋果　蜂蜜就像能解決問題的朋友，是風味關係的錨，豐富的香氣能緩和稜角分明的滋味。瞧瞧青蘋果的銳利香氣，那種酸溜溜的蘋果酸（見詞彙表，18 頁）等著從鼓脹的細胞壁裡破殼而出。琥珀色的百里香蜂蜜有著芳香植物、紫丁香、苦杏仁、紫羅蘭、薑、焦糖、香草和玫瑰的香氣組成，能削弱翠玉蘋果強烈的酸，但不會完全抹滅，這在又甜又酸的**蘋果丁尼**（見伏特加，252 頁）裡可以啜飲得到。百里香蜂蜜中的辛香成分，是讓青蘋果般的**精選麗絲玲**擁有蜂蜜堅果、芳香植物與香草香調的關鍵（見白葡萄酒，139 頁）。

如果你喜歡……（**#甜香**），就會喜愛……

烘烤甜香

巧克力

咬下一塊巧克力，釋放出豐富無比的風味網；這風味網取決於是巧克力的處理過程。發酵過程從帶著澀味的可可豆，提取出果香與蘭姆酒般的香氣，而烘烤則加入堅果、焦糖、麥芽、摩卡咖啡、花香與泥土香。此外還有乾燥、風選、研磨、精煉和調溫要考慮，不過這裡不會談到。巧克力的風味從苦到爆的純可可到平衡而苦甜，再到吧檯裡的香草冰淇淋，影響了從**斯陶特啤酒**（見啤酒，257 頁）、**阿瑪羅內**（Amarone，見紅酒，161 頁）到**白色俄羅斯**調酒（見咖啡利口酒，223 頁）的酒精飲料。

苦巧克力 & 過焦太妃糖　啤酒裡的苦味對啤酒愛好者而言，是情人眼裡出西施。至於巧克力，烘烤得越久、可可含量越高，就越像在舔陶器內部——這是稱讚的意思。以過焦太妃糖為例，更嚴謹的烘烤過程，才能形成那種複雜的風味物質。**棕色波特啤酒**充滿苦巧克力和焦香焦糖的風味，比**不甜斯陶特啤酒**更甜（見啤酒，257、260 頁），辛香味不如**咖啡龍舌蘭酒**（見龍舌蘭酒，204 頁），不過沒到**優級特選瑪薩拉甜酒**（Marsala Sweet

Superiore Riserva) 或**佩德羅希梅內斯雪莉酒**那麼醇美（見加烈酒，179、186 頁）。

黑巧克力 & 糖蜜　謝天謝地，現在沒人會說「好啦，糖蜜寶貝」了；這說法指的可能是精製蔗糖殘餘的蜂蜜味金黃糖漿。如果指的是糖蜜就妙了，那種苦甜而富含硫化物的焦油狀糖漿散發褐化的香調，有著平衡的苦味，後味幾乎鹹鹹的。大麥發麥過程產生的物質，加上偶爾用巧克力麥芽，並用糖蜜來增添甜味，神乎其技地讓**巧克力斯陶特啤酒**（見啤酒，257 頁）帶有黑巧克力和黑糖蜜風味，而**墨西哥**與**巴西咖啡**也有類似的香氣（見咖啡，221、219 頁）。

黑巧克力慕斯 & 李子　這確實不是我會選的甜點組合，不過如果我有杯醇美的**黑月桂甜葡萄酒**（見甜點酒，175 頁），倒是會試試。想像李子皮裡那些柑橘類、木質與花香調，被黏稠、鮮奶油、芬芳、富含內酯的果肉平衡了（見詞彙表，18 頁）。苦甜可可屑那種攪打、泥土和堅果的豐富風味，突顯出李子類似櫻桃與杏仁的風味物質，帶來一種堅果糖的基調，這在**秘魯咖啡**（見咖啡，222 頁）、**棕色艾爾啤酒**（見啤酒，256 頁）、阿根廷**馬爾貝克**和巧克力與李子味的葡萄酒──**波美侯**（Pomerol）和烏拉圭的**塔納紅酒**中也嚐得到（見紅酒，151、156、170 頁）。

紅寶石巧克力 & 紫羅蘭　要是有人做紅色漿果風味的粉紅色巧克力就好了。噢，等等，瑞士巧克力製造商百樂嘉利寶（Barry Callebaut）已經在生產了。據說這是第四種巧克力風格，和丁香、草莓共有一種苦甜的成分，另一種共同的成分則有覆盆子、黑莓與紫羅蘭這些大膽的風味。這是真有其事，看看紅寶石巧克力的紫羅蘭玫瑰、粉撲、苦味樹皮香氣下有著棉花糖與肉桂香調就知道了，這和**粉紅香檳**（見氣泡酒，124 頁）、**阿瑪羅內**或利奧哈**格拉西亞諾**（見紅酒，161、167 頁）的強烈風味組成很搭。

白巧克力 & 摩卡咖啡　可可的純粹主義者看到白色的東西被歸類為巧克力就翻白眼，不過白巧克力是我的最愛，所以在這一節還是保留。不過白巧克力是由可可脂製成；可可脂是可可豆裡較輕、油潤而無氣味的成分，大部分風味來自牛奶和香草，所以我懂他們為什麼想翻白眼。超甜的白巧克力不像普通巧克力因為烘烤而產生平衡的苦味，不過**白色俄羅斯**調酒（見咖啡利口酒，223 頁）裡，咖啡利口酒和鮮奶油彌補了這個情況，此外在**富蘭葛利**（Frangelico，見堅果利口酒，273 頁）、**盧安達咖啡**（見咖啡，222 頁）、**蛋酒**（Eggnog，見波本酒，269 頁）和**貝禮詩奶酒**（Baileys Irish Cream，見威士忌，262 頁）裡也能嚐到，有著接近摩卡和白巧克力的特質。

如果你喜歡……　#甜香，就會喜愛……

辛香甜香

果乾

這些甜滋滋的點心「乾而無憾」——瞭嗎？靠著太陽、真空乾燥器或微波爐來脫水，改變了水果的分子特性，把原本新鮮水果的成分變成烘烤香氣和耐嚼的口感。我們都曾經把一塊鳳梨乾塞進嘴裡，或是小口小口咬杏桃乾，吃過的糖粒足以讓我們牙醫的孩子穩穩當當地讀完大學。不論是椰棗、無花果、杏桃、鳳梨或葡萄乾，果乾的香調稱霸了豐富濃郁的飲料，像是**波特酒**（179 頁）、**甜點酒**（173 頁）和**雪莉酒**（183 頁）。

椰棗＆胡桃　這一對是《戀愛島》（*Love Island*）實境節目裡真正長久的佳偶。首先，椰棗和胡桃共有一種草味果香成分，讓胡桃帶有苦味，但毫不青澀。新鮮胡桃甜而帶奶油味，外面覆蓋著刺激而收斂性的紙質外皮（澀皮，見詞彙表，18 頁）。這種苦甜的組合煞到了甜美的褐化風味（尤其是椰棗）。而椰棗也有**布爾馬德拉酒**或**佩德羅希梅內斯雪莉酒**（見加烈酒，178、186 頁）那種堅果的風味。佩德羅希梅內斯雪莉酒嚐起來像液狀的椰棗和服用類固醇的胡桃，淋在你的香草冰淇淋上當點心。

杏桃乾＆糖漬橙皮　我覺得杏桃乾看起來像橙色的耳垂。有人也覺得嗎？杏桃乾的風味十足，琥珀色的皺巴巴一塊小東西，就能為盛會帶來甜、酸、鹹滋味。少了二氧化硫，就不可能有那些刺激與色調；二氧化硫的功用是防止杏桃乾變質。杏桃乾和帶光澤的晶瑩糖漬橙皮片那種糖精與柑橘類香調一拍即合，微微刺激的樹脂與杏桃香氣讓人想到**南方安逸香甜酒**（見威士忌，268 頁）、悠閒啜飲**酒渣波特**（見波特酒，180 頁）、**聖酒**、**麗維薩特琥珀酒**、**路斯格蘭麝香甜酒**（見甜點酒，177、174、173 頁），或一杯更鹹香的**帕洛科塔多雪莉酒**（Palo Cortado Sherry，見加烈酒，185 頁）。

無花果乾＆李子　我總覺得「給我們帶些無花果布丁，帶來這裡」* 這歌詞霸道得討厭。說實在，我寧可帶一瓶無花果乾與李子風味的**優級特選瑪薩拉甜酒**（見加烈酒，179 頁），義大利普利亞（Puglia）的**金粉黛**（見紅酒，165 頁），或是風格強烈的**瓦波利切拉風乾葡萄甜酒**，或**黑月桂甜葡萄酒**（見甜點酒，177、175 頁）。無花果乾香氣背後的主要成分，也存在於釀酒葡萄中，帶來蜂蜜、茶、燉蘋果、焦糖，甚至這裡最重要的李子等等風味。無花果乾和李子都有一種苦甜的風味成分，因此嚐起來有櫻桃與苦杏仁的鮮

奶油香驚豔。

鳳梨乾＆熟薑　鳳梨乾幾乎是最甜的天然甜食，老天啊，鳳梨乾甚至有嚼勁呢。生鳳梨有著焦糖、棉花糖、蜂蜜和焦香焦糖的糖果店香氣，在乾燥過程中受到微調，釋出烘烤、淋上焦糖的熱帶香調。薑烹煮時會散發一種溫和的成分，展現出烤香草的香調，結果和鳳梨乾的香氣都是很好的榜樣，在**維岱爾冰酒** (Vidal Ice Wine，見甜點酒，173頁)、**鳳梨蘭姆酒** (見蘭姆酒，211 頁) 或**陳年白利奧哈**可見一斑 (White Rioja Reserva，是比較不甜的代替品，見白葡萄酒，146 頁)。

蘇丹娜＆榛果　描述葡萄酒有「葡萄香」是在逃避責任，所以改用「葡萄乾」來形容，或是搬出「蘇丹娜」(sultana) 之名，讓你顯得比較有見識，但其實只是金黃色的無籽葡萄。蘇丹娜是把一般的葡萄乾用硫處理，因此帶有染著陽光般的色調，口感比較多汁。蘇丹娜和榛果在早餐穀片裡相處融洽，沒什麼奇怪；榛果有咖啡那種香甜、烘烤味、土味和豆子與巧克力的香氣，蘇丹娜則有類似葡萄乾的果香。帶鮮奶油香的榛果和蘇丹娜聯合起來，形成**佩德羅希梅內斯雪莉酒** (見加烈酒，186 頁)、**陳年棕色波特酒** (見加烈酒，179 頁)、**皮諾甜酒**、**路斯格蘭麝香甜酒和聖酒** (見甜點酒，174、173、177 頁) 中醉人的香調。

甜香
Sweet

風味 Flavours

花香
Floral

草本
Herbaceous

果香
Fruity

甜香
Sweet

鮮奶油香
Creamy

烘焙香
Baked

煙燻
Smoky

鹹香
Savoury

礦物味
Minerally

辛香
Spicy

如果你喜歡……（#鮮奶油香），就會喜愛……

奶油鮮奶油香

奶油

那話是怎麼說的，奶油無所不在……還是愛無所不在？不論如何，奶油的香氣物質早已為飲料帶來滑順的鮮奶油香調，從**威士忌**（見威士忌，262 頁）、**白葡萄酒**（見白葡萄酒，130 頁）、**蘭姆酒**（見蘭姆酒，210 頁）、**干邑白蘭地**（見白蘭地，188 頁）到**茶**（見茶，215 頁）都一樣。聯乙醯（見詞彙表，17 頁）是奶油風味飲料中勞苦功高的成分，透過發酵過程釋出。不過內酯（見詞彙表，18 頁）帶來的桃子香氣也不容忽視。煮滾奶油就更精采了，會帶來焦糖和一點堅果味。

焦化黑奶油＆黑糖　被發現了，焦化黑奶油（black Butter）其實是焦化奶油，只是加熱得更久。內行人用法文稱之為 beurre noire，在顏色變深之前擠點檸檬汁，能增添宜人的柑橘類刺激。黑糖中的糖蜜模仿了奶油那種快燒焦的香調，在清單裡加上果乾、花香和太妃糖風味。糖蜜中燒焦糖蜜的風味，主要源於楓糖漿的一種物質，在**年分蘭姆酒**（見蘭姆酒，213 頁）和**陳年龍舌蘭酒**（見龍舌蘭酒，204 頁）裡，與焦化黑奶油香調融為一氣。

焦化奶油＆肉豆蔻　一小塊的奶油只要煎得夠久，通常會產生太妃糖的香調，高溫會把蛋白質分解成堅果味的烘烤、焦糖化物質。油潤風味和肉豆蔻類似松樹、巴薩米克醋、柑橘類、花香、胡椒與木質暖意很搭；想想**蛋酒**（見波本酒，269 頁）就有概念了。肉豆蔻的舊風味目錄主要是胡椒加木質味的成分，其中一種在高劑量時有致幻特性。木桶陳年的 **VSOP 蘋果白蘭地**、**XO 干邑白蘭地**和 **VS 干邑白蘭地**（見白蘭地，190、191、189 頁）仿效焦化奶油和肉豆蔻香氣，只是少了影響心智的超能力。（見調酒譜，269 頁）

發酵奶油＆牛奶糖　誰不愛有點有點發酵的奶油呢？澄清一下，我們說的是把活體培養的菌種加進奶油霜裡，得到白脫牛奶與榛果的強烈味道。乳糖（見詞彙表，18 頁）會轉化成乳酸，為發酵牛奶增添優格似的稜角，放大鮮奶油香的成分——聯乙醯（見詞彙表，17 頁）。謝天謝地，從前曾有人搞砸了一批焦糖，反而做出牛奶糖，使之結晶化，而牛奶糖中的蔗糖含量低於太妃糖，融入飲料的風味中，最著名的是在**日本單一麥芽**

威士忌的奶油香氣中（見威士忌，264 頁）。

沸騰奶油 & 綠茶　網紅都熱衷於**抹茶**（見茶，218 頁）。這種充滿儀式性的綠茶粉，是社群媒體上引人注目的「健康」點心；我們都看過，常常搭配吐司上鋪著酪梨，貼文還加上雙手合十的表情符號和「#小確幸」這樣的標籤。以香氣而言，抹茶中有各式各樣的成分爭強奪勝，散發蘆筍、豆子、球芽甘藍、西洋芹、香芹和菠菜的「青味」香氣，有著沸騰奶油的黏稠度和鮮奶油香。**綠茶**的風味組成是草味和草本味（見茶，215 頁），主要成分含有一種鮮味的胺基酸，喚來紫菜的鹹香。奶油和綠茶中的吡類（見詞彙表，19 頁）把大家連成堅果味的一氣，帶來近乎奶油香的烘烤香氣。

融化奶油 & 檸檬卡士達　小孩可能把融化奶油與檸檬卡士達說成是「兇蠻的風味得分」，顯然是稱讚的意思。融化奶油（我說的是甜美鮮奶油香的奶油加鹽）能喚醒固態奶油中沉睡的起泡成分。這些物質和烹煮帶來的堅果風味交互作用，散發出奶油烘焙食物相關的香氣。加入檸檬卡士達那種豐富、鮮奶油香、尖酸而清新的風味，宛如鍋裡的悖論，這種風味夥伴在奶油柑橘類風味的**澳洲夏多內**（見白葡萄酒，130 頁）一覽無遺。

如果你喜歡……（#鮮奶油香），就會喜愛……

墮落鮮奶油香

鮮奶油

乳脂肪萬歲！乳脂肪能支撐我們最愛的鮮奶油形態，不論是凝脂奶油、打發鮮奶油或是卡士達醬。風味取決於動物飲食、製造法和脂肪含量等等因素，不過都有著乳酸成分的甜美花香，加上程度不同的刺激酸味。酒裡的鮮奶油香調有的像**英國白中白**（見氣泡酒，122 頁）和**普羅賽克**（見氣泡酒，128 頁），是酵母交互作用促成的，或是像**貝禮詩奶酒**（見威士忌，262 頁）其實是額外添加。

凝脂奶油 & 司康　配對這種事，最英國的莫過於給英國熊皮高帽搭上柯基犬的味道，其次就是把凝脂奶油搭上司康了。鮮奶油和烘焙物有種**英國白中白**（見氣泡酒，122 頁）裡的風味聯結，有著一系列的茶館香氣，唯獨少了茶和草莓果醬。凝脂奶油是鮮奶油最豐富的一種演示，有著溫和加熱帶來的幽微烘焙、堅果香調。司康也差不多，有著和凝脂奶油類似的奶油風味組成，重現所有淡焦糖、類似烤麵粉與乳酸的調性，這些香調見

於我們青翠宜人大地的上好氣泡飲料中。

冰淇淋汽水 & 威廉斯梨　不是要貶抑什麼，不過不錯的**普羅賽克**（見氣泡酒，128 頁）嚐起來有西洋梨和冰淇淋汽水的味道。對門外漢來說，**冰淇淋汽水**（見調酒用飲料，281 頁）帶來甜美的刺激，有著香草調味，一絲棉花軟糖和烘烤的蜂蜜與焦糖尾韻。西洋梨是果皮冒出的酯類（見詞彙表，17 頁）中熟蘋果、花香、草味、蜂蜜、麥芽與堅果香調的熱度圖。葡萄酒中的新鮮西洋梨風味和冰淇淋汽水那種粗魯的奶油、甜香草香調。**普羅賽克**啵一聲拔起瓶塞或泡沫四溢的**貝里尼**（見氣泡酒，128、127 頁）都會釋放這些氣息。

卡士達 & 堅果糖　我們急切咬下精緻甜點時冒出的黃色餡料，就是卡士達醬。卡士達醬是比較濃稠的卡士達或香緹鮮奶油，加進香草讓風味更輕盈，這樣的風味重現在油滑的飲料中，像是**蛋酒**（見波本酒，269 頁）和**蛋黃利口酒**（見白蘭地，192 頁）。堅果糖是可可堅果香的甜點，和卡士達醬一樣有香草味，迎來本身的榛果、焦糖視角。加上榛果的脂肪化合物，形成我們在**貝禮詩奶酒**（見威士忌，262 頁）、充滿榛果香的白葡萄酒——**梅索**和**白利奧哈**（見白葡萄酒，134、146 頁）裡享用的那種奶油、堅果、巧克力與香草的熟悉香調。

香草卡士達 & 大黃　有人記得大黃卡士達的便宜糖果嗎，根本沒有大黃或卡士達味那種？至少那些糖果還是讓我們粗略知道，這些水火不容的酸、甜、鮮奶油香、花香與果香風味，居然互動得那麼融洽。大黃風味濃烈矛盾，極為芬芳，有著花香和紅色漿果似的風味，糖漬草莓香調下，有著草味的基礎結構。大黃超酸澀而帶著草本風味，需要甜得要命的搭檔來抵消酸味，恰好是鮮奶油香草的死黨。**塔維粉紅酒**（Tavel Rosé，見粉紅酒，150 頁）、**粉紅香檳**和**英國黑中白**（見氣泡酒，124、122 頁）那種淋著卡士達、微微刺激的大黃風味，證實了大黃確有迷人之處。

打發鮮奶油 & 檸檬蘇打　鮮奶油香令人興奮——油潤但不油膩，靠著液體中懸浮的細小脂肪球，形成豐潤、絲滑的口感。打發鮮奶油充滿脂類，打發的過程讓這些物質變得不安定。脂質附著在氣泡上，有如氣泡的紙牌屋，含脂量至少要百分之三十才有這種效果。檸檬蘇打帶一股宜人的糖精柑橘類香氣，衝破脂質的豐潤，並且帶有德國**麗絲玲氣泡酒**、**微甜香檳**（見氣泡酒，126、123 頁）、**桃子馬丁尼**（見伏特加，252 頁）、**湯姆柯林斯**（見琴酒，248 頁）或喧騰的**地獄龍舌蘭**（見龍舌蘭酒，207 頁）裡那種平衡的明亮。

如果你喜歡……（#鮮奶油香），就會喜愛……

熱帶鮮奶油香

椰子

你覺得我們摸透了椰子的風味了嗎？恐怕沒有。從椰子水那種細緻的清香、極為縝密的鮮奶油香椰子肉，果肉的微弱甜味，和烘烤過程的豐富堅果香調，到加熱濃縮煙燻焦糖般的汁液。即使是生椰子，椰子的風味檔案庫都旁徵博引，從果香、奶香、奶油到青味、木質香調，這些主要是來自脂肪類的內酯（見詞彙表，18 頁）。我們在喝**鳳梨可樂達**（見蘭姆酒，214 頁）、**金芬黛紅酒**（Zinfandel，見紅酒，171 頁）和陳年的**陳年龍舌蘭酒**（見龍舌蘭酒，204 頁）之類的飲料時，會想到椰子的香氣。

椰漿 & 鳳梨　波多黎各的這種國飲，現在應該又重新流行起來了吧？**鳳梨叮樂達**調酒（見蘭姆酒，214 頁）闡明了一九八〇年代時尚的〈熱帶天堂〉（*Club Tropicana*）氛圍，值得信賴的組合──椰漿與鳳梨，都屬熱帶水果家族的正式成員，充滿相輔相成的酯類和內酯成分（見詞彙表，17、18 頁）。只要把鳳梨一剖為二，吸口氣，就會吸進滿肚子的椰子味，這是因為鳳梨和椰子有著共同的風味成分。**陳年日本單一麥芽威士忌**（見威士忌，264 頁）和**椰子蘭姆酒**（見蘭姆酒，211 頁）都有明顯的鳳梨與椰子風味。（見調酒譜，215 頁）

椰子果肉 & 藍莓　天差地遠的組合，對吧？藍莓有著酸而帶花果香的風味組成，椰子則是毫不掩飾的熱帶鮮奶油香乳酸風格。應該即將上演一場風味大對決吧？倒也未必。椰子在藍莓中發掘出酸之外的風味，努力引導出藍莓比較水果的那一面。藍莓的香調清新、多葉、果香、甜而刺激，有著尤加利的轉折，在美國**老藤金芬黛紅酒**（見紅酒，171 頁）裡，靠著一種花香物質和椰子青味、奶油與木質的那一面結合，圓滿呈現。

椰糖 & 粉紅胡椒　椰糖在鍋裡加熱的過程中，相關的揮發性香氣一籮筐──從堅果、甜香、烘烤香調，到煙燻、燒焦、麵包、焦糖般的棉花糖香氣，到撲鼻的焦糖，有點類似**白蘭姆酒**裡的氣息（見蘭姆酒，212 頁）。粉紅胡椒少了黑胡椒裡刺鼻的胡椒鹼；胡椒鹼也見於其他顏色的胡椒，以清新的松樹、柑橘類、草本香調，打斷椰糖的焦糖和煙燻堅果風味組成，就像**陳年龍舌蘭酒**的風味（見龍舌蘭酒，204 頁）。

鮮奶油香 Creamy

椰子水&白巧克力　我原本可能覺得香草比白巧克力更好，但**椰子蘭姆酒**（見蘭姆酒，211頁）有著一絲白巧克力的可可味。白巧克力啊，曾經因為缺乏巧克力味的可可固形物，而被稱為「白色謊言」，真可憐。新鮮椰子水有個美味又帶科技感的別稱——「液狀椰子胚乳」，因為其中含有的脂肪酸能造成**冰淇淋汽水**（見調酒用飲料，281頁）和**微甜香檳**（見氣泡酒，123頁）那種甜美、香草鮮奶油口感，而保有椰子般的精華。

烤椰子&乾燥綠薄荷　綠薄荷乾燥的過程像是把參孫頭髮*的情況倒著演，提高了綠薄荷中帶有招牌薄荷甘草風味的超級物質。綠薄荷因為乾燥方式不同，而拋下新鮮狀態的溫順花香與草本香氣，進一步強化薄荷的衝擊。同樣的，烤的過程濃縮了椰子的溫和香氣，加入烹煮後的氣味，展現堅果與烘烤風情。乾燥薄荷和烤椰子的香氣，名列**美國小麥威士忌**（見威士忌，269頁）和**薄荷朱利普**調酒（見波本酒，271頁）香氣組成的主角群。

* 譯注：Samson，聖經故事中力大無窮的以色列士師，唯一的弱點是頭髮，只要剪去頭髮就會力氣盡失。

風味 Flavours

花香
Floral

草本
Herbaceous

果香
Fruity

甜香
Sweet

鮮奶油香
Creamy

烘焙香
Baked

煙燻
Smoky

鹹香
Savoury

礦物味
Minerally

辛香
Spicy

如果你喜歡……（#烘焙香），就會喜愛……

麥芽烘焙香

麥芽

麥芽是製造**啤酒**（見啤酒，255 頁）和**威士忌**（見威士忌，262 頁）的重心與靈魂，拿宜家家居來比喻的話，就是自行組裝家具的螺帽和螺栓。因為穀物發麥的強度不同，麥芽的香氣從堅果到餅乾、焦糖到酸麵團、葡萄乾到可可，應有盡有。麥芽醇（見詞彙表，18 頁）是麥芽的關鍵成分，苦甜的香氣特性能引入各式各樣的風味，例如淡淡的蜂蜜氣息，到大火燒烤造成的微焦、苦黑的香調，釋放出咖啡味的物質。

大麥麥芽糖漿 & 烤大蕉　墨西哥人喜歡酷炫版的……嗯，其實什麼都好。大麥麥芽糖漿的製造方式和啤酒一樣，然後烘烤的穀物煮滾，萃取其中的糖分。單純糖漿仰賴甜滋滋的蔗糖；大麥糖漿主要是麥芽糖，甜度是一般糖的一半，有著麥芽和土味的基底風味，在**古典雞尾酒**或**肯塔基純波本威士忌**（見波本酒，272、270 頁）裡十分突出。大麥糖漿也是啤酒的一個主要成分，所以你會注意到熟大蕉的氣味（大蕉是香蕉帶有鹹香、澱粉、近似地瓜的親戚），例如**澳洲艾爾淡啤酒**（見啤酒，255 頁）。（見調酒譜，273 頁）

麥芽餅乾 & 石楠蜂蜜　**鏽釘子**調酒（見威士忌，267 頁）據說鼠黨 * 都愛藉這消愁，在**金盃蜂蜜香甜酒**的蜂蜜藥味之上，增添了蘇格蘭威士忌的層次（見威士忌，265 頁）。發芽大麥誘出麥芽醇這種物質（見詞彙表，18 頁），有著餅乾、烘烤、焦糖、堅果香、土味和一種鮮奶油的豐裕，可以在**愛爾蘭威士忌**和**日本單一麥芽威士忌**裡品嚐到（見威士忌，263、264 頁）。要比較風味，我本來想選的是麥芽茶餅乾，但發芽大麥的烘烤香調比較接近咖啡。石楠花蜜是金盃蜂蜜香甜酒的主要成分，本身有著麥芽香的物質，此外還有各式各樣的溫暖木質、花香和甜美煙燻的香氣，令人想到**南非國寶茶**（見茶，218 頁）。（見調酒譜，267 頁）

* 譯注：the Rat Pack，活躍於一九五〇年代，由好萊塢演員組成的團體。

麥芽麵包 & 花生醬　發麥有著不同的等級，有點像鞣製的過程，最高級的程序能造就最濃厚的褐化、焦糖與堅果風味。麥芽麵包裡有大量的香氣物質，散發蜂蜜、奶油、土味、香草和類似馬鈴薯的氣味，烹煮過程產生的麥芽醇（見詞彙表，18 頁）也帶來麥芽

的轉折。**巴西咖啡**（見咖啡，219 頁）以麥芽甜味、烘烤與堅果香氣聞名，展現出的香氣特質和爆米花風味物質有關，這些物質存在於花生醬、麥芽麵包，甚至**富蘭葛利**之中（見堅果利口酒，274 頁）。

麥芽早餐穀片 & 柑橘醬　我懂——吃什麼都不健康，但是不包括早餐穀片吧？有著糖絲、可可和烤棉花糖香氣的東西，一定溫順得很，對吧。麥芽醇（見詞彙表，18 頁）是發芽穀物的焦糖、牛奶糖香氣背後的成分，是加熱分解糖分時的焦糖化過程中產生的。充足加熱之後，麥芽醇會產生燒焦、苦甜的轉折，風味和柑橘醬那種松樹般的樹脂勁相差不遠。麥芽早餐穀片和柑橘醬都有一種焦糖化的果香，但被苦味中和；**愛爾蘭威士忌**（見威士忌，263 頁）忠實地重現了這樣的風味。

麥芽蜂巢 & 糖蜜　除了百吉利的脆心點心棒（Crunchie bar）之外，麥提莎（Malteser）可能是唯一在麥芽蜂巢外裹上牛奶巧克力的點心。輕得和飛機木有得拼，鹽蜂巢攔在你的舌頭上，帶著粉粉而有太妃糖味的凹凸，有種乾巴巴的刺激。焦糖化的穀物香調產生自乾燥、烘烤穀粒的過程，是啤酒與威士忌生產的主要風味。糖蜜中糖蜜是蔗糖精製時形成的漆黑、油滑焦油狀殘留物，也充滿褐化的風味。**棕色艾爾啤酒**（見啤酒，256 頁）、**愛爾蘭咖啡**（見威士忌，263 頁）和黏乎乎的**路斯格蘭麝香甜酒**（見甜點酒，173 頁）都有麥芽、太妃糖、巧克力和糖蜜緊纏不放。

如果你喜歡……（#烘焙香），就會喜愛……

堅果烘焙香

堅果

沒錯，有些堅果雖然有個「果」字，其實卻是種子或核果（見詞彙表，16 頁），不過這本書沒想加入堅果相關的爭論。以風味來看，堅果是甜、鹹之間失落的橋樑，生的時候香氣有點削弱了。烘焙賦予了堅果那種風味超能力，完全釋放出堅果的揮發性氣味，在加熱過程引入新的成分。從芳香植物堅果味的胡桃、鮮奶油甜香的榛果、豐富奶油香的夏威夷果、沾著馬鈴薯粉的栗子，到開心果那種松樹與柑橘類的魔力。可以在**雪莉酒**（見雪莉酒，183 頁）、**白葡萄酒**（見葡萄酒，130 頁）和**堅果利口酒**（見堅果利口酒，273 頁）中感受那些風味。

夏威夷果＆柑橘類蜂蜜　「溼軟」比「鬆軟」好嗎？要是我，哪種都不想要，不過夏威夷果生的時候很慘，被冠上溼軟的形容。夏威夷果確實有種油質的要素，但主要在於口感而不是風味。話說回來，夏威夷果是脂質含量將近百分之八十的「大塊頭」，老天保佑。**阿爾薩斯灰皮諾、普里尼－蒙哈榭**（Puligny Montrachet）、**梅索白葡萄酒、安維利諾的菲亞諾**（見白葡萄酒，133、137、134、141 頁）、**優級特選瑪薩拉甜酒**（見加烈酒，179 頁）或**英國祖傳蘋果酒**（見蘋果酒，200 頁）的美妙風味正是這種奶油、微微堅果的鮮奶油香，這些酒都有著花香與脂粉的香氣和柑橘類蜂蜜那種柳橙般的風味。

開心果＆萊姆　確實是要學著愛上的風味。而松香、柑橘類與堅果香調是法國侏羅區**黃葡萄酒**或希臘**松香酒**（見白葡萄酒，138、140 頁）最常見的風味敘述詞。信不信由你，開心果和萊姆的風味相近，有著松香的香氣，後味有柑橘類、豌豆般、木質、胡椒、薄荷、清新、草本與巴薩米克醋香調。萊姆是柑橘類的叛徒，靠著樹脂成分當擴音系統，進一步放大了開心果的松樹與雪松香調，靠著一股柑橘類與草本風味確立了搭檔關係，這些香氣在**加維**（Gavi di Gavi，見白葡萄酒，141 頁）精實而類似萊姆的風格中也能嚐出。

烤栗子＆碰傷蘋果　把一杯**喬治亞橘葡萄酒**（見橘葡萄酒，147 頁）湊到嘴邊，感覺栗子般粉粉的單寧口感，吸進兼容並蓄如發燒夢魘般的各種香氣。那些香氣不是人人愛；這種栗子與碰傷蘋果的組合也一樣，可以在侏羅區的**黃葡萄酒**（見白葡萄酒，138 頁）或馬丁尼克的**農業白蘭姆酒**（見蘭姆酒，214 頁）中喝到。烘烤產生的物質讓栗子的微甜變得像焦糖。栗子有一種獨特的土味，令人聯想到堅果香調與蘋果碰傷產生的苦味，這在**菲諾雪莉酒**（見加烈酒，184 頁）極為不甜的風味組成、**芋燒酒**（見穀物烈酒，276 頁）或祖傳**木桶陳年蘋果酒**中也能見識到（見蘋果酒，220 頁）。

烤榛果＆消化餅乾　忠實的消化餅乾在風味上宛如寬大的針織衣物，有著小麥粉、奶油、鮮奶油和麥芽的家常香氣。烘焙的細緻香氣在消化餅乾裡發揚光大，泡進熱茶裡時，那些堅果、奶油風味最是鮮明。榛果天然含有一種豆吡（bean pyrazine，見詞彙表，19 頁），因此有咖啡中一種帶泥土、豆子和巧克力味的堅果味。這組烘烤、油潤與甜美的配對複製了**富蘭葛利**（見堅果利口酒，274 頁）、**熟成**與**年分香檳**、**特選凡嘉果塔**（Franciacorta Riserva，見氣泡酒，123、124、127 頁）、**棕色波特啤酒**（見啤酒，257 頁）和 **VSOP 干邑白蘭地**（見白蘭地，190 頁）之中的鮮奶油、奶油、榛果和消化餅乾香調。

胡桃＆橙皮 我得提一下**胡桃利口酒**（見堅果利口酒，274 頁），這種利口酒是把胡桃浸泡在**伏特加**，再加入糖、香草、橙皮製成（見伏特加，250 頁）。**帕洛科塔多雪莉酒**（見雪莉酒，185 頁）有著一股鹹味，或**馬爾瓦西馬德拉酒**像柑橘醬（見加烈酒，178 頁），二者都有同樣的風味。胡桃和橙皮都有青味、松樹般的香氣，讓這樣的組合更加完美，堅果小隊藉著濃烈的內酯（見詞彙表，18 頁）來延續青味的主題，嚐起來甜美，有芳香植物和草味，怪的是，西洋芹和圓葉當歸也有這些物質。

如果你喜歡……（**#烘焙香**），就會喜愛……

焙烤香

咖啡

我們早上那杯咖啡裡幾乎有上千種香氣物質。驚人是驚人，不過我不會深入講解烘焙過程如何帶來這些辛香料、巧克力、果香、堅果的香氣。我不會提到某些物質是怎麼帶來糖漬、像焦糖的氣味，或某些物質帶來剛烘焙的咖啡香氣。至於地理位置影響咖啡豆香氣組成的事，就有得說了；有焦糖般的**尼加拉瓜**、果香、芳香植物風味的**秘魯**，葡萄酒似的**肯亞**，甜美花香的**盧安達**，也有帶著細緻土味的**墨西哥咖啡**（見咖啡，221 頁）。好吧，你真要聽，我就講……

肯亞咖啡＆藍莓 有喝過像葡萄酒的咖啡嗎？所以只有我這麼覺得囉。**肯亞咖啡**（見咖啡，220 頁）以鮮活的果香聞名，近乎葡萄酒味，而那種滋味豐富、令人口水直流的特質有點類似蘋果，和肯亞咖啡一樣含有蘋果酸（見詞彙表，18 頁）。以風味來看，肯亞咖啡通常和藍莓雙雙對對，都招搖著柑橘類的香調；藍莓中這種香氣來自抗壞血酸，也就是維生素C。**金粉黛葡萄**（見紅酒，165 頁）因為滋味豐富的藍莓和辛香的咖啡風味而出名，大而醒目的肯亞咖啡豆是風味最匹配的對象。

墨西哥咖啡＆白胡椒 我們想像墨西哥的時候，未必會想到咖啡；龍舌蘭或墨西哥捲餅是比較刻板的印象。我拒絕嘗試墨西哥捲餅口味的龍舌蘭酒，萬萬沒想到，**咖啡龍舌蘭酒**（見龍舌蘭酒，204 頁）居然滿足了兩個墨西哥的要件。**墨西哥咖啡**（見咖啡，221 頁）有著烤榛果、黑巧克力和德梅拉拉紅蔗糖（demerara sugar）的土味，以及頗有勁的酸味，有點像**艾米達吉**（Hermitage，見紅酒，158 頁）和**胡桃利口酒**（見堅果利口酒，274 頁）。白胡椒因為其中的成分而有種**杉布卡茴香酒**（見茴香利口酒，236 頁）的

木質、芳香植物、辛香料香調，以及明顯的樟腦味道（原本因為黑胡椒外殼含有精油而被蓋過）。

尼加拉瓜咖啡 & 深色焦糖　光是一顆咖啡豆，就足以影響我們對尼加拉瓜的看法。一般而言，**尼加拉瓜**咖啡（見咖啡，221頁）頌揚著焦糖、巧克力和柑橘類水果的風味，還有一咪咪的香草和堅果味。尼加拉瓜咖啡比大部分的南美咖啡更甜美，生長在海拔數一數二的產區，因此酸味比較溫和，濃度中等。在煮透的焦糖裡也有烘焙咖啡的成分，散發我們渴望在**濃縮咖啡馬丁尼**（見咖啡利口酒，224頁）或**咖啡斯陶特啤酒**（見啤酒，258頁）裡喝到的深沉的奶油糖、焦糖香調與苦味。（見調酒譜，224頁）

秘魯咖啡 & 麥芽牛奶　**愛爾蘭咖啡**（見威士忌，263頁）的勁道主要取決於我們當下想要多奢侈。激烈地對抗火辣風味不是什麼有趣的好辦法，所以我們希望我們的咖啡要素溫和一點。嘿嘿，**秘魯咖啡**（見咖啡，222頁）正是以李子和柳橙的草本、甜美果香風味著稱。秘魯咖啡風格溫和，帶著麥芽香調，常用於製作咖啡為基底的飲料，在麥芽牛奶之外也帶來一絲煙燻與蜂蜜味，這樣的組合活像加入鮮奶油咖啡的**愛爾蘭威士忌**（見威士忌，263頁）或**不甜、咖啡**或**巧克力斯陶特啤酒**（見啤酒，260、258、257頁）。（見調酒譜，263頁）

盧安達咖啡 & 爆米花　你一定想知道，**年分香檳**（見氣泡酒，124頁）究竟為什麼有咖啡風味？不信的話，僅管打開一瓶年分香檳（當然是為了研究目的）。咖啡之所以有烘焙咖啡香，是因為發酵過程產生的一類化學物質。**盧安達咖啡**（見咖啡，222頁）風味與香檳很搭——花果香，帶有櫻桃、葡萄、萊姆、白巧克力、哈蜜瓜、橘子、油桃和李子的香調。爆米花裡也有這些成分，讓烘焙咖啡融合了油潤、煎炒與奶油香氣，這些風味全都乾乾淨淨地藏在香檳的木塞下，在**巴西咖啡**（見咖啡，219頁）的濾壓壺或滿滿一小杯的**白色俄羅斯裡**（見咖啡利口酒，223頁）。（見調酒譜，224頁）

如果你喜歡……　#烘焙香，就會喜愛……

烤麵包烘焙香

烤麵包味

我愛交集圖，如果有香氣的交集圖，那麼吐司的圓圈應該會和堅果、辛香、鮮奶油、烘

焙、烘烤與一系列其他的氣味類別重疊，甚至吞沒那些圓圈。不管你愛不愛，吐司都是酒類香氣中主要的一員，主要來自木桶陳年。不論是**葡萄酒**（見白葡萄酒，130 頁，紅酒，151 頁）、**干邑白蘭地**（見白蘭地，188 頁）、**威士忌**（見威士忌，262 頁）、**雪莉酒**（見雪莉酒，183 頁）或任何在木桶裡休息過一段時間的東西，烤桶高溫帶來的香調都會滲進成熟的飲料中，產生堅果、辛香料、香草、鮮奶油、穀物和炸麵包的複雜香氣。

肉桂吐司 & 糖漬龍蒿　你說糖漬龍蒿不算什麼，是什麼意思？把這話跟**陳年白利奧哈**說去（見白葡萄酒，146 頁），陳年白奧利哈在木桶裡乘涼時，會吸取茴芹般的溫暖甜美香調。真正的龍蒿含有草蒿腦；草蒿腦是茴香腦的近親（見詞彙表，17、16 頁）——也是八角和甘草的主要成分。龍蒿雖然有草味，卻也像丁香，和肉桂有一種共同的溫暖、木質成分。這是花香、胡椒．溫暖、木質與草味的香氣組合，而且帶有我們早餐吐司的鹹香。噢，別忘了，還有一層糖漬的外殼呢。

法式吐司 & 檸檬香蜂草　就像收留黃金獵犬幼犬一樣，不是我們選擇法式吐司，而是法式吐司選擇我們。法式吐司有著蓬鬆的烤麵包香調，象徵性地淋上黃金糖漿，配上奶油和糖粉，無微不至地展現了**羅亞爾河氣泡酒**、**阿爾薩斯氣泡酒**（Crémant D'Alsace）和**不甜白詩楠自然氣泡酒**（Pétillant Naturel Sec Chenin Blanc，見氣泡酒，125、125、126 頁）不甜的氣泡香氣。檸檬香蜂草和這些氣味沒什麼重大的香氣共通點，卻帶來檸檬的前調，一股花香和藥味、松樹般的木質重低音喇叭。

炸麵包丁 & 蘋果派　這不是烹飪課，不過最美味的蘋果派包含了甜美蘋果香氣物質和丁香、肉桂的神聖組合。這些東西一同煮過，有時甚至還有小豆蔻，整體由褐化、烘焙的香調襯托。麵包丁帶來油脂與鮮奶油、烤麵包、麥芽、油潤、炸物的香調，此外還有烘烤爆米花、奶油、烤馬鈴薯和一絡絡木頭煙味的香氣。如果這樣合你的香氣胃口，可以在冰涼的**單一葡萄園卡瓦**（Cava de Paraje）或**年分香檳**（見氣泡酒，129、124 頁）裡尋找類似的甜鹹香風味。

薄脆吐司 & 穀物奶　啊，這就是早餐的風味，只是少了法國**小麥伏特加**（見伏特加，251 頁）；小麥伏特加裡倒是有這些風味。不過也許有人拿伏特加當早餐吧。我沒批評的意思。一大早，味蕾十分警覺，牛奶裡加進我們最愛的穀片，形成最適風味區，需要鏘啷啷地從碗裡舀起吃掉。牛奶的花香奶香風味上還有蔗糖和穀片的溫和穀物味、麥芽、麵粉似的香氣，投入薄脆吐司（Melba toast）那無吐司邊的微微烤麵包香氣，為我們帶來**小麥威士忌**（見威士忌，269 頁）那種細緻複雜度的基礎。

烤燕麥＆焦糖桃子　有點像進城享樂一晚，燕麥微微烘烤過之後就圓滿了。燕麥生的時候緘默而帶乾草味，只顯露出一絲堅果味的香甜。烤過後會提高燕麥的香氣標竿，讓燕麥展現泥土、烘烤的氣味，呼喊著煎桃子風味組成中堅果、鮮奶油、焦糖似的香調。**VSOP 干邑白蘭地**（見白蘭地，190 頁）捕捉到這種夥伴關係，因為烤過的橡木桶裡熟成一段時間，而帶有近乎麥芽的甜、烤麵包香氣，以及桃子、焦糖香味。

如果你喜歡⋯⋯ #烘焙香 ，就會喜愛⋯⋯

酵母烘焙香

烘焙物

我們對烘焙食物很著迷；我們對《英國烘焙大賽》（*The Great British Bake Off*）的執迷正是最好的證明。科學研究顯示，烘焙香氣其實會讓人比較和善，這理由不錯。麵包香氣應有盡有，從薑餅的辛香蜂蜜高調香氣，酥皮捲的肉桂奶油香氣，布里歐許的焦糖酵母組合，佛卡夏的鹹香豐富蘋果風味，到蘇打麵包的乳酸。釀酒發酵過程中，烘焙香氣滲進酒裡，**日本威士忌**（見威士忌，264 頁）到**氣泡酒**（見氣泡酒，122 頁）等種種飲料中，可以見識到這樣的影響。

杏桃酥皮捲＆義大利李　用軍刀砍開一瓶超級不甜的**卡瓦氣泡酒**（見氣泡酒，129 頁），然後就像一般人那樣，你會一一核對檢查清單，包括嚐到核果、堅果和烘焙、酵母的香氣描述詞，而這些氣味擺盪直指朝義大利李和杏桃酥皮捲。義大利李是黃綠色的圓形小果實，從樹梢的制高點讓空氣中瀰漫一股香氣，一壓就碎，釋放出蜂蜜般的精華。杏桃和義大利李是桃子香調與富含杏仁味物質的遊樂場，在它們的遊玩約會中美妙地展現，而酥皮捲的玩具箱裡則有奶油、烘焙、肉桂與香草的香氣。

布里歐許＆布拉姆利蘋果醬　我並不是時尚大師，不過春天穿著花朵印花的衣物沒什麼開創性，用蘋果搭配烘焙物也一樣。除非我們說的是用疙裡疙瘩的蘋果自製的樸實布拉姆利蘋果醬（Bramley Apple Sauce），而不是嬰兒食品般滑順到可疑的蘋果泥。蘋果加熱時，細胞壁會破裂，釋出黏稠的果膠，和焦糖化的蔗糖與輕薄如羊皮紙的溫暖肉桂湊在一起。烤布里歐許會提高其中餅乾似的麥芽香成分，湧出奶油、焦糖、酵母的基調，和不過濾熟成的**阿爾薩斯氣泡酒**、**不甜白詩楠自然氣泡酒**、**單一葡萄園卡瓦**（見氣泡酒，125、126、129 頁）、蘋果般爽脆的**布列塔尼不甜蘋果酒**（見蘋果酒，201 頁）與

鹹香的**曼薩尼亞雪莉酒**（Manzanilla Sherry，見加烈酒，185 頁）相似得可怕。

佛卡夏＆西洋梨皮　我們不用「麵包香」形容葡萄酒裡的烘焙香──我反對到底。麵包因為製造方式差異而有很大的差異，「麵包香」就像形容一個東西嚐起來有「食物味」。佛卡夏豪氣地加進橄欖油，做成豐裕、油潤的麵餅。橄欖油和葡萄酒一樣，香氣的多樣性近乎無限，但靠著許多橄欖油中的鹹蘋果香調，佛卡夏才和草味、松樹、花香、萊姆般的西洋梨皮緊密結合，帶有撩人的苦茴香味，在一瓶「麵包香」的**特選凡嘉果塔**（見氣泡酒，127 頁）、**年分西洋梨酒**（見西洋梨酒，201 頁）與**喬治亞橘葡萄酒**（見橘葡萄酒，147 頁）裡可見一斑。

薑餅＆煙燻香草　有部電影《凱文貝肯的六度分隔》（The Six Degrees of Kevin Bacon）還真有得瞧。對了，現在推出桌遊囉。大量生產的香草和燒木頭的煙有共通的成分，因此有著互通的甜美、木質、焦糖、煙燻、香草般香氣組成。薑加熱的時候，活潑的成分會變成沒那麼刺激的溫暖辛香料與類似香草的版本，在**教皇新堡**（見紅酒，156 頁）也能嚐到。薑餅也帶給我們肉桂、丁香、肉豆蔻、小豆蔻、茴芹和蜂蜜香調，搭檔──煙燻香草則出現在**陳年日本單一麥芽威士忌**（見威士忌，264 頁）、**熟成香檳**（見氣泡酒，123 頁）和**芋燒酒**（見穀物烈酒，276 頁）。

蘇打麵包＆檸檬鹽　湊向**不甜白詩楠自然氣泡酒**（業界人稱為「自然氣泡酒」〔Pét-Nat〕，見氣泡酒，126 頁）的果皮、酵母、柑橘類與礦物香調，應該會感到欣慰。蘇打麵包的刺激酸味來自白脫牛奶裡的乳酸；乳酸會和碳酸鈉（小蘇打）反應。是啊，檸檬鹽確實了不得，問問戈登・拉姆齊（Gordon Ramsay）就知道了。用研缽磨磨梅爾檸檬皮（Meyer lemon）和馬爾頓天然海鹽（Malden Salt）就能製作。檸檬皮刺激的松樹般香調，蘇打麵包上辛香料柑橘類與含鈉的礦物味，讓我們想起自然氣泡酒的發酵香氣，或**阿爾薩斯氣泡酒**（見氣泡酒，125 頁）或**蜜斯卡得賽弗爾與緬恩河不過濾熟成**（Muscadet Sèvre-et- Mains Sur Lie，見白葡萄酒，135 頁）的酵母與柑橘類香氣。

烘焙香
Baked

風味 Flavours

花香
Floral

草本
Herbaceous

果香
Fruity

甜香
Sweet

鮮奶油香
Creamy

烘焙香
Baked

煙燻
Smoky

鹹香
Savoury

礦物味
Minerally

辛香
Spicy

如果你喜歡……（#煙燻味），就會喜愛……

泥土煙燻味

深沉土味

我們暫時應該不會在冰淇淋菜單上看到泥煤、石墨、火山岩、潮溼泥土和煤油這些口味。不過信不信由你，這些風味在酒裡很常見，不論是**艾雷島麥芽威士忌**的野生巨藻和雜酚油（creosote）味道（見威士忌，266頁），西班牙**普里奧拉**的石墨與漿果風味（見紅酒，168頁），西西里**內雷洛馬斯卡雷瑟**的火成岩礦物質味（見紅酒，164頁），墨西哥**梅斯卡爾新酒**的泥土與蜂蜜香氣（見梅斯卡爾，208頁），或陳年德國**麗絲玲**的汽油與核果香調（見白葡萄酒，139頁），我們都用不著深深發掘，就能欣賞。

石墨＆黑刺李　舔舔鉛筆心、吸吮黑刺李沒什麼樂趣可言；這是經驗談。黑刺李是灌木長出的果實，精心點綴秋日的地貌，然後才被製成**黑刺李琴酒**（見琴酒，194頁）。黑刺李充滿令人咂舌的刺激；少了一年的初霜減弱澀味，因此無法享受李子般的風味。加上剛削的石墨鉛筆氣味（還帶著雪松和金屬味），模仿了**波雅克**和西班牙**普里奧拉**這些著名紅酒的獨特石板與黑色水果風味（見紅酒，155、168頁）。

煤油＆油桃　誰暗地裡迷戀剛加滿的汽油味？我就很愛。說來奇怪，抗凍劑、潤滑油、除鏽劑和烴類化合物的化學雞尾酒，可以讓大家興奮起來。不過如果是在酒裡呢？汽油的香氣在陳年**晚摘麗絲玲**（見白葡萄酒，140頁）中大受歡迎，氣味來自葡萄皮曬太陽而誘發的獨特物質。這些煤油味時常和油桃那種鮮奶油香、富含乳酸的果肉綁在一起，散發著蜂蜜味的香甜，卻被樹脂這個弱項抵消。

火山岩＆石榴　我沒要說風味大爆發的雙關語，但我覺得**內雷洛馬斯卡雷瑟**和**孚圖艾格尼科**（見紅酒，164、160頁）乍看之下都像岩漿。據說火山地區的酒裡也會滲進煙味，加上土味、鹹香與芳香植物特質，和一點鹽度。我說的是玄武岩、浮石和凝灰岩土壤，火山灰召來鉀、鎂、鈣等等礦物質令人垂涎的酸和宜人的苦。石榴有著酸甜石榴糖漿的層次，和萜類的巴薩米克醋、花香與植物香氣，和甜美如酒般的木質風味。

泥煤＆海岸　喜歡酒裡有海灘烤肉風味的人，遇到**艾雷島麥芽威士忌**（見威士忌，266頁）會失心瘋吧。島嶼威士忌充斥著海岸的氣味，帶著海水浪沫、巨藻、海水、石頭池

子、藤壺氣味和一般的海岸放克音樂。這些風味時常會配上燒焦、焦油、煤煙、灰燼、急救箱的味道，都是用獨特海洋香氣的泥煤乾燥大麥而產生。泥煤乾燥的大麥麥芽帶給我們**海岸風格威士忌**富含碘的海草味，非常有穿透性的木頭煙味和塗了雜酚油的漁船味 (見威士忌，265 頁)。

潮溼泥土＆尤加利蜂蜜　我們沒瘋——雨下在乾燥土壤上的氣味，是有科學根據的。這種物質是土壤細菌產生的土臭素 (geosmin)，雨水攪動下，釋放出人類鼻子能接收到的香氣。有趣的是，同樣的物質賦予了甜菜根一種土味，有點像**梅斯卡爾新酒**、**微陳年**或**陳年梅斯卡爾** (見梅斯卡爾，208、208、207 頁) 裡的土壤浸水的味道。梅斯卡爾中也有與尤加利蜂蜜類似的泥土甜香，還有薄荷腦和奶油糖的基底風味，以及甘草般苦藥味的成分，這在蜂蜜香的**傳統蜂蜜酒** (見草本利口酒，228 頁) 或**蘇茲龍膽香甜酒** (見阿瑪羅，239 頁) 裡可以啜飲到。

如果你喜歡……（#煙燻味），就會喜愛……

辛香煙燻味

菸草

這裡說的不是酒裡的菸屁股味；而是進入我們最愛飲料——從陳年紅酒到波特酒裡的菸葉香氣。菸草除了新鮮葉片有草本風味之外，許多香氣的風格都源於於乾燥、調理和加熱過程。極為重要的是帶有花香、蘋果、李子、葡萄乾、茶、玫瑰和菸草香氣的物質，以及其他帶有紫羅蘭、木質和覆盆子般香調的成分。還有數百種近似菸草的香調，在木桶陳年的過程中，進入像**波雅克** (見紅酒，155 頁) 和**年分波特酒** (見紅酒，182 頁) 這樣的酒之中。

烤菸＆藍莓　最道地的烤菸 (bright tobacco) 是什麼模樣？烤菸是火管烤製，也就是在無煙的烤房裡乾燥菸葉，保留菸葉天然的單寧和糖分，得到溫和的甜美辛香料風味。**南非皮諾塔吉** (見紅酒，167 頁) 擁有各色的甜美煙燻風味，陪襯著藍莓香氣帶入這組合的鮮奶油、草本、木質與柑橘類香氣組成。藍莓潛在的松樹香源於萜類物質，也賦予了泥土與丁香般的風味。烤菸和藍莓的香調，是這種獨特的南非紅酒或**阿布魯佐的蒙鐵普奇亞諾**、**斗羅河岸** (見紅酒，164、169 頁) 熟悉風味中值得品味的滋味。

雪茄盒＆帕瑪紫羅蘭　下次你巡視蒙特克里斯托（Montecristo）的雪茄收藏時，要把鼻子探到雪茄盒，吸進雪松樹脂味與灰燼、焦碳、煙燻的菸草葉香調。雪茄盒大多是西班牙柏木製成，因木材芬芳而受重視，類似**年分波特酒**（見波特酒，182 頁）和**波爾多波雅克**（見紅酒，155 頁）中萜類般的樹脂香氣。我們常在年分波特酒的品飲筆記裡看到「雪茄盒」和紫羅蘭並肩出現，尤其是帕瑪紫羅蘭，帶著各種尖銳高昂的香調和深沉、鳶尾花根、粉味的基調。**瓦波里切拉阿瑪羅內**和**特選經典奇揚提**（見紅酒，161、163 頁）也捕捉到了這些風味。

深火灼菸＆黑橄欖　克羅茲－艾米達吉（見紅酒，158 頁）是黑溜溜的紅酒，有著黑色水果、菸草和黑橄欖的香氣；**華盛頓州希哈**（見紅酒，172 頁）也是類似的情況。深火灼菸有相配的鹹香、木質與煙燻香氣，幾乎不含蔗糖，帶來超級濃烈而近乎雪茄的風味經驗，十分類似**正山小種茶**（見茶，216 頁）。用山核桃、橡樹和松樹烘乾帶來煙味的物質，反映了發酵和烘烤帶來的黑橄欖風味，以及堅果、苦甜、木質、花香、草本、辛香料、泥土與菸草香氣。

菸草絲＆黑醋栗香甜酒（Crème de Cassis）　我們大多人現在大概坐在木條內裝起居室裡的一張皮革單人沙發上，在熊熊爐火前抽著菸斗吧。被我說中了嗎？空氣中應該瀰漫著甜乾草、青苔、秋葉、茶、蜂蜜、焦糖、皮革、堅果和木頭煙味的香氣組合。把這搭配黑醋栗香甜酒那種深色李子與紫檀的濃郁香調，帶有貓砂盆的陳香氣味（來自發酵產生的物質），好啦——就是**波雅克**、**南非卡本內蘇維濃**和**普里奧拉**的（見紅酒，155、167、168 頁）強烈深邃黑醋栗和乾燥菸絲的辛香草本基底風味。

土耳其菸草＆野覆盆子　這兩種風味像是同個娘胎生的——不是字面上的意思，不過風味世界裡，沒什麼不可能的事。土耳其菸草溫和調理過，帶出薰衣草般、木質與近似覆盆子的明顯香調，並且有甜乾草、番紅花和藥味。野生覆盆子中有一般漿果三倍的灌叢、紅色水果的強烈風味，來自大量的覆盆子酮。**孚圖艾格尼科**（見紅酒，160 頁）以野生覆盆子和土耳其菸葉的風味見長，甚至被封為南義大利的**巴羅洛**（見紅酒，162 頁），和黏稠的跟班＊——**瓦波利切拉風乾葡萄甜酒**（見甜點酒，177 頁）有一些共同的香調。

＊ 譯注：sidekick，在超級英雄系列中，指超級英雄的跟班，例如蝙蝠俠的羅賓。

木頭煙燻味

木頭風味

撇除外行的木頭玩笑，我們在酒裡嚐出的樹皮、煙燻香調主要源於木桶陳年，令人好奇有些酒究竟算是釀酒師做的，還是木匠做的。從**西班牙紅酒**（見紅酒，169 頁）到**梅斯卡爾**（見梅斯卡爾，208 頁），善加利用，風味就會從輕淡、香甜與帶著一絲煙燻的辛香，變成深度焦烤、苦味與藥味。這些大多源於搥打木桶的箍桶匠，而木質香氣取決於烤桶的強度，從山核桃的煙燻烘焙香，紫檀的芬芳香氣，牧豆樹男中音般的薄荷味，到雪松近似泥土、高山森林的香氣和松樹的泥煤、樹脂香氣。

雪松 & 番紅花　這個組合不該成功才對，因為番紅花有藥味的成分，造成苦味的強烈衝擊，乾燥後形成的精油通常會搭配比較甜的風味，抵消藥味的風格。但這組合就不同了──雪松充斥著帶有清新、松樹般、木質、泥土與紫檀香氣的物質；拜託，航空燃料甚至含有其中一種成分呢。**芙內布蘭卡**（見阿瑪羅，242 頁）倒是和航空業沒有一點關係，苦味、斑爛的光亮色彩和藥味來自番紅花，以松樹和雪松般的基調收尾。

山核桃營火 & 洛根莓　噢，露營啊，陣陣金黃火花，木材劈啪聲，縷縷的煙和糟糕的鬼故事──依續發生。山核桃一般用來燒營火，高溫會分解其中的木質素（見詞彙表，18 頁），散發出濃郁的煙燻香氣。木頭裡的纖維本質是蔗糖，所以加熱會釋出各式各樣的香氣，像是焦糖、果香、花香和新鮮麵包味。搭配酸甜的洛根莓（芳香植物、百里香一般，有著木質的稜角），隱約可以看到**斗羅河岸**或粗獷的**馬迪朗**（見紅酒，169、159頁）的香氣輪廓。

牧豆樹 & 小豆蔻　說到強烈，牧豆樹木頭燃燒冒的煙帶有深沉刺鼻的土味，帶著高低起伏的宜人芳香物質。小豆蔻是我們熱愛的印度菜命脈，因為異國風情的花香柑橘類香氣而受推崇，但被尤加利與清涼薄荷香調抵消。小豆蔻的一種主要成分也出現在尤加利，另一種見於薰衣草和柑橘類水果中。小豆蔻和羅勒也有一種共通的成分，帶來甜薄荷和草本風味，整體上很搭**微陳年梅斯卡爾**（見梅斯卡爾，208 頁）、**索卡阿瑪羅餐前酒**（見阿瑪羅，243 頁）、**海岸風格**與**艾雷島麥芽威士忌**（見威士忌，265、266 頁）或**正山小種茶**（見茶，216 頁）的煙燻、柑橘類香氣與花香。

煙燻
Smoky

松香＆煙燻紅椒　**正山小種茶**（見茶，216 頁）讓我脫口而出「焦臭」這個詞，也就是火造成的風味──煙燻、炙烤、燒烤、燒焦，這樣你應該懂了。用松樹煙燻乾燥，會讓茶葉充滿其他茶葉沒有的樹脂香氣物質，帶著煙燻、松節油似的物質散發松樹、泥煤、煙燻紅椒、鋸屑、鉛筆、胡椒和香草香氣。同樣的，煙帶來烹煮相關到紅椒那種乾燥辣椒的香調，令人想起煙燻土味，隱約的巧克力、焦糖、柑橘類，甚至烤培根塊的風味；這些都是**微陳年梅斯卡爾**（見梅斯卡爾，208 頁）的風味要素。

紫檀＆覆盆子　抬頭挺胸！紫檀能提振心情，招牌的香氣主要源於我們在肯頓市集（Camden Market）新世紀禮品店（New Age）聞過那種香燭般豐富、木質的氣味。覆盆子也有一種木質香，散發紫羅蘭、樹木和紅色水果的香調，類似嗅嗅**遲裝瓶波特酒**（見加烈酒，181 頁）會聞到的味道。紫檀含有一種物質類似丁香的物質，所以也有種煙燻乾燥的要素；這物質也為紫檀帶來柔和花香和巴薩米克醋的香調。烏拉圭**塔納紅酒**（見紅酒，170 頁）壯實得令人難忘，總合來看，這些就是塔納紅酒的主要香氣。

風味 Flavours

花香
Floral

草本
Herbaceous

果香
Fruity

甜香
Sweet

鮮奶油香
Creamy

烘焙香
Baked

煙燻
Smoky

鹹香
Savoury

礦物味
Minerally

辛香
Spicy

如果你喜歡……（#鹹香），就會喜愛……

高湯鹹香

鮮味（旨味）

鮮味（umami）根本就是一種馬麥醬（Marmite）般的味道；鮮味最近被封為第五種味道，帶有豐富的肉脂風味，讓相伴的成分展現深度。這個嘛，鮮味在日文的意思是「美妙的味道」，已經給了我們線索。羅馬人率先把魚發酵成魚醬（liquamen）這種調味料，是酷炫版的番茄醬，形成伍斯特醬等等醬料中的鹹香藍圖。來看看**血腥瑪麗**（見伏特加，253 頁）的高湯般果香、**燒酒**（見穀物烈酒，276 頁）的味噌花香、**古酒**（見清酒，262 頁）的蜂蜜黃豆風味、**阿蒙提雅多雪莉酒**（見雪莉酒，183 頁）裡的堅果海水香調，以及**純米清酒**（見清酒，261 頁）中的豆腐與芝麻香氣。

<u>橄欖浸液 & 胡桃糖</u>　講到鮮味卻不提雪莉酒，就像派對沒有蛋糕——令人大失所望。**阿蒙提雅多雪莉酒**、**帕洛科塔多雪莉酒**（見加烈酒，183、185 頁）與**古酒**（見清酒，262 頁）噴發橄欖浸液和胡桃糖的強勁香調，非常適合嗜吃鹹香的人滿足對風味的渴望。橄欖集合了油潤、花香、果香、蜂蜜、柑橘類和類似茶的香調，因為鹽醃帶來的海水風味見長；這過程是為了除去天然的苦味。胡桃和橄欖一樣，有著青味、泥土的風格，外加紙質薄膜帶來的一股澀味，被外穀焦糖化的甜味抵消。這些風味整體令人想起**芝麻香白酒**（見穀物烈酒，275 頁）。

<u>赤味噌 & 椒鹽脆餅</u>　麴菌（見詞彙表，18 頁）是日本最辛勞的真菌——看看醬油和味噌就知道了。麴菌會啟動黃豆發酵成味噌和醬油的過程，產生的物質帶來烘烤食物的香氣。味噌裡有焦糖、果香、堅果和乾酪的味道，以及麩胺酸鈉鹽（味精）中的一種鮮味成分。赤味噌熟成的時間更久，帶來有點像熟成葡萄酒的複雜香氣。椒鹽脆餅製造時也用稀釋的鹼水處理過，帶出有嚼勁的烤透硬殼，有著奶油、麥芽、蕈菇、熟馬鈴薯的濃烈香調，在日本**芋燒酒和醬香白酒**（見穀物烈酒，276、275 頁）的活潑香調中與味噌相遇。

<u>醬油 & 乾烤花生</u>　醬油是風味救星，影響力無所不在，飲料也不例外。我們來看**古酒**（見清酒，262 頁）。過濾清酒因為冷藏陳年，而有著鹹香的醬油味和乾炒花生的香氣。麴菌（見詞彙表，18 頁）是發酵醬油和清酒的要角，誘導出鮮味、鹹味、焦糖、麥芽、熟馬鈴薯、水果、楓糖漿和煙燻的香調。同樣的，乾烤花生會喚出複雜的物質，把生豆

子、木質、松樹般的風味強化為火力全開的焦香焦糖和泥土味，讓鮮味令人回味，**醬香白酒**（見穀物烈酒，275 頁）和**血腥瑪麗**（見伏特加，253 頁）令人驚豔。

<u>豆腐 & 烤芝麻</u>　以前沒吃過豆腐，覺得豆腐怪怪的嗎？只要把豆腐想成乾酪就好。豆腐當然不是乾酪，不過表現得很像，有類似的口感和溫和、鮮奶油、豆香、石膏、煮義大利麵的香氣，發酵之後變得超黏。豆腐幽微的香氣主要來自一種綠葉味的綠色物質，在生產過程中可能變得有微微的土味。**純米清酒**（見清酒，261 頁）是最純粹的清酒，帶著鹹香的豆腐香調。而烤芝麻過程中發展出來的鮮味、硫磺味、肉脂、堅果、果香、穀物般和土味物質，啜飲**芝麻香白酒**和**醬香白酒**（見穀物烈酒，275 頁）都能喝到。

<u>伍斯特醬 & 番茄子</u>　用**血腥瑪麗**（見伏特加，253 頁）來解宿醉是一回事，我想到**血腥凱薩**（Bloody Caesar，見伏特加，250 頁）裡加進刺鼻的蛤蜊汁就渾身不對勁。番茄子富含麩胺酸；可以把那些凝膠蝌蚪狀物想成番茄的胎盤，像濃郁帶鮮味的果凍。發酵鯷魚是釋放伍斯特醬中鮮味的一個關鍵，會釋出帶有獨特鹹香的一種物質。加上醋、糖蜜、鹽、帶著硫磺味的大蒜、酸甜羅望子、溫暖的丁香、辣椒和超鹹香的阿魏香料，就拼湊出伍斯特醬了。現在我們只缺伏特加和一根西洋芹當攪拌棒。（見調酒譜，254、250 頁）

如果你喜歡⋯⋯（#鹹香），就會喜愛⋯⋯

泥土鹹香

蕈菇

這一節是採集者的樂園，我們在林中散步時吸進的潮溼沉重木質氣息都籠罩在真菌的各種氣味中。樹皮、泥土、森林地被的氣息主要來自於一種稱為菇醇（mushroom alcohol）的物質，有些真菌甚至會散發杏仁、貝類、大蒜和茴芹的氣味。葡萄酒中的新鮮菇味和野味、皮革與潮溼土壤很搭，而葡萄皮其實含有雨後土壤散發的那種物質。看看黑松露的麝香香甜就知道了，這種風味也見於**熟成香檳**（見氣泡酒，123 頁）或**希濃酒**（見紅酒，157 頁）乾燥牛肝菌的高湯堅果味。

<u>黑松露 & 摩卡咖啡</u>　這段內容有種銅臭味，大家繫上名牌安全帶，準備上路吧。黑松露和摩卡香調可以在**熟成香檳**（見氣泡酒，123 頁）裡嚐到；懂我的意思了吧？對某些人來說，松露散發著公用更衣室和汗臭襪子的味道；有些人卻覺得松露的麝香氣味性感、誘

人又獨特。這取決於我們個人對松露的硫磺味、甘藍菜和大蒜味物質有什麼感覺。烹煮過的黑松露有一種令人感到安慰的巧克力香調，類似葉門摩卡咖啡的土味、腥膻味，摩卡咖啡並有樹脂、桂皮和小豆蔻的香氣。可別和咖啡店販賣驚世駭俗的巧克力「摩卡」弄混了。

雞油菌＆杏桃　這是前所未有的完美風味組合。雞油菌 (chanterelle/girolle) 是金黃的喇叭狀蕈菇，為菜餚貢獻了果香、胡椒、青草味而受廚師推崇。雞油菌以杏桃似的香氣聞名，兼顧了南瓜、熟紅蘿蔔和奶油瓜的特性。雞油菌和杏桃有共同的成分，在桃子與林地的香氣之下，藏著青味與草味。**農業白蘭姆酒**（見萊姆酒，214 頁）的風格極為樸實，熟成時帶有土味、草本味的雞油菌和鮮奶油杏桃香調。

乾香菇＆焦糖　**醬香白酒**（見穀物烈酒，275 頁）比舞池裡的一輪卡門貝爾乾酪還要臭，有點難漸漸愛上。白酒的風味包括香菇、醬油到苦味草本，主要是鹹香，焦糖的光亮的糖晶彌補了嗜甜的人。香菇主要有種氣味強烈的硫化物，因為乾燥再吸水而顯得更濃郁。香菇散發麥芽、奶油、青草、橡膠、爆米花、泥土和熟馬鈴薯的氣味，但被焦糖的糖晶抵消，怪的是，其中也有真菌中的一種土味成分。

森林地被＆黑覆盆子　森林地被俗稱「灌叢」，時髦的法文說法是 sous bois。這些是林中香氣的稱呼──想想潮溼泥土、真菌和落下的枝條。我們用不著用舌頭舔過林中小徑；在**中奧塔哥黑皮諾**、西西里的**內雷洛馬斯卡雷瑟**、**薄酒萊**、**陳年勃根地紅酒**、**羅第丘**或**教皇新堡**（見紅酒，156、164、155、153、157、156 頁）就能找到這些潮溼、腐爛而懷舊的美妙香氣。新一日的黎明與翻土農田的泥土香調，來自於發酵帶來的硫化物。黑覆盆子被尊為「家裡種的小熊軟糖」，帶來覆盆子甜酒加黑莓果醬的風味，和一種灌叢、薄荷味的元素。

牛肝菌＆薰衣草　**希濃酒**（見紅酒，157 頁）來自於隆河，所以牛肝菌的原文在這裡應該標注 cep，而不是 porcini 吧＊。好吧，牛肝菌有種豐富的堅果、高湯特質，蓋過一般真菌主要成分──菇醇帶來的青苔、堅果和泥土味。也難怪牛肝菌被冠上「菇類沙皇」的頭銜，牛肝菌的香氣即使乾燥後也不變，而且會因乾燥過程而更加豐富。牛肝菌的泥土香甜風味與薰衣草主要的紫羅蘭酮成分（見詞彙表，18 頁）芬芳的木質風味很搭，其中樟腦的常綠植物香調因為和迷迭香的關聯，而帶來乾燥辛香料的香氣。

＊ 譯注：porcini 是義大利文，歐洲其他地區稱 cep。

如果你喜歡……（#鹹香），就會喜愛……

肉脂鹹香

肉味

澄清一下，如果你在你最愛的酒精飲料裡喝到肉味，記得把酒退回去。這一節的主題是指酒裡的肉脂風味。不論是北方的**隆河紅酒**（見紅酒，154 頁）傲人的烤牛肉那種高湯焦糖香氣、我們在**華盛頓州希哈**（見紅酒，172 頁）裡享受到的煙燻培根甜泥土風味，或是陳年勃根地紅酒（見紅酒，153 頁）裡野味的芬芳突出香調，**特選經典奇揚提**（見紅酒，163 頁）的薩拉米香腸那種調味辛香，或是**特級陳年利奧哈**（見紅酒，169 頁）散發富含單寧的皮革香氣。

全粒面皮革＆菸葉　把老牌西部片演員約翰・偉恩（John Wayne）、沾滿泥巴的靴子、潮溼的狗牽繩和馬毯子，換成新馬鞍、昂貴手套、首刷珍本書籍和柏金包。處理皮革會用到五十種左右的化學物質，從鉻、染料到油，整體散發出豐富的泥土香氣，讓我們想起大草原、清爽的小夥子和短馬鞭。這些風味也出現在葡萄酒裡，尤其隨著單寧而出現在**特級陳年利奧哈、陳年隆河黑格納西**和**斗羅河岸**（見紅酒，169、154、169 頁）之類的紅酒。單寧其實是鞣皮廠用來保存皮革的成分。菸葉香氣有著隱約的番紅花、青草、乾草般香調，以及木質、紫羅蘭鋒芒，讓人精神一振。

義大利薩拉米香腸＆濃縮咖啡　薩拉米香腸同時身兼多種香氣——首先是乳酸菌在肥肉乾醃時的影響，此外還有芳香植物和辛香料要考慮。香氣從肉脂感、果香、松樹、蕈菇和胡椒，到柑橘類、花香、樟腦、辛香料、木質與培養土味。茴芹的氣味很搶眼，這是因為薩拉米餡料中茴香子裡類似苦艾酒的成分。濃縮咖啡有著烘焙帶來的奶油焦糖香，以及泥土堅果味和果香麝香，在張揚的**特選經典奇揚提**（見紅酒，163 頁）裡，與薩拉米的香氣交融。

烤牛肉＆紅茶　我腦中浮現女神卡卡的生肉裝，就像牛肉與紅茶風味在**艾米達吉**和**華盛頓州希哈**（見紅酒，158、172 頁）中揮之不去；這些酒中，肉味、高湯、牛肉味和花香、蜂蜜與泥土味相見歡。牛肉濃郁程度取決於牛的品種、飲食和脂肪含量。而牛肉聞起來有牛肉味，其實是一種物質造成的，加熱後，帶來焦糖化、脂肪與奶油的香氣。紅茶和牛肉都有鹹鹹的香氣，主要是木質、花香與熟蘋果香，以及乾燥與發酵過程帶來的

鹹香
Savoury

甜茶和焦糖爆米花香。

煙燻培根＆丁香　這種烹煮早餐的香氣，會讓我們早晨像喪屍般往廚房走去。培根的煙燻油潤甜香是因為醃製、煙燻的豬五花中脂肪分解，釋出帶有奶油、堅果、焦糖香的物質。豬肉煙燻過，增添了甜美的營火味，楓內酯（見詞彙表，18 頁）賦予培根那種獨特的油潤鹹香氣味。豬肉和丁香的主要化學成分有著土味的夥伴關係，溫暖的樟腦香氣激起培根裡的甜美、煙燻、泥土味，精湛地模仿了**華盛頓州希哈**（見紅酒，172 頁）和熟成**古酒**（見清酒，262 頁）的風味。

野味＆可樂　「食品櫥櫃裡掛的一對雉雞」，正是形容酒裡比牛肉更輕淡的肉類香氣。野味生的時候，香氣物質不大迷人，像是樟腦丸的香氣。不過加熱會使脂肪酸分解成揮發性的物質，包括果香的酯類（見詞彙表，17 頁），花香的酒、乾酪般的乳酸香氣和焦糖氣味。可樂帶來辛香木質的元素，含有薄荷與尤加利的成分、泥土與肥皂香氣，和煙燻香草的要素，形成腥膻辛香的**陳年勃根地紅酒**（見紅酒，152 頁）中所有的香氣姿態。

風味 Flavours

花香
Floral

草本
Herbaceous

果香
Fruity

甜香
Sweet

鮮奶油香
Creamy

烘焙香
Baked

煙燻
Smoky

鹹香
Savoury

礦物味
Minerally

辛香
Spicy

如果你喜歡……（#礦物味），就會喜愛……

海洋礦物味

海岸風味

美國爵士樂手路易斯・阿姆斯壯（Louis Armstrong）用一句話總結了爵士樂：「老兄，要是你還得問，你就永遠不會懂。」這話用來形容飲料中的礦物味也很適合，同樣難以捉摸，又開放解讀——既富詩意，又是科學。雖然定義礦物味就像捕風捉影，但鹽的風味有一些比起……比方說地質風味（例如岩石）容易證實之處。話說回來，從**蜜斯卡得**（見白葡萄酒，135 頁）的海灘卵石風格，到**菲諾雪莉酒**（見加烈酒，184 頁）強烈的海浪浪沫味，大可以稱之為鹹、滋味或味道豐富，不過如果偏好那一味的話，海灘相關的風味或許稱得上數一數二的美好。

海灘卵石 & 百里香　要我選沙子和卵石，我比較想躺在沙上，但比較想用海灘卵石來形容我的飲料。那是啜飲**蜜斯卡得賽弗爾與緬恩河不過濾熟成**、**夏布利**（Chablis）、**阿希爾提可**、**格列哥圖佛**（見白葡萄酒，135、134、140、142 頁）或芳香植物鮮味的**內雷洛馬斯卡雷瑟**（見紅酒，164 頁）的那種順口、清涼、卵石般鹽味體驗。葡萄發酵引發的鹹酸味，一般認為多少導致了葡萄酒裡的鹽味，硫化物帶來一絲海洋生物的低語。百里香的清涼成分在後味帶來迷人的苦味芳香植物低喃，搭配鹹味香氣，反映了**抹茶**（見茶，218 頁）的青草鹽味香調。

碘 & 加里格（Garrigue）　別管醫院、血液和金屬味了，這一題裡，我們要的是碘的海水、海岸性格。碘是海水中的天然元素，由海中的蟲和藻類產生，帶來海水味的海洋生物風味。西西里島的**格里洛**（見白葡萄酒，142 頁）符合這種風味組成，外加了加里格的香氣。在地中海丘陵登山，就能見到這種灌木。加里格是指迷迭香、檸檬馬鞭草、薰衣草、馬鬱蘭、杜松和百里香遇上土味、鹹味和名副其實的岩石風味；Garrigue 這字來自 *carra*，這字在普羅旺斯正是指岩石。

太平洋大牡蠣 & 梅爾檸檬　牡蠣根本就是海洋的化身，如果剝過牡蠣殼，就知道緻密鈣化的外殼在葡萄酒的語言裡，是用來形容白堊、鹹味的氣味。太平洋大牡蠣的肉質甜美，有鮮奶油、奶油、堅果與甜瓜般的風味，甚至銅、海水與海洋風味。牡蠣是周圍環境的產物，受到海灣的影響——海洋、棲地、浮游生物、沼澤植被和淤泥裡的礦物質。

想想**血腥凱薩**（見伏特加，250 頁）的海洋風格，或**赫伊白蘇維濃**（見白葡萄酒，137 頁），這些酒都有梅爾檸檬的酸甜風味和香檸檬的平衡香調。

石頭池子 & 柚桲醬　容我用一下石頭池子的類比，這些複雜的生態系混雜了海水、淡水、蝦蟹、小魚和海草。並不是說會在海岸風格的**南非白詩楠**（見白葡萄酒，145 頁）裡嚐到寄居蟹，而是白詩楠和石頭池子都有明顯的海洋元素，與海洋生物的跡象、草本元素，以酒來說，還有芬芳柚桲醬的長長風味羽葉。加糖熬煮時，柚桲會變得甜美誘人，帶著苦香和芬芳的繁華；這種南非白葡萄酒裡常能嚐到這些風味。

海浪浪沫 & 麵包麵團　曼薩尼亞、阿蒙提雅多雪莉酒和菲諾雪莉酒（見加烈酒，185、183、184 頁）的膽識令人欽佩，有種理直氣壯的鹽味風格，加上生麵團的特色。海浪浪沫有著縱橫錯綜的香氣，來自藻類和海草的硫化物與空氣中的鹽分交織成帶海洋風味的一股鹽味。接著是發酵階段的麵包麵團登場，酵母發酵時吃掉麥芽糖，釋放出強烈的酵母、麥芽與鮮味，令人想到極不甜的雪莉酒，**赫伊白蘇維濃**（見白葡萄酒，137 頁）和帶著鮮味的**純米清酒**（見清酒，261 頁）。

如果你喜歡……（**#礦物味**），就會喜愛……

岩石礦物味

礦物質

科學界的黛比・唐納 * 覺得飲料裡真的嚐出礦物質的機率不大；還真愛潑冷水。好吧，如果礦物質真的沒味道，我們是怎麼喝到杯裡「燧石」、「石板」或「礫石」，甚至「吸吮溼石頭」的感覺？原來不是我們在妄想，**門西亞**（Mencia，見紅酒，168 頁）酒中的成分類似砲銅，**摩塞爾卡本內麗絲玲乾葡萄酒**嚐起來像石板，**夏布利**（見白葡萄酒，139、134 頁）有燧石味，**礦泉水**則像溼石頭。剩下的就交由我們的心智聯想力來拼湊了。

* 譯注：Debbie Downers，美國長青喜劇《週六夜現場》（*Saturday Night Live*）的悲觀角色，經常弄糟氣氛、帶來壞消息。

碎礫石 & 石榴　誰這輩子沒把髒兮兮的礫石舀進嘴裡過？偷偷告訴你：還是別試得好。話說回來，結合泥土、石頭、橡膠輪胎和土壤中鈣、鎂造成的一絲鹽味，多少類似我們在**門西亞**紅酒（見紅酒，168 頁）嚐到的風味。引用一下「滋味」（sapid）這個詞。滋味是

指鹽漬的味道，讓你口水直流，但和興致高昂的酸非常不同。石榴有一種土味，靠著甜而刺激的紅寶石種子裡茴芹和薄荷的草本香氣，穿插在葡萄酒的滋味中。

燧石＆檸檬香蜂草　來個智力題：**夏布利**（見白葡萄酒，134 頁）有燧石味，這是二氧化矽的一個變化形；我們啜飲美酒的玻璃杯成分就是二氧化矽。更想不到的是，夏布利的泥土味來自石化貝殼而不是燧石，而礦物燧石味來自發酵。檸檬香蜂草帶來一股輕揚的柑橘類風味，充滿輕飄飄的花香，總體上類似夏布利的柑橘類、花朵、燧石轉折，這在**桑塞爾、普依芙美、普里尼－蒙哈榭**和**加維**那種緊湊的礦物風格（見白葡萄酒，138、136、137、141 頁）以及礦物味超強的**維奇嘉泰蘭**（見調酒用飲料，280 頁）都能嚐到。

砲銅＆葡萄柚　拜託別去舔槍管。說定囉？砲銅是指古董滑膛槍的擊鐵或擊鎚，接觸火藥時，會揚起一陣燃燒的鐵粒子。未過桶的白葡萄酒特別容易染上類似的礦物、煙燻、金屬特質，主要來自發酵過程中酵母代謝產生的一種硫化物。葡萄柚在義大利**加維**和隆河的**普依芙美**（見白葡萄酒，141、136 頁）是砲銅的搭檔，加入了自己的麝香香氣和美味的苦味衝擊中那種溫暖的柑橘類、木質香調。

河石＆我可舒適發泡錠　我努力思考怎麼描述河裡的石頭，最好的形容是「平滑」、「圓潤」、「冰涼」、「稜稜角角」吧。那種淡水石質的純粹喚起礦泉水的風味。這話還真像瓶子後面印的行銷短文。地下水和葡萄酒不同，能完全溶解礦物質，因此有種無可否認的礦物、滋味與鹹味。**維奇嘉泰蘭**（見調酒用飲料，280 頁）富含溶解的礦物質、碳酸氫鹽、硫酸鹽、鹵化物、鈣和鉀，因此嚐起來神奇地令人振奮。同樣的，我可舒適發泡錠（Alka-Seltzer）主要靠著碳酸氫鈉帶來相近的風味經驗，甚至有一絲柑橘類味道，幾可亂真。

板岩磚＆翠玉蘋果　即使不是屋頂工，也能認出大雨後熱呼呼的板岩磚是什麼味道——鐵、泥土、黏土和煙燻味。要是舔一口，一定滿嘴礦物鹽味。我是不會去舔啦。石板也用來形容白葡萄酒裡乾淨的礦物風格和稜角分明的酸。沒錯，這形容通常正是配上**摩塞爾卡本內麗絲玲乾葡萄酒**或甜鹽味的**晚摘麗絲玲**（見白葡萄酒，139、140 頁）。酒中有著翠玉蘋果的精實青味輪廓，果肉細胞裡充滿蘋果酸（見詞彙表，18 頁）和草本味道的成分，美妙地被石板般的鹹味抵消。

植物礦物味

海洋蔬菜

「鹹」和「鹽味」這樣的用詞對海岸香氣不公平——那些碘、甲殼類、植物、硫磺氣味因為海草和藻類分解而更加濃郁。海洋蔬菜活像我們最愛的蔬菜加強版，帶出獨特的辛香、鮮味，以及因為海洋羈絆而內建的調味。看看檸檬鹽味**皮內·皮普**、**格列哥圖佛**充斥辛香料的滋味，**綠酒**（見白葡萄酒，136、142、144 頁）的柑橘類與草味，**海岸風格威士忌**濃烈的胡椒與松露（見威士忌，265 頁）或西西里的**格里洛**（見白葡萄酒，142 頁）那種苦而帶青味的風味組成。

乾裙帶菜 & 醃漬優利卡檸檬　老實說，「刺人嘴唇」聽起來不怎麼樣，然而直譯成**皮內·皮普**（見白葡萄酒，136 頁），感覺確實厲害。乾裙帶菜和醃漬檸檬的鹽味柑橘類風味組成，非常能代表皮內·皮普的風格，精實而帶海洋氣息、淡淡花香。裙帶菜是一種褐色的海草，帶有溫和的海洋、牡蠣般的芳香物質，主要的海洋氣味關鍵成分會隨著乾燥而增強。鹽漬保存的優利卡檸檬帶來鮮味和發酵味，優利卡檸檬果皮比較厚，能承受「醃漬」過程，使花香更加濃郁。

羽狀內捲藻 & 炙燒柳橙　**海岸風格威士忌**（見威士忌，265 頁）的風味指點來自周圍崎嶇、海浪拍打、長滿藤壺如海底絕境般的景色。巨藻、碘、鹽、煙燻味和鐵味是常見的香味標記，風味類似的羽狀內捲藻因為濃烈、鹽味、胡椒、大蒜、鮮味、鯷魚、黑橄欖風味而創出「海洋松露」這個詞。有一種蕈菇般的硫化物參與其中，其他成分則提供胡椒和淡淡的煙燻味。就像用噴槍燒橙皮造成燒焦柑橘醬的香調，一股煙燻味與明顯的精油和煙燻香氣帶來濃烈的松樹般氣味，這一切讓人想起海岸風格的單一麥芽威士忌。

海茴香 & 梨子　我們別對梨子要求太高，梨子正面臨認同危機。梨子有著蘋果般的質感口感與美感，擁有鳳梨中的硫磺香氣物質，一種花香組成裡有玫瑰，而且嘛，因為是梨，所以有著木質、草本香調。同樣的，**格列哥圖佛**（見白葡萄酒，142 頁）有著蘋果中的細緻香氣，並且有著柑橘類、花香、清脆口感和一股鹹味。海蘆筍總結了格列哥圖佛酒著名的鹹香架構，有著鹽味多汁、一陣薄荷柑橘類風味，與茴香與蒔蘿的青味香氣。

海葡萄 & 奇異果　**綠酒**（見白葡萄酒，144 頁）有如葡萄酒中的泡沫紅茶。綠酒就像海葡萄，清淡、爽脆、帶柑橘類與鹽味，帶有**綠茶**（見茶，215 頁）的芳香植物香氣。咬一口海中的迷你球狀物，發出爆烈聲，日本人形容為「啵啵」聲，噴出甜美海水味的物質，帶有一絲草本風味。奇異果中也有那種草味的物質。奇異果這種毛茸茸的膨大果實其實是漿果，延續了青而帶鹹味的主題，其中蔬菜草本與柑橘類的風味也見於**皮內・皮普**（見白葡萄酒，136 頁）。

海洋藤竹 & 檸檬花　海洋藤竹又稱為「海皮條」。我很清楚自己比較愛哪個稱呼。褐色的藻體長達一公尺，散發出溫和的鹽味、小黃瓜、青草、堅果風味，和桑托里尼島（Santorini）鹽味柑橘類風味的**阿希爾提可**（見白葡萄酒，140 頁）相差不大。褐色海藻主打青草、葉菜香氣，加上芳香植物、花香、堅果、果香與油潤的風格主義，與墨角藻的蕈菇和泥土香氣形成對照。檸檬花提供甜美花香的前調，木質與草本的香氣完滿了阿希爾提可的鹽味檸檬風味組合。

風味 Flavours

花香
Floral

草本
Herbaceous

果香
Fruity

甜香
Sweet

鮮奶油香
Creamy

烘焙香
Baked

煙燻
Smoky

鹹香
Savoury

礦物味
Minerally

辛香
Spicy

如果你喜歡⋯⋯ #辛香 ，就會喜愛⋯⋯

苦味辛香

苦精

你知道啜飲苦的東西，舌頭後面那股衝擊嗎？那感覺原來是演化出的某種防禦機制，讓我們原始的祖先免於中毒。說來有趣，嚐到苦味時，身體會大量產生唾液和消化液，除去威脅。好啦，因此發明出了無毒的開胃酒。從**通寧水**（見調酒用飲料，279 頁）的奎寧柑橘類香氣、**蘇茲龍膽香甜酒**裡龍膽的泥土苦味（見阿瑪羅，239 頁）、**吉那朝鮮薊利口酒**（見阿瑪羅，241 頁）的苦甜藥味到**金巴利**的水果與苦草本風格（見阿瑪羅，241 頁）和**公雞美國佬**（見香艾酒，187 頁）的花香苦味，都屬於這一味。

<u>血橙 & 芝麻葉</u>　先不管茄子的表情符號是什麼意思，茄子的深色色素來自花青素（見詞彙表，16 頁），這種物質也使得血橙果肉看起來血淋淋的。以風味來說，血橙散發出獨特的覆盆子、蔓越莓和水果雞尾酒風味，因此在柑橘類親戚之中顯得突出。淡淡的紅色水果苦味偏向**帕洛瑪調酒**（見龍舌蘭酒，206 頁）或**金巴利**（見阿瑪羅，241 頁）類似的風味組成，有著接近芝麻葉的苦味芳香植物祕密配方，賦予類似的硫化物、濃烈胡椒味的要素。

<u>龍膽根 & 柚子皮</u>　吸著苦甜的甘草糖棒，在開滿黃花的田裡塵土中跌得狗吃屎，壓扁你口袋裡的柚子——**蘇茲龍膽香甜酒**就是這個味道（見阿瑪羅，239 頁）。蘇茲龍膽香甜酒的主要成分是龍膽根，主要是帶有刺鼻土味、苦味香氣、花香與茴芹味的成分。柚子和葡萄柚與苦橙關係匪淺，而柚子皮有著近似橙皮的香氣，還有辛香、木質、萊姆般、青味、葡萄柚、花香與樹脂的十八般武藝，在**伯爵茶**（見茶，217 頁）茶包、**印度通寧水**（見調酒用飲料，279 頁）、**白內格羅尼**（見琴酒，245 頁）或**公雞美國佬**（見香艾酒，187頁）酒瓶中，從龍膽的植物苦味裡一躍而出。

<u>朝鮮薊 & 番紅花</u>　朝鮮薊又是另一種看似受驚穿山甲的食物，恐怕通常和酒沾不上邊，卻是義大利阿瑪羅**吉那朝鮮薊利口酒**（見阿瑪羅，241 頁）的關鍵成分。朝鮮薊靠著洋薊素（見詞彙表，17 頁）這種物質搞混我們，讓我們的甜味受器失能，使得下一個放進嘴裡的東西嚐起來像糖精。朝鮮薊的苦味、青味堅果味挾帶類似番紅花的藥味、乾草般香氣。番紅花這種昂貴的辛香料有著海風、甜乾草香調，還有一絲金屬生鏽味。番紅花的

主要成分散發苦味草本的香調，但有蜂蜜和超濃花香來平衡。

奎寧 & 檸檬油　檸檬可不只有酸而已，還有迷人的苦味。懂嗎？檸檬皮是苦的，精油中有著柑橘類、辛香料、松樹般的萜類成分，和奎寧玩著搭搭看。奎寧來自金雞納樹樹皮，是帶檸檬味的**印度通寧水**（見調酒用飲料，279 頁）的成分。奎寧是原本白色或無色的無臭結晶，但苦得令人皺鼻子，以**琴通寧**（見琴酒，243 頁）中主要的碳酸調酒飲料這個關鍵角色聞名。為了增加視覺效果，讓通寧水放在紫外線的背光中，會看到攪動的奎寧鹼散發藍色燐光。

苦艾 & 接骨木花　今天不會有人自割耳朵，我們有興趣的是苦艾的風格。話說回來，苦艾惡名昭彰的神經毒成分——側柏酮（見詞彙表，19 頁）令人精神失常，藉由過度沉迷**苦艾酒**（見茴香利口酒，233 頁），激發了黃金時代時的藝術才能。其實精神失常和超高的酒精濃度比較有關，不過這年頭的酒已經不含側柏酮，苦味要素是來自無毒的成分，帶有花香、香本和木質基底風味。**不甜白香艾酒**與**公雞美國佬**（見香艾酒，186、187 頁）有苦艾風格的草本苦味，但有接骨木花的花香、鮮奶油、麝香、青味、苦甜、草本和蜂蜜香調相抵。

如果你喜歡……（**＃辛香**），就會喜愛……

芬芳辛香

亞洲香料

說實在，亞洲辛香料說來話長。以地點而言，可以分成北亞、南亞、東亞、西亞、中亞——應有盡有，不過我們在這一節只簡要介紹少許辛香料的概況。亞洲辛香料從甜美芬芳到十足的泥土味，出現在各式各樣的酒裡，從仰賴八角的**力加茴香酒**（見茴香利口酒，234 頁）、**索甸**糖蜜般的葫蘆巴風味（見甜點酒，175 頁）、**山吉歐維樹**類似泥土孜然的風味（見紅酒，150 頁），**卡琵莉亞**（見巴西甘蔗酒，209 頁）的萊姆植物味本質，或**佩薩克－雷奧良**的輕薄香茅風格（見白葡萄酒，135 頁）。

孜然 & 西瓜　孜然堪稱鹹香的肉桂——我想孜然應該不介意被人這麼說。常見的敘述詞有「豐富」、「熱情」、「溫暖」、「柑橘類」、「刺激」、「甜美辛香」和「苦」，不過別忘了孜然還有堅果香氣。孜然俗稱小茴香，主要成分是小茴香醛（見詞彙表，16 頁），有

辛香
Spicy

著青味草本的香氣和獨特的肉味；小茴香醛也是烤牛肉的一個主要化學成分。同樣的，**山吉歐維榭和希哈粉紅酒**（見粉紅酒，150、149 頁）有著鹹香、青味、泥土、高湯般的香氣，覆蓋著西瓜那種活潑的紅色水果香調和草本、小黃瓜般的基調。西瓜有種紅色水果、瓜果草本的風味特性，緊跟著浮現的是草味。

萊姆乾 & 黏果酸漿　**卡琵莉亞**（見巴西甘蔗酒，209 頁）是味道較刺激、泥土和植物味更濃的**莫西多**（見蘭姆酒，212 頁）；啜飲卡琵莉亞就像把巴西吞入口，反映出萊姆乾和黏果酸漿（Tomatillo）的柑橘類、苦味、花香、泥土、青味和芳香植物風味。用鹽水煮過、日曬乾燥後，減少了萊姆有稜角的活力，帶出泥土、苦甜、煙燻的香調和強勁的發酵風味。黏果酸漿就像綠色的櫻桃番茄，檸檬酸和一股多葉的青蘋果刺激主導了黏果酸漿的風味，反映在**摩塞爾卡本內麗絲玲乾葡萄酒**（見白葡萄酒，139 頁）、**綠茶康普茶**（見茶，216 頁）、**肯亞咖啡**（見咖啡，220 頁）、**血腥瑪麗**（見伏特加，253 頁）和**山吉歐維榭粉紅酒**（見粉紅酒，150 頁）的香調中。（見調酒譜，209、213、254 頁）

葫蘆巴 & 番紅花　糖漿般罪惡的**索甸**和**托卡伊貴腐酒**（見甜點酒，175、176 頁）比水獺寶寶舔棒棒糖還要甜，是葫蘆巴和番紅花這對天作之合的液態證據。葫蘆巴的英文 fenugreek 在拉丁文有「希臘草」之意，主要成分是葫蘆巴內酯（見詞彙表，19 頁），這種甜美的物質有著紅糖、焦糖和鬆餅淋上楓糖漿的獨特風味。番紅花和葫蘆巴糖蜜般的傾向一拍即合，它還有些蜂蜜、乾草般、花香的絕技，不過有些成分也為那些甜美增添了揮之不去的苦味陪襯，後味帶了一抹藥味。

香茅 & 木瓜　看到這樣的敘述詞，我們該躺在泰國沙灘上的吊床上……好啦，回到現實。信不信由你，這些異國風味是高級波爾多混釀白葡萄酒的典型特色，尤其是**佩薩克－雷奧良**（Pessac- Leognan）的白葡萄酒，此外也捕捉到**紐西蘭馬爾堡白蘇維濃**和**英國巴克斯甜白葡萄酒**（見白葡萄酒，135、144、132 頁）的芳香植物與熱帶二元性。香茅少了檸檬的檸檬酸勁道，主要反而是更草本、柑橘類、花香和薄荷味的成分。香茅乾淨青草、細緻檸檬的風格，在這裡與木瓜亮赭色果肉散發的芬芳、甜美、麝香風味交融一氣。

八角 & 檸檬馬鞭草　八角看起來像是你會在印度果阿邦（Goa）手工木雕禮品店裡花大錢買下的小飾品。八角主打溫暖木質的成分，這成分也見於其他以茴芹為首的成分，例如茴香和甘草。**力加茴香酒**（見茴香利口酒，234 頁）以茴芹為主，此外還有檸檬馬鞭草風味物質——檸檬醛（見詞彙表，16 頁）的柑橘類香氣，啜飲**黃蕁麻利口酒**、**女巫利口酒**（見草本利口酒，230、231 頁）和**檸檬甜酒**（見水果利口酒，197 頁）就能嚐到。明亮

的香調突破了渾濁的甘草霧靄，本身俐落地展現了酒類的鍊金術，疏水的油質在水中乳化，讓光波散射。試試**臨別一語**（見草本利口酒，232 頁）、**賽澤瑞克調酒**（見威士忌，267 頁）或**皮姆**（見水果利口酒，194 頁），品味其中檸檬馬鞭草的反擊和八角挑逗的香調。

如果你喜歡……（#辛香），就會喜愛……

果香辛香

耶誕辛香料

這是一年中最美好的時節，放送白蘭地、果乾、柳橙的香氣與肉桂、薑、丁香、尚片琳瑯滿目的陣陣辛香料氣息。這些香氣整年都能在我們最愛的飲料裡喝到，不論是西班牙**帕恰蘭酒**（見水果利口酒，199 頁）裡的茴芹子木質暖意，**法帕多**（見紅酒，163 頁）的丁香甜美芬芳，**梅塔莎**（見白蘭地，191 頁）橙臍皮的轉折，**松香酒**（見白葡萄酒，140 頁）裡耶誕樹的松樹般氣息，或是耶誕蛋糕火力全開的節慶風味呈現在一瓶**單一年分棕色波特酒**裡（見波特酒，180 頁）。

茴芹子 & 黑刺李漿果　**帕恰蘭酒**（見水果利口酒，199 頁）或許沒張揚耶誕節慶，帕恰蘭酒的風味敘述詞卻反其道而行。拜託，帕恰蘭酒是把黑刺李漿果泡在浸了茴芹的烈酒裡，茴芹子的香氣嚐起來就是會讓人想到耶誕老人。帕恰蘭酒以茴香腦為中心（見詞彙表，16 頁），這種物質比糖甜了十三倍，但分身般的物質帶有木質暖意，另一種有著櫻桃、香草與巧克力的風格，緩和了甜味。浸泡後，會壓下黑刺李漿果歡騰的苦味，沐浴在茴芹子的甜味中，展現出內心裡的**野格利口酒**（Jägermeister，見草本利口酒，230 頁）。

耶誕蛋糕 & 巧克力柳橙　我想到耶誕蛋糕上如織的杏仁就開心——我指的是那層厚厚的杏仁膏。俗話說得好，大頭大頭，下雨不愁。波特酒是節慶時節的酒類老大，充滿肉桂、柳橙、丁香、薑、八角、果乾、堅果和肉豆蔻風味，而**單一年分棕色波特酒**（見波特酒，180 頁）完全捕捉到了這些氣息。這是風味物質的亂糟糟托兒所，不過耶誕蛋糕裡的白蘭地浸漬果乾絕妙地重現了**麗維薩特琥珀酒**（見甜點酒，174 頁）和**陳年棕色波特酒**（見加烈酒，179 頁）的加烈風格，時常有著充滿柳橙味的巧克力香調，這種程度的墮落，只有在耶誕節才能偶一為之。

耶誕樹 & 醃萊姆　除非要牙縫挑松針，就別批評酒裡的耶誕樹香調了。現代的**松香酒**（見白葡萄酒，140 頁）有著平衡的樹脂、柑橘類、鹽味和花香風味，和從前生產的樹液劣酒關係不大。松樹的香氣來源是蒎烯（見詞彙表，18 頁），這種物質見於冷杉黏稠的樹脂中，有松節油的味道，因為縮短光波而使得松樹遍布的山巒籠罩著一片藍色霧靄。萊姆苦酸，和檸檬的親戚比起來，由更清新的樹脂風味組成，保存在鹽裡，能緩和強烈的風味，讓松樹的苦味變甜一點，**臨別一語**調酒、**薄荷香甜酒**（見草本利口酒，232、229頁），或帶著泡沫的**皮斯可酸酒**（Pisco Sour，見白蘭地，192 頁）都捕捉到了這種特質。

丁香 & 白草莓　我不是有牌的醫生，不過白草莓少了有害的成熟蛋白，草莓過敏者吃白草莓應該沒關係吧？恐怕不行，不過這些白化草莓不像紅草莓有刺激的酸，充滿漿果般的成分，嚐起來有康科德葡萄（Concord）和苦橙油的味道，何況咬下時還會冒出焦糖似的風味，反映在**鳳梨蘭姆酒**中（見蘭姆酒，211 頁）。西西里的**法帕多**（見紅酒，163 頁）充滿白草莓和辛香草本風味，特別是丁香的甜美芬芳木質香調，以及薄荷般的氣息。

臍橙皮 & 紫羅蘭　乾燥橙皮既像辛香料，看起來又像耶誕裝飾。臍橙果肉根本超甜而油潤，帶有花香、木質與柑橘類香氣，臍橙皮則從名副其實的外果皮（見詞彙表，17 頁）散發出松樹般的氣味。橙皮乾燥時，會減少其中的新鮮精油，帶來芬芳的松節油般、木質與類似裸麥的香氣。紫羅蘭的苦甜組成強化了這些灌叢香調，展現粉粉的花香風味；這些都能在**梅塔莎十二星**（見白蘭地，191 頁）和柑橘類花香的**國產多瑞加**紅酒（見紅酒，166 頁）裡嚐到。

如果你喜歡……（ **#辛香** ），就會喜愛……

草本辛香

普羅旺斯芳香植物

瓶子上正是這麼寫的——鄉下人天堂來的綜合香草；這些濃烈、加里格似的地中海芳香植物，在我們開著雪鐵龍 2CV 老爺車在南法泥土路上晃來晃去時，飄進我們的車窗。我們認得這些香氣——**高比耶**（見紅酒，157 頁）裡迷迭香的薄荷藥味風格，**慕維得爾粉紅酒**（Mourvèdre Rosé'）一陣百里香般的苦甜（見粉紅酒，148 頁），**波美侯**（見紅酒，156頁）的月桂葉甜美芳香植物香氣，**阿布魯佐的蒙鐵普奇亞諾**（見紅酒，164 頁）裡牛至的泥土芳香植物香調，和**古典索維亞**（見白葡萄酒，143 頁）裡馬鬱蘭的甜美木質愜意。

月桂葉 & 黑覆盆子　叫我挑剔鬼吧。我覺得最好的月桂葉採於六月，那時月桂葉裡桉油醇含量最高。月桂的蠟質、薄荷、樟腦味（見詞彙表，16 頁）、清涼、帶有淡淡藥味的葉片，酷似波爾多**波美侯**、**南非卡本內蘇維濃**或**澳洲卡本內蘇維濃**（見紅酒，156、167、152 頁）裡我們享用的芳香植物風味。月桂的丁香般物質賦予溫暖、木質、甜美芳香植物的陪襯，穿透尤加利，帶來黑覆盆子裡的木質、薄荷香氣。黑覆盆子有著複雜的風味網路，黑色與紅色水果一次滿足，黑色的小核果充滿了柑橘類、樟腦和玫瑰香調。

牛至 & 波森莓　好消息！把**阿布魯佐的蒙鐵普奇亞諾**（見紅酒，164 頁）描述成有著牛至的香調，表示這種紅酒和披薩非常搭。該死，甚至嚐起來也像。牛至主要的成分賦予一種泥土、麝香、青味、乾草般的風味，帶有薄荷香調和平衡的苦味。在風味方程式裡加入波森莓，這種水果好像笨拙地在覆盆子和黑梅之間模索，此外還有多汁、近乎葡萄酒的濃郁，甜美花香和檸檬酸的刺激，比雙方親本更明顯一點，在**塔維**和**邦多**粉紅酒（見粉紅酒，150、140 頁）與**經典奇揚提**紅酒（見紅酒，162 頁）中可見一斑。

迷迭香 & 英國薰衣草　對啦，把英國薰衣草放在普羅旺斯的芳香植物單元，是很諷刺。不過法國薰衣草聞起來比較像迷迭香，那就有點過分了。迷迭香和英國薰衣草在野外有如雙胞胎——覆盆子的迷彩綠的針狀葉插進英國薰衣草那種煙燻紫丁香色調的花瓣間。迷迭香會散發尤加利和薄荷的香調，這要歸功於迷迭香與月桂葉、小豆蔻共有的一種成分。薰衣草有著玫瑰般的香氣成分，因此比較傾向花香，但也和迷迭香一樣有著尤加利和樟腦香調，在甘草與淡淡藥味的懷抱中團聚。**高比耶**、**門西亞**（見紅酒，157、168 頁）這些極為芳香植物的紅酒與**紫錐花茶**（見茶，219 頁）都見證了上述的情形。

甜馬鬱蘭 & 白桃　唸錯**古典索維亞**（見白葡萄酒，143 頁）恐怕就像時裝週裡把凡賽斯（VERSACE）叫成凡爾賽一樣丟臉。索維亞主要的風味標記是甜馬鬱蘭和白桃，以及對索維亞出身義大利火山的鹽味致意。從風味的角度來看，馬鬱蘭是溫和版的牛至和百里香，有額外的甜味和溫暖木質的辛香。白桃以甜馬鬱蘭的花香調為基礎，藉著柔和、鮮奶油、花香的內酯成分（見詞彙表，18 頁），進一步發展，比黃肉的親戚帶來更溫和的風味經驗，增加甜度，減少酸味。

野地百里香 & 石榴　世上最浪漫的地方莫過於地中海的灌木叢場面，乾旱的地面冒出一片片枝條叢生的野地百里香。百里香是普羅旺斯芳香植物的樑柱，因為百里酚這種物質而有著刺激的苦甜、野性、松樹、煙燻與藥味風味。**邦多粉紅酒**的葡萄（見粉紅酒，

148 頁）生長在地中海沿岸，有著石榴與百里香的風味，以及一股獨特的肉脂感，有點類似**亞維納**（見阿瑪羅，240 頁）、**智利卡門內爾**或樸實的**高比耶**（見紅酒，152、157 頁）。羊肉裡恰好也有百里酚，在這裡則被石榴的青味、芳香植物的薄荷與茴芹基底風味那種木質、泥土、麝香、苦甜紅色水果香調和一絲柑橘味打斷了。

如果你喜歡……（#辛香），就會喜愛……

藥味辛香

植物辛香料

我們來到了地下莖「與」酒的小節（見詞彙表，19 頁）。鯨魚酒，這個諧音可愛吧。總之，有草本、根部、漿果、樹皮般、花香或種子的一面，尤其是精油，或是香水業所說的「原精」。蒲公英和牛蒡呼喚著**麥根沙士**（見調酒用飲料，282 頁）的豐富度，**野格利口酒**（見草本利口酒，230 頁）中，甘草本是主要的風味標記，糖漬歐白芷則囊括了**綠蕁麻利口酒**（見草本利口酒，230 頁）的草本甜美，**女巫利口酒**裡的鳶尾根有花香（見草本利口酒，231 頁），**阿夸維特酒**（見草本利口酒，231 頁）裡的葛縷子靠著香芹酮（見詞彙表，16 頁）一爭高下。其他稍後分曉。

糖漬歐白芷 & 打拋　歐白芷是酒類背景的大人物，就像俗豔迪斯可裡果敢的主持人。歐白芷是從**綠蕁麻利口酒**到廊酒的草本利口酒主要成分，（見草本利口酒，230、229 頁），歐白芷的莖在濃稠的糖漿裡煮過，乾燥後裹上白砂糖，嚐起來恰似綠蕁麻利口酒那種糖漬草本的香調。糖漬歐白芷那群芳香化合物放送胡椒、薄荷、柑橘類香調，和打拋的甜茴芹香調很搭，也很適合**胡椒薄荷茶**（見茶，217 頁）裡的肉桂香氣和薄荷風味。

葛縷子 & 蒔蘿　有個很宅的風味之謎──葛縷子、蒔蘿與綠薄荷共有一種成分，卻有相反的效果。綠薄荷的甜薄荷味 R– 香芹酮（見詞彙表，16 頁）是葛縷子與蒔蘿的 S–香芹酮的鏡像。S–香芹酮散發裸麥香氣，近似茴芹。飲料界裡，斯堪地那維亞的酒──**阿夸維特酒**（見草本利口酒，231 頁）主角就是葛縷子，有著複雜溫暖的風味和裸麥般、木質、草本、柑橘類香調。蒔蘿的明亮、乾淨、青味、柑橘類、茴芹香調散發一股「若甜似酸」的氣息，彷彿一包小酸人（Sour Patch）軟糖，或一瓶**高裸麥波本威士忌**（見波本酒，270 頁）。

<u>蒲公英 & 牛蒡</u>　蒲公英和牛蒡比在瑪莎百貨 (M&S) 排隊時抱怨天氣還要英國。**麥根沙士**和**胡椒博士** (Dr Pepper，見調酒用飲料，282 頁) 對英國佬而言，幾乎等於大麻，不過這兩種飲料加在一起有種果香的特質，以及甘草與茴芹的植物、根類、樹皮的甘草與茴芹混合風味。麥根沙士主成分是黃樟 (現在因為黃樟素這種物質恐危害健康，所以用人工產生)，而蒲公英有著和**白內格羅尼** (見阿瑪羅，245 頁) 類似的泥土、薄荷、清涼而苦的風味組成。牛蒡的微苦類似蒲公英，散發甜美、泥土、菇類般、堅果的氣息，有點類似菊芋 (Jerusalem artichoke，又稱塊根向日葵)。

<u>甘草根 & 黑豆蔻</u>　**野格利口酒** (見草本利口酒，230 頁) 有股同儕壓力和紅牛的味道。欸，反正我心裡聞到的是這樣。配方比共濟會的暗號握手方式還要神祕，不過甘草和黑豆蔻的風味是主流，就像在**芙內布蘭卡** (見阿瑪羅，242 頁)、**香料黑蘭姆酒** (見蘭姆酒，210 頁) 和**麥根沙士** (見調酒用飲料，282 頁) 的情形。甘草根和小豆蔻主要有著清潔鼻竇的成分——桉油醇，另外有超甜的茴芹香調，但是被平衡的苦味和隱含的維克斯舒緩薄荷膏 (Vicks VapoRub) 或**烏佐茴香酒**風味抵消 (見茴香利口酒，235 頁)。黑豆蔻也有小豆蔻的柑橘類特質，只是把花香換成了樟腦 (見詞彙表，16 頁)、樹脂香氣和火烤乾燥帶來的煙燻香調，在渾濁的烏拉圭**塔納紅酒**、**老藤金芬黛紅酒**和**格拉西亞諾** (Graciano，見紅酒，170、171、167 頁) 可以嚐到。

<u>鳶尾草脂 & 牛膝草</u>　對鳶尾根來說，時間就是金錢。鳶尾根是鳶尾花的根部，需要乾燥好幾年才能培養出香氣。鳶尾根蒸餾出精油，製成鳶尾草脂，獨特的成分賦予鳶尾根一種柔和、粉粉的、木質、帕瑪紫羅蘭的風味。鳶尾根也是酒和香水的「定香劑」，留住相關的香氣，不讓香氣消失。鳶尾根留住了牛膝草，真是幹得好。牛膝草是氣味濃烈的唇形花科成員，像是貌似胡椒薄荷的一株薰衣草，接近樟腦的成分為**不甜白香艾酒** (見加烈酒，186 頁)、**廊酒**或金絲雀黃的**女巫利口酒** (見草本利口酒，229、231 頁) 帶來一股藥味和草本苦味。

如果你喜歡……（#辛香），就會喜愛……

胡椒辛香

胡椒

說來有趣，「胡椒迷」是刻意在飲料中尋求胡椒風味的人。你是這樣的人嗎？是的話，這一小節就是你的主場了。胡椒鹼是胡椒中的活性化學成分，可能隨著植物成分加入酒裡，或用類似的分子來模仿。我們要找的是像粗粒黑胡椒、肉脂感的**羅第丘**（見紅酒，157 頁），**智利卡門內爾**（見紅酒，152 頁）那樣的草本、綠胡椒勁道，**皮斯可酸酒**的白胡椒與葡萄香調（見白蘭地，192 頁），**粉紅琴酒**的爽口紅色漿果（見琴酒，244 頁）和**麥根沙士**的藥味標記（見調酒用飲料，282 頁）。

黑胡椒 & 煙燻培根　**羅第丘**（見紅酒，157 頁）宛如義大利侍者轉動特大號的胡椒研磨器，是黑胡椒酒飲風格的「嗆辣中心」。胡椒鹼為黑胡椒帶來溫暖辛香、萜類、草本的風味。酒裡類似的味道來自葡萄皮中一種黑胡椒味物質，產生胡椒迷推崇的風味。加入煙燻培根的細緻差別，未必是朝早餐的方向發展，因為葡萄酒中也有培根脂肪分子分解產生的化合物，展現在**邦多**（見紅酒，154 頁）豪氣的肉脂感風味中。

西非豆蔻 & 冬青　西非豆蔻的外觀和表現或許像胡椒，其實卻是薑的親戚。也難怪薑的主要成分——薑辣素（見詞彙表，17 頁）在西非豆蔻中亮相，此外還有其他風味類似黑胡椒的成分。西非豆蔻含有苦味、啤酒花、泥土、木質、麥根沙士般的香調，在**胡椒博士汽水**裡喝得到（見調酒用飲料，282 頁）。冬青這種芳香植物的主調——甜美、薄荷、藥味風味來自眾星雲集的成分，有著清新、乾淨、木質、百里香、胡椒般的特質，重現於**亞力酒**（見茴香利口酒，236 頁）和**微陳年龍舌蘭**（見龍舌蘭酒，206 頁）。

綠胡椒 & 覆盆子　「天生溫和」這眉批配上綠胡椒很可疑，但其實很搭。綠胡椒芬芳而帶果香，並用鹽水醃製，採用非日曬乾燥，因此能保有新鮮的草本鋒芒，和**智利卡門內爾**（見紅酒，152 頁）的風味大為相似。卡門內爾的風味雙胞胎通常是青椒，但我總是覺得綠胡椒近乎松針的明亮草香比較搭。覆盆子增添了不可或缺的甜酸、紅色漿果要素，木質與紫羅蘭的基調使得類似樹皮的香調更濃，在**門西亞**和**希濃酒**（見紅酒，168、157 頁）之中，和綠胡椒風味一同出現。

粉紅胡椒 & 杜松　粉紅胡椒其實是漿果，屬於比較辛辣的腰果、芒果和毒漆藤之流。誰想得到呢？粉紅胡椒帶來熱度，但不會火辣。造成熱感的物質，具有胡椒、新鮮薄荷、柑橘類的風味組成。粉紅胡椒也有著木質、樹脂、松樹般的風味傾向，因此和杜松有些共同之處，在**粉紅琴酒**（見琴酒，244 頁）裡同瓶共濟。杜松綻放芳香植物、木質、

辛香、檸檬、尤加利和英雄所見略同的樟腦香調（見詞彙表，16 頁），因為粉紅胡椒那股紅色漿果的甜味而軟化，就像**內格羅尼**調酒裡**金巴利**（見阿瑪羅，242、241 頁）和**紅香艾酒**（見加烈酒，187 頁）的情形。

白胡椒 & 楊桃　什麼東西形狀像星星，嚐起來像葡萄、蘋果、檸檬、西洋梨、鳳梨和杏桃呢？當然就是楊桃啦。楊桃獨特的甜酸風味見於**皮斯可酸酒**（見白蘭地，192 頁），或在經典的**瑪格麗特**（見龍舌蘭酒，205 頁）裡加上一撮白胡椒粉與鹽。楊桃的主要的成分是酯類（見詞彙表，17 頁），有著酷似葡萄的香氣，伴隨著青蘋果的香調。白胡椒帶來花香、柑橘類、泥土、草本、木質、類似薑黃與松樹的風味，都是皮斯可酸酒這種調酒裡的南美皮斯可風味特質。（見調酒譜，192 頁）

如果你喜歡……（**#辛香**），就會喜愛……

溫暖辛香

肉桂

肉桂是什麼時候突然告訴我們有桂皮的？肉桂和桂皮是近親，一個雅緻如羊皮紙般的捲起，溫暖帶甜味又有芬芳的木質味，另　個則是桂皮。桂皮比較高調，有著苦味與泥土香調，比較粗獷，沒有肉桂那種花果香。許多飲料都帶著肉桂的香氣，從「柑橘類海岸」**桑格利亞**（見紅酒，170 頁）、**布列塔尼不甜蘋果酒**（見蘋果酒，201 頁）、**賽澤瑞克**調酒淡淡的甘草香調（見威士忌，267 頁）到豐富多汁的**曼哈頓**（見波本酒，271 頁），而桂皮則共同創造了**可口可樂**的苦甜、柑橘類藍圖（見調酒用飲料，281 頁）。

桂皮 & 萊姆　我爆出世上保密最差的商業機密，你一定要假裝驚訝喔！桂皮和萊姆是**可口可樂**（見調酒用飲料，281 頁）的主要風味，想不到吧？桂皮不像肉桂那麼細緻，有著泥土、樹皮、樹脂香調，但少了花香、柑橘類的巧飾。桂皮和萊姆那種稜角、雪松、松樹般的苦味風味組成很搭，在**桑格利亞**（見紅酒，170 頁）、**莫斯科騾子**（見伏特加，255 頁）和**安格斯圖拉苦精**（見調酒用飲料，278 頁）可以嚐到。較溫和的風味成分緩和了桂皮的鋒芒，提高甜度，在**櫻桃可樂**（見調酒用飲料，280 頁）裡還有大量的糖分相助。

肉桂 & 血橙　承認吧，我們都曾經坐在地中海岸，咕嚕咕嚕喝下一壺**桑格利亞**（見紅

酒，170 頁）。不算防曬油的話，那是最令人會想起夏天的氣味，而且遠比防曬油更令人胃口大開。不然舔舔一捲肉桂皮吧；嚐起來不甜，但讓人感到甜味伴著風味而來。而血橙中有著覆盆子刺激的酸，松香的木質味和一股葡萄柚般的柑橘類風味，在這拉丁風情潘趣酒裡，又因肉桂的溫暖木質、藥味風味而更甜了。**香料酒／熱紅酒**（見紅酒，160頁）、**金巴利**（見阿瑪羅，241 頁）和**蔓越莓汁**（見調酒用飲料，281 頁）裡也是一樣的情形。樸實的**邦多粉紅酒**（見粉紅酒，148 頁）也有薄荷的風格，和血橙中的一種成分相輝映。（見調酒譜，170 頁）

肉桂 & 糖漬迷迭香　小麥波本（見波本酒，273 頁）和**威士忌**（見威士忌，262 頁）靠著烤桶，內化了一種肉桂香調，就是忍不住大肆宣揚。**曼哈頓**（見波本酒，271 頁）加上甜香艾酒和安格斯圖拉苦精，帶來迷迭香的香調，嚐起來有如裹著糖衣。嚼嚼新鮮的迷迭香葉，就能感受到芳香植物味撲鼻而來，充滿薄荷、甘草、胡椒、樟腦、柑橘類和巴薩米克醋的成分。迷迭香的常綠植物苦風味挾著**香料黑蘭姆酒**（見蘭姆酒，210 頁）和**高裸麥波本威士忌**（見波本酒，270 頁）一股突出的松香味，冷卻了肉桂的木質暖意。（見調酒譜，271 頁）

肉桂 & 茴香花粉　八角太落伍了，這年頭的辛香儀式的重頭戲是茴香花粉，又稱「甜孜然」。首先，茴香花粉的茴香味比球莖濃郁，有著柑橘類與薄荷的風味組成、樟腦香調、蜂蜜般的醇美和青草元素；英文 fennel 的字源是拉丁文的「芳香乾草」之意。**賽澤瑞克**調酒（見威士忌，267 頁）的淡淡茴芹香調來自用苦艾酒潤杯，被肉桂的甜味超能力強化，並且帶著煙燻香草香氣和木質辛香的香調，完整呈現於**高裸麥波本威士忌**中（見波本酒，270 頁）。（見調酒譜，268 頁）

肉桂 & 祖傳蘋果　釀造**布列塔尼不甜蘋果酒**（見蘋果酒，201 頁）的蘋果嚐起來像咬到酸溜溜的除溼劑一樣，尖酸而帶著單寧的澀，新鮮吃並不好吃。釀成的蘋果酒嚐起來完全就是祖傳蘋果，那些已被遺忘的果樹品種有著艾莉森橙（Ellison's Orange）、達西香料（D'Arcy Spice）和灰弗努耶（Fenouillet Gris）之類的名字，因為果皮中的物質而各有繁複的茴芹與丁香風味。這些昔日蘋果中藏有的形形色色風味，也見於八角到茴香的芳香植物和香料中，與肉桂的樹皮、丁香般暖意與胡椒般的辛辣形成互補。

活潑辛香

薑

薑可不是根，而是地下莖（見詞彙表，19 頁），其實是類似薑黃和蓮花那樣的莖梗。薑的主成分是薑辣素（見詞彙表，17 頁），這種化學物質和辣椒裡的辣椒素（見詞彙表，16 頁）和胡椒裡的胡椒鹼有關，不過不像辣椒素或胡椒鹼那麼喧鬧辛香。薑的風味取決於種植的地方、生命階段和處理方式，從**薑汁啤酒**（見調酒用飲料，279 頁）裡澳洲薑的檸檬傾向、**國王薑汁香甜酒**（見草本利口酒，228 頁）裡嫩薑的花香辛香，**莫斯科騾子**（見伏特加，255 頁）裡的狂野乾薑，**澳洲維歐尼耶**（見白葡萄酒，131 頁）裡的香草與芬芳脂粉風味，到阿**爾薩斯灰皮諾**（白葡萄酒，133 頁）裡烘焙食物和培根脂肪的風味組成。

澳洲薑 & 小豆蔻　**薑汁啤酒**（見調酒用飲料，279 頁）和**國王薑汁香甜酒**（見草本利口酒，228 頁）在品飲筆記得到一些「檸檬味」的形容，有時甚至是薑的親戚──小豆蔻風味。澳洲薑中含有大量的檸檬醛（見詞彙表，16 頁），這種成分是檸檬果肉和一些花香香氣主要的風味來源。薑辣素（見詞彙表，17 頁）是薑的必殺成分，帶來胡椒般的衝擊，使得**月黑風高**（見蘭姆酒，210 頁）和**莫斯科騾子**（見伏特加，255 頁）讓舌頭又刺又麻。小豆蔻有著桉油醇的一陣溫意，背叛了家族的羈絆，甜薄荷和樟腦（見詞彙表，16 頁）、尤加利香調帶來花香的炫技和明亮、柑橘類的驚豔。

嫩薑 & 椴樹蜂蜜　別忘了，有皮的都會辣。嫩薑還沒長出那種粗糙、軟木似的外皮，所以刺激的成分少於皺縮的老薑。嫩薑溫和，有著鮮奶油、蘿蔔般、樟腦的風味（見詞彙表，16 頁），帶著淡淡的辛香、巴薩米克醋似的花香和果香，這歸功於賦予沒藥、橙花水香調的成分。**國王薑汁香甜酒**（見草本利口酒，228 頁）散發出嫩薑風味，背景則是椴樹蜂蜜的美妙甜味、新鮮木質、薄荷、巴薩米克醋、薄荷腦與乾草般的香調，百里香般的青味與花香香氣讓人想起超甜的**晚摘麗絲玲**、**精選麗絲玲**（見白葡萄酒，140、139 頁）與**索旬**（見甜點酒，175 頁）。

熟薑 & 榲桲　熟薑關起火辣之獸，釋放出香草般的溫和物質，給人沒那麼虐待舌頭的體驗。薑有一種花香的要素──木質、樟腦（見詞彙表，16 頁）、花香的騷動，在遇見榲桲濃郁的芬芳香調時大肆綻放。這裡說的不是淡香水風格的香水，不過榲桲確實芬芳，和

薑一樣有一絲香草味、一種柑橘類特色，以及不少的花香。紫羅蘭和香草的成分，形成**澳洲維歐尼耶**或**南非白詩楠**（見白葡萄酒，131、145 頁）中檸檬與浸漬著薑的香調標記。

乾薑 & 萊姆　薑變幻莫測，在除溼機開關之間，就像哥吉拉一樣大鬧一場。薑辣素（見詞彙表，17 頁）是薑之中刺得嘴巴發麻的成分，會因為乾燥而強化，變成特別有勁的化學物質。**莫斯科騾子**（見伏特加，255 頁）、**薑汁啤酒**（見調酒用飲料，279 頁）和**月黑風高**（見蘭姆酒，210 頁）完全用胡椒的形式來表現薑，柑橘類的神氣活氣透過一些風味物質傳來，這些風味物質可以精準地搭配**國王薑汁香甜酒**（見草本利口酒，228 頁）中萊姆的苦味柑橘類風味。多虧了茴香也有的一種茴芹味物質，萊姆中葡萄乾、雪松與松樹般的風味接觸到薑的樟腦與尤加利傾向。（見調酒譜，255、210 頁）

薑餅 & 培根油　**阿爾薩斯灰皮諾**（見白葡萄酒，133 頁）粗獷、酒感強而帶著淡淡的煙燻味，好像在酒吧裡剛點完最後一輪。以風味來看，不像聽起來那麼糟，節慶感的薑餅帶來一系列各式各樣的辛香風味，像是溫暖的肉桂、鮮奶油般的丁香、柑橘類香氣的小豆蔻、木質味的肉豆蔻、甜茴芹和蜂蜜的花香基礎。嚐起來有楓糖味的楓內酯（見詞彙表，18 頁）透過煙燻過程滲透到培根之中，帶來一種苦甜的平衡，而加熱過程也產生堅果、奶油、焦糖香氣。

飲料
Drinks

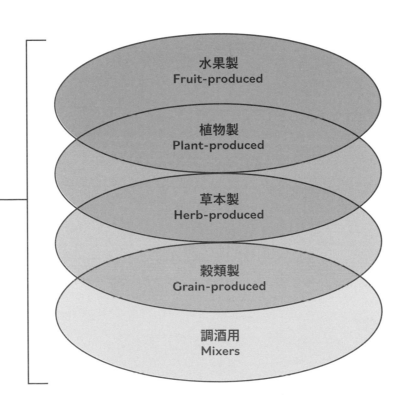

水果製
Fruit-produced

植物製
Plant-produced

草本製
Herb-produced

穀類製
Grain-produced

調酒用
Mixers

飲料 Drinks

水果製
Fruit-produced

植物製
Plant-produced

草本製
Herb-produced

穀類製
Grain-produced

調酒用
Mixers

氣泡酒 SparklingWine

英國

白中白 Blanc de Blancs

白中白比《烘焙大賽》(*Bake off*) 做司康的那一集還要美味，是白葡萄製成的氣泡酒，散發滿堂彩的鮮奶油、奶油、烘焙、核果風味，通常以夏多內為主要成分。《BJ 單身日記》(*Bridget Jones's Diary*) 女主角最愛的這種葡萄，擁有錯綜複雜的成分，調出花香柑橘類、葡萄乾與木質紫羅蘭等等香氣。風味濃烈的凝脂奶油倒在酵母於發酵過程衍生的成分那種烤麵包、烘焙香調上，被二氧化碳泡泡拽到表面，得到《烘焙大賽》主持人保羅的黃金一握。

如果你喜歡：

凝脂奶油 & 司康
(見鮮奶油香，〈墮落鮮奶油香〉，71 頁)
扁桃 & 忍冬
(見果香，〈鮮奶油果香〉，45 頁)

試試：

甜點酒： 托卡伊貴腐酒 (176 頁)
白葡萄酒： 阿爾巴利諾 (145 頁)、澳洲維歐尼耶 (131 頁)、索諾瑪海岸夏多內 (146 頁)

黑中白 Blanc de Noirs

黑葡萄釀成淡色的氣泡酒──天底下真是無奇不有。這節的主角是黑皮諾 (超難栽培的心碎葡萄) 和受人低估的同伴，莫尼耶皮諾 (Pinot Meunier)。這裡沒有收斂、單寧般澀得令人皺臉的要素，或紅色色素；我們的果皮不會和白氣泡酒接觸喔。英國黑中白都是紅蘋果的氣泡，在奶油香的布里歐許之外，有著鮮奶油、花香、漿果般的香調。酯類 (見詞彙表，17 頁) 類似紅蘋果香氣；黑皮諾裡的一種主要成分也一樣，有著果香、芬芳香調，隱約的玫瑰與蜂蜜味，和酵母發酵時形成的奶油味成分。

如果你喜歡：

皇家加拉 & 布里歐許
(見果香，〈爽脆果香〉，48 頁)
草莓 & 打發鮮奶油
(見果香，〈甜美果香〉，52 頁)
香草卡士達 & 大黃
(見鮮奶油香，〈墮落鮮奶油香〉，72 頁)

試試：

阿瑪羅： 索卡阿瑪羅餐前酒 (243 頁)
粉紅酒： 紐西蘭黑皮諾粉紅酒 (151 頁)、塔維粉紅酒 (150 頁)
氣泡酒： 粉紅香檳 (124 頁)

無年分調和氣泡酒 Non-Vintage Blend

無年分就像沒那麼昂貴的塗鴉藝術家班克斯 (Banksy)，是氣泡酒生產者的風格「標籤」。用不同年分的酒調和在一起，合情合理，不過調和出來的氣泡酒就不像特定年分調和的酒那麼高檔了。傳統氣泡酒需要兩次發酵，第一次是在酒槽裡，第二次是在瓶中，帶來酯類和萜類 (見詞彙表，17、19 頁)，具有鮮活的果香和蔬菜風味，包括青蘋果和苦鮮奶油的茴香香調。英國老家的涼爽氣候種出更酸的葡萄，賦予乾淨、精實、青味與草本風味，隨著歲月愈來愈豐富。

如果你喜歡：

茴香 & 青蘋果
〈見草本，〈蔬菜草本〉，42 頁〉

翠玉蘋果 & 檸檬
〈見見果香，〈爽脆果香〉，48 頁〉

試試：

巴西甘蔗酒：卡琵莉亞 (209 頁)
加烈酒：菲諾雪莉酒 (184 頁)
伏特加：蘋果丁尼 (252 頁)
白葡萄酒：克萊爾谷麗絲玲 (131 頁)、皮內‧皮普 (136 頁)、魯埃達維岱荷 (146 頁)、綠酒 (144 頁)

法國

微甜香檳 Champagne Demi-Sec

不試不知道——「中甜」(demi-sec) 和「微甜」(sec) 比「不甜」(brut) 更甜，然後還有「非常不甜」(extra brut) 和「無添糖」，也就是超級不甜 (super-dry) 的酒款。好啦。添糖 (見詞彙表，17 頁) 是在氣泡酒塞上瓶塞之前加入糖液，而中甜的添糖比較多，因此有著濃烈的白桃與香草鮮奶油香。天然的糖分在酒裡競爭水分，我們拔掉瓶塞時，會迫使香氣成分直接湧上我們的鼻子。糖加得愈多，衝向鼻腔的風味就愈多，中甜給了我們加強的果香和華奢的香草般烤布蕾口腔被覆。

如果你喜歡：

椰子水 & 白巧克力
〈見鮮奶油香，〈熱帶鮮奶油香〉，74 頁〉

打發鮮奶油 & 檸檬蘇打
〈見鮮奶油香，〈墮洛鮮奶油香〉，72 頁〉

白桃 & 烤布蕾
〈見果香，〈鮮奶油果香〉，46 頁〉

試試：

調酒用飲料：冰淇淋汽水 (281 頁)
蘭姆酒：椰子蘭姆酒 (211 頁)
氣泡酒：麗絲玲氣泡酒 (126 頁)
龍舌蘭酒：地獄龍舌蘭 (207 頁)
伏特加：桃子馬丁尼 (252 頁)

熟成香檳 Mature Champagne

舊酒如新——波羅的海底發現一百七十年前的氣泡酒在那裡滾來撞去，但我們的

如果你喜歡：

黑松露 & 摩卡咖啡
〈見鹹香，〈泥土鹹香〉，93 頁〉

車庫溫度波動，並不適合陳年。熟成上好氣泡酒的香氣有黑松露和摩卡咖啡，此外還有吐司、木頭煙味、烤麵包、椴棹、煙燻香草和薑餅味。酵母發酵與陳年最終會讓氣泡酒增添真菌的風味，近乎鹹香、土味與鮮味。複雜的化學反應使糖分氧化，產生含硫的物質，賦予酒飲一絲烘焙咖啡豆、巧克力和黑松露的味道。

薑餅 & 煙燻香草
（見烘焙香，〈酵母烘焙香〉，83 頁）

烤榛果 & 消化餅乾
（見烘焙香，〈堅果烘焙香〉，78 頁）

試試：

啤酒：棕色波特啤酒（257 頁）
白蘭地：VSOP 干邑白蘭地（190 頁）
穀物烈酒：芋燒酒（276 頁）
堅果利口酒：富蘭葛利（274 頁）
紅酒：教皇新堡（156 頁）
氣泡酒：年分香檳（124 頁）
威士忌：陳年日本單一麥芽威士忌（264 頁）

粉紅香檳 Rosé Champagne

任何有自尊心的粉紅香檳，標價都會比一般更高。這是因為粉紅香檳有個額外的程序——加入了葡萄皮裡的粉紅色素。黑皮諾在粉紅香檳裡到處留下風味指紋，發酵帶出果香酯類成分（見詞彙表，17 頁），另一種稱為草莓呋喃酮，見於黑皮諾葡萄裡。乳製品香氣源於接觸酵母帶來的內酯化合物（見詞彙表，18 頁），此外還有蘋果酸乳酸發酵（見詞彙表，18 頁），把酒裡的青蘋果味蘋果酸（見詞彙表，18 頁）轉化成打發鮮奶油、優格味的乳酸。

如果你喜歡：

紅寶石巧克力 & 紫羅蘭
（見甜香，〈烘烤甜香〉，65 頁）

草莓 & 打發鮮奶油
（見果香，〈甜美果香〉，52 頁）

香草卡士達 & 大黃
（見鮮奶油香，〈墮落鮮奶油香〉，72 頁）

試試：

阿瑪羅：索卡阿瑪羅餐前酒（243 頁）
紅酒：阿瑪羅內（161 頁）、格拉西亞諾（167 頁）
粉紅酒：紐西蘭黑皮諾粉紅酒（151 頁）、塔維粉紅酒（150 頁）
氣泡酒：英國黑中白（122 頁）

年分香檳 Vintage Champagne

瑪莎與凡德拉女子團唱著〈無處可逃〉（*Nowhere To Run*）的時候，唱的顯然是年分香檳。我敢打包票……應該啦。年分香檳的葡萄大多在標示的年分收成，所以無法躲在表現得比較好的年分生產的葡萄背後。無年分氣泡酒形成一致的「自家

如果你喜歡：

炸麵包丁 & 蘋果派
（見烘焙香，〈烤麵包烘焙香〉，81 頁）

盧安達咖啡 & 爆米花
（見烘焙香，〈烤麵包烘焙香〉，80 頁）

烤榛果 & 消化餅乾
（見烘焙香，〈堅果烘焙香〉，78 頁）

風格」，年分則通常比較豐富，有著像櫻桃、葡萄、萊姆的特質，藏有白巧克力味的盧安達咖啡豆和爆米花那種奶油、煎過的香氣。這些香氣來自發酵引發的物質，偶爾是接觸橡木桶桶板所致。

試試：
啤酒： 棕色波特啤酒（257 頁）
白蘭地： VSOP 干邑白蘭地（190 頁）
咖啡： 巴西（219 頁）、盧安達（222 頁）
堅果利口酒： 富蘭葛利（274 頁）
氣泡酒： 單一葡萄園卡瓦（129 頁）、熟成香檳（123 頁）

阿爾薩斯氣泡酒 Crémant d'Alsace

阿爾薩斯氣泡酒占法國氣泡酒產量的一半，主要原料是白皮諾葡萄。完全矇住眼睛，打賭你曾用蘋果米形容這種氣泡酒。更確切來說，是布拉姆利蘋果醬，有著柑橘類、奶油的一面，和隱約的肉桂味，隱含的微量甜味抵消了蘋果酸的刺激尖酸。氣泡酒中的早摘白皮諾葡萄中含有大量的酯類（見詞彙表，17 頁），帶來辛香的蘋果香調，令人不住舔嘴咂舌，而酵母不過濾熟成（見詞彙表，19 頁），又讓氣泡酒的風味組合中充滿鮮奶油、烤麵包、類似布里歐許的風味。

如果你喜歡：

布里歐許 & 布拉姆利蘋果醬
（見烘焙香，〈酵母烘焙香〉，82 頁）
法式吐司 & 檸檬香蜂草
（見烘焙香，〈烤麵包烘焙香〉，81 頁）
蘇打麵包 & 檸檬鹽
（見烘焙香，〈酵母烘焙香〉，83 頁）

試試：
蘋果酒： 布列塔尼不甜蘋果酒（201 頁）
加烈酒： 曼薩尼亞雪莉酒（185 頁）
氣泡酒： 羅亞爾河氣泡酒（125 頁）、不甜白詩楠自然氣泡酒（126 頁）
白葡萄酒： 蜜斯卡得賽弗爾與緬恩河不過濾熟成（135 頁）

羅亞爾河氣泡酒 Crémant de Loire

別太驚訝，羅亞爾河谷可不只有**桑塞爾**（見白葡萄酒，138 頁）。羅亞爾河氣泡酒在那地區蒼白的石灰華岩石間留下自己的路，品質勝過普羅賽克，價格又比香檳親民。白詩楠葡萄是這裡的主角，被視為白紙一張，等著在瓶中第二次發酵起泡，彷彿一塊檸檬香蜂草味的起泡肥皂。酵母作用從白詩楠的漿果味中激發出檸檬味的物質，堆疊在鮮奶油香的蛋白質上，得到烤麵包、新鮮奶油、蜂蜜味極濃的檸檬。

如果你喜歡：

法式吐司 & 檸檬香蜂草
（見烘焙香，〈烤麵包烘焙香〉，81 頁）
檸檬 & 新鮮西洋梨
（見果香，〈活潑果香〉，54 頁）

試試：
白蘭地： 秘魯／智利皮斯可（192 頁）
咖啡： 尼加拉瓜（221 頁）
氣泡酒： 阿爾薩斯氣泡酒（125 頁）
白葡萄酒： 南非白詩楠（145 頁）、維蒙蒂諾（143 頁）

不甜白詩楠自然氣泡酒
Pétillant Naturel Sec Chenin Blanc

我愛自然氣泡酒，但這東西太富有時代精神、覺醒的形象，是飲料版的戴眼鏡裝文青。更糟的是，自然氣泡酒被簡稱為 Pét-Na，發音是「佩特納」，這下子聽起來我只是心存批判了。這種時髦的新興飲料主要是自然發酵。自然發酵是歷史悠久的釀酒法，又稱「祖傳法」（méthode ancestrale），讓氣泡酒有種接近蘋果酒、質樸、微甜的刺激。不甜氣泡酒 (Pét-Sec) 更不甜，很合我的胃口，而且把這種風味組合表現得更完美。不甜詩楠自然氣泡酒是天然酵母單一發酵，在發酵完全之前喊停，散發醃檸檬和蘇打麵包的精實風格，酒精含量更低。

如果你喜歡：

布里歐許 & 布拉姆利蘋果醬
（見烘焙香，〈酵母烘焙香〉，82 頁）

法式吐司 & 檸檬香蜂草
（見烘焙香，〈烤麵包烘焙香〉，81 頁）

蘇打麵包 & 檸檬鹽
（見烘焙香，〈酵母烘焙香〉，83 頁）

試試：

蘋果酒：布列塔尼不甜蘋果酒（201 頁）
加烈酒：曼薩尼亞雪莉酒（185 頁）
氣泡酒：阿爾薩斯氣泡酒（125 頁）、羅亞爾河氣泡酒（125 頁）
白葡萄酒：蜜斯卡得賽弗爾與緬恩河不過濾熟成（135 頁）

德國

麗絲玲氣泡酒 Riesling Sekt

可不要隨便邀人來點「sekt」，以免發音引起誤會；也許稱之為「德國氣泡酒」就好。如果真要邀人喝，麗絲玲氣泡酒是個好選擇，而不是在德國暢飲的那種很基本很普通的氣泡酒。大家都叨唸著麗絲玲裡的煤油味；這味道來自於接觸陽光、發酵活化的一種成分。不過熟成剛好的時候，能引出其中檸檬、蘋果與桃子風味的那一面。由於麗絲玲中的芳香化合物比夏多內或黑皮諾更多，瓶中發酵把餅乾似的特質轉變成了檸檬冰淇淋汽水的泡沫。

如果你喜歡：

翠玉蘋果 & 檸檬
（見果香，〈爽脆果香〉，48 頁）

打發鮮奶油 & 檸檬蘇打
（見鮮奶油香，〈墮落鮮奶油香〉，72 頁）

試試：

巴西甘蔗酒：卡琵莉亞（209 頁）
氣泡酒：英國無年分氣泡酒（123 頁）
龍舌蘭：地獄龍舌蘭（207 頁）
伏特加：蘋果丁尼（252 頁）、桃子馬丁尼（252 頁）
白葡萄酒：克萊爾谷麗絲玲（131 頁）、皮內‧皮普（136 頁）、綠酒（144 頁）。

義大利

貝里尼 Bellini

我總是說，要是海明威滿意，我保證滿意。我們都知道海明威老爹在貝里尼誕生之地——威尼斯的哈利酒吧，比較可能暢飲馬丁尼而不是貝里尼（也可能兩種都喝）。以風味來看，經典的貝里尼調酒是以花香與桃子鮮奶油香的氣泡，結合普羅賽克的天然花香，和桃子果泥中主要的內酯成分（見詞彙表，18頁）、γ–癸內酯（見詞彙表，17頁）的蜂蜜、鮮奶油香、堅果芬芳，這些都囊括在香草風味的冰淇淋汽水中。

如果你喜歡：

香緹鮮奶油 & 黃桃
（見甜香，〈鮮奶油甜香〉，61頁）

冰淇淋汽水 & 威廉斯梨
（見鮮奶油香，〈墮落鮮奶油香〉，72頁）

接骨木花 & 黃桃
（見花香，〈果花香〉，25頁）

桃花 & 冰淇淋汽水
（見花香，〈柔和花香〉，30頁）

試試：

水果利口酒：桃子馬丁尼（196頁）
調酒用飲料：冰淇淋汽水（281頁）
氣泡酒：普羅賽克（128頁）
伏特加：桃子馬丁尼（252頁）
威士忌：南方安逸香甜酒（268頁）

調
酒
譜

貝里尼（水果製飲料，氣泡酒，普羅賽克）

- 桃子果泥　　60ml
- 桃子利口酒　10ml
- 檸檬汁　　　5ml
- 普羅賽克（適量）

桃子果泥（不是我們親手做的！）、桃子利口酒和檸檬汁加冰一起搖盪，然後過濾加入已有半杯普羅賽克的香檳杯。簡單吧。

特選凡嘉果塔 Franciacorta Riserva

我沒有年齡歧視，不過義大利理想的香檳，需要經過很長的時間才能稱得上特選。這裡說的是加入酵母裝在瓶裡六十個月（以上），從氣泡的角度看，好像一輩子那麼長。凡嘉果塔以夏多內為主的果汁就是在這時得到烘焙佛卡夏、綠橄欖、鹽漬蘋果和辛香的西洋梨皮風味。瓶中發酵會逐漸除去新鮮水果的香氣，取而代之的是

如果你喜歡：

佛卡夏 & 西洋梨皮
（見烘焙香，〈酵母烘焙香〉，83頁）

烤榛果 & 消化餅乾
（見烘焙香，〈堅果烘焙香〉，78頁）

試試：

啤酒：棕色波特啤酒（257頁）
白蘭地：VSOP干邑白蘭地（190頁）
堅果利口酒：富蘭葛利（274頁）

酒持續接觸酵母而強化的鹹香。死去的酵母菌細胞會產生蛋白質和胺基酸，使得凡嘉果塔有股義大利職人麵包店的味道。

橘葡萄酒：喬治亞橘葡萄酒（147 頁）
西洋梨酒：年分西洋梨酒（201 頁）
氣泡酒：熟成香檳（123 頁）、年分香檳（124 頁）

阿斯提蜜思嘉 Moscato d'Asti

饒舌歌手傑斯（Jay-Z）、肯恩（Kanye）和德瑞克（Drake）大撂關於你的歌詞，你就正式登臺了。說的不是我，是阿斯提蜜思嘉；可別和原本名叫「阿斯提微甜」的氣泡酒弄混了。淡淡的微氣泡與蜂蜜味，加上強烈的熱帶水果情懷與花店的香調，白蜜思嘉（Moscato Bianco）含有的芬芳萜類成分高於其他葡萄，又像木瓜一樣，造成招牌麝香、柑橘類與薰衣草香氣的化學物質的，正是沉香醇（見詞彙表，18 頁）。「阿斯提法」（metodo asti）是在密封的槽中單次發酵，散發撲鼻的新鮮木瓜、葡萄和薰衣草蜂蜜香調。

如果你喜歡：

橙花 & 蜂蜜
（見花香，〈柔和花香〉，29 頁）
木瓜 & 薰衣草蜂蜜
（見果香，〈熱帶果香〉，53 頁）

試試：

咖啡：秘魯（222 頁）
水果利口酒：庫拉索橙皮酒（195 頁）
琴酒：櫻花蜂之膝調酒（246 頁）
調酒用飲料：可口可樂（281 頁）
威士忌：金盃蜂蜜香甜酒（265 頁）

普羅賽克 Prosecco

格列拉（Glera）是普羅賽克的頭號葡萄，我總覺得聽起來像《女巫前傳》（Wicked）音樂劇裡的好女巫。普羅賽克有趣、新鮮又活力四射，和更昂貴的酒比起來更單純俐落，除了偶爾啜飲「特級 DOGG」之外，我們通常都是牛飲簡樸的東西。普羅賽克的果香即時泡沫是用「酒槽」或「密閉酒桶」製造法（見詞彙表，16 頁）產生的，二次發酵不是在酒瓶裡，而是在密閉的加壓槽裡進行。這種做法非常適合保留格列拉的香氣物質，賦予儘早飲用、微甜、威廉斯梨和冰淇淋汽水的香調，與較脆弱、超脫重力的氣泡，不會被酵母熟成的複雜度拖垮。

如果你喜歡：

柑橘類蜂蜜 & 夏朗德型甜瓜
（見甜香，〈花朵甜香〉，63 頁）
冰淇淋汽水 & 威廉斯梨
（見鮮奶油香，〈墮落鮮奶油香〉，72 頁）
白桃 & 烤布蕾
（見果香，〈鮮奶油果香〉，46 頁）

試試：

水果利口酒：蜜多麗（198 頁）
調酒用飲料：冰淇淋汽水（281 頁）
氣泡酒：微甜香檳（123 頁）
白葡萄酒：精選麗絲玲（139 頁）、恭德里奧（134 頁）、南非白詩楠（145 頁）

西班牙

卡瓦氣泡酒 Cava Brut Nature

你發過沒開濾鏡的照片嗎？不添糖對氣泡酒的影響就是那樣。添糖（見詞彙表，17頁）通常是裝上瓶塞之前加入瓶裡。少了柔焦的糖液，卡瓦氣泡酒極不甜的氣泡嘗起來有烤甜點、杏桃和義大利李的風味。瓶中再發酵，匆忙產生奶油與類似烘焙的物質，因此有烘焙酥皮捲的風味。酵母分解糖，因而產生麵團香氣，釋放出甜美麵包香調，與酒渣接觸（見詞彙表，19頁）帶來的鮮奶油與軟質乾酪、杏桃和義大利李香調十分契合。

如果你喜歡：

杏桃酥皮捲 & 義大利李
（見烘焙香，〈酵母烘焙香〉，82頁）
茴香 & 青蘋果
（見草本，〈蔬菜草本〉，42頁）
翠玉蘋果 & 檸檬
（見果香，〈爽脆果香〉，48頁）

試試：

巴西甘蔗酒：卡琵莉亞（209頁）
加烈酒：菲諾雪莉酒（184頁）
氣泡酒：英國無年分氣泡酒（123頁）、麗絲玲氣泡酒（126頁）
伏特加：蘋果丁尼（252頁）
白葡萄酒：克萊爾谷麗絲玲（131頁）、皮內·皮普（136頁）、魯埃達維岱荷（146頁）、綠酒（144頁）

單一葡萄園卡瓦 Cava de Paraje

所以這是卡瓦系列的什麼？Paraje可以翻譯為「精英」、「白金標準」，更明確地說來，是「卡瓦地方」。單一葡萄園卡瓦沒有太粗糙，熟成比較久，葡萄藤比較老，酒是年分酒——知道重點了吧。這做法大大改寫了風味的局勢；氣泡酒不過濾熟成愈久（等於和死去的酵母菌在一起愈久，見詞彙表，19頁），複雜度就愈高。清新、蘋果味的酯類（見詞彙表，17頁）換成了烹煮辛香的香調，散發燉蘋果和茴芹風味，帶了一絲尤加利和炸麵包丁的香調。

如果你喜歡：

布里歐許 & 布拉姆利蘋果醬
（見烘焙香，〈酵母烘焙香〉，82頁）
炸麵包丁 & 蘋果派
（見烘焙香，〈烤麵包烘焙香〉，81頁）

試試：

蘋果酒：布列塔尼不甜蘋果酒（201頁）
加烈酒：曼薩尼亞雪莉酒（185頁）
氣泡酒：阿爾薩斯氣泡酒（125頁）、不甜白詩楠自然氣泡酒（126頁）、年分香檳（124頁）

白葡萄酒 White Wine

阿根廷

托隆蒂斯 Torrontés

葡萄酒狂熱者放輕鬆、洗個澡吧，我在花香那一節也談過托隆蒂斯了。這種芬芳的葡萄專門釀出花香風格的酒嗎？當然了。其中的玫瑰花瓣和茉莉的招牌特色，靠的是玫瑰氧化物等等芳香物質。杜松含有香葉醇（見詞彙表，17 頁），因此也有花香的要素，一股柑橘類和松樹般的特質，反映了托隆蒂斯中的一種樹脂成分。高海拔的托隆蒂斯呈現獨特的清涼、薄荷、草本特質，閃現檸檬皮的木質柑橘類香氣。

如果你喜歡：

檸檬皮 & 杏桃
（見果香，〈活潑果香〉，55 頁）
玫瑰 & 紫羅蘭
（見花香，〈濃烈花香〉，27 頁）
綠薄荷 & 杜松
（見草本，〈薄荷草本〉，39 頁）

試試：

花朵利口酒：紫羅蘭香甜酒（225 頁）
加烈酒：遲裝瓶波特酒（181 頁）、白波特通寧（182 頁）
草本利口酒：女巫利口酒（231 頁）
紅酒：黑阿沃拉（165 頁）
茶：紫錐花茶（219 頁）
白葡萄酒：綠維特利納（132 頁）

澳洲

夏多內 Chardonnay

我記得「ABC 運動」（ABC Club，anything but Chardonnay）──只要不是夏多內都好。那可是一九九〇年代的取消文化。我們厭煩了把橡木屑鏟進巨大網袋裡、浸泡到科學怪酒中，造成烤麵包香的奶油炸彈，於是隨波逐流。不過今非昔比；審慎運用橡木桶，能為夏多內帶來辛香、煙燻、香草香調，融化奶油的香氣則歸功於蘋果酸乳酸發酵（見詞彙表，18 頁），這過

如果你喜歡：

扁桃 & 忍冬
（見果香，〈鮮奶油果香〉，45 頁）
融化奶油 & 檸檬卡士達
（見鮮奶油香，〈奶油鮮奶油香〉，71 頁）

試試：

甜點酒：托卡伊貴腐酒（176 頁）
氣泡酒：英國白中白（122 頁）
白葡萄酒：阿爾巴利諾（145 頁）、阿爾薩斯格烏茲塔明娜（133 頁）、澳洲維歐尼耶（131 頁）、索諾瑪海岸夏多內（146 頁）

程會把尖酸的蘋果酸（見詞彙表，18 頁）分解成帶乳香的乳酸。產生的一種成分恰好形成真正奶油的基礎，把檸檬般的鋒芒軟化成檸檬醬的綿密巔峰。

克萊爾谷麗絲玲 Clare Valley Riesling

涼爽氣候的葡萄酒現在正火熱。這話說得通嗎？澳洲其實不算冷，不過高海拔地區（例如克萊爾谷）能孕育麗絲玲別緻的酸。麗絲玲的風味應有盡有——新酒裡有著純淨、礦物味、令人口水直流的酸，花香分芳、柑橘類和青蘋果，隨著陳年而增添蜂蜜、烤麵包、煙燻和汽油香調。比較新的酒通常接近翠玉蘋果、檸檬和茴香的風味標記，這要歸功於酵母帶來的成分、葡萄衍生的酯類和萜類（見詞彙表，17、19 頁），才能擁有柑橘類、青蘋果、青草、草本的香調。

如果你喜歡：

茴香 & 青蘋果
（見草本，〈蔬菜草本〉，42 頁）
翠玉蘋果 & 檸檬
（見果香，〈爽脆果香〉，48 頁）

試試：

巴西甘蔗酒：卡琵莉亞（209 頁）
加烈酒：菲諾雪莉酒（184 頁）
氣泡酒：卡瓦氣泡酒（129 頁）、英國無年分氣泡酒（123 頁）、麗絲玲氣泡酒（126 頁）
伏特加馬丁尼：蘋果丁尼（252 頁）
白葡萄酒：皮內・皮普（136 頁）、魯埃達（146 頁）、綠酒（144 頁）

維歐尼耶 Viognier

我們隨著《飛天巨桃歷險記》（*James and the Giant Peach*）進入維歐尼耶的風味思維。維歐尼耶這種紅酒的桃子味十足，是享樂主義者的樂園，充滿核果、芬芳楹棒、忍冬和薑的味道。真相時刻：科學還沒完全了解核果類要素錯綜複雜的成分，不過一般認為是接觸酵母帶來的鮮奶油香內酯（見詞彙表，18 頁）造成的濃烈結合，和維歐尼耶花果香的萜類（見詞彙表，19 頁）十分契合，這些萜類也見於葡萄皮中。

如果你喜歡：

熟薑 & 楹棒
（見辛香，〈活潑辛香〉，115 頁）
扁桃 & 忍冬
（見果香，〈鮮奶油果香〉，45 頁）

試試：

甜點酒：托卡伊貴腐酒（176 頁）
氣泡酒：英國白中白（122 頁）
白葡萄酒：阿爾巴利諾（145 頁）、阿爾薩斯格烏茲塔明娜（133 頁）、澳洲維歐尼耶（131 頁）、澳洲夏多內（130 頁）、索諾瑪海岸夏多內（146 頁）

奧地利

綠維特利納 Grüner Veltliner

有些粉絲把綠維特利納簡稱為綠維 (Grü-Vee)，澄清一下，我這個粉絲可不這麼做。綠維特利納是辛香味比較重的白蘇維濃，含有一種天然的高濃度成分——莎草薁酮 (見詞彙表，19 頁)，因此有那種惡名昭彰的白胡椒衝擊。莎草薁酮是葡萄酒中氣味最強烈的成分之一，存在於葡萄皮和胡椒、迷迭香、百里香和羅勒等芳香植物的精油中。綠維特利納離經叛道的尖銳酸味讓我想起金冠蘋果柔和蘋果酸的口感，只是立刻被鮮奶油、蜂蜜的風格填補了。

如果你喜歡：

金冠蘋果 & 白胡椒
(見果香，〈爽脆果香〉，47 頁)

金褐蘋果 & 西洋梨
(見果香，〈爽脆果香〉，47 頁)

檸檬皮 & 杏桃
(見果香，〈活潑果香〉，55 頁)

試試：

蘋果酒：英國祖傳蘋果酒 (176 頁)
加烈酒：白波特通寧 (182 頁)
白葡萄酒：古典索維亞 (143 頁)、索諾瑪海岸夏多內 (146 頁)、托隆蒂斯 (130 頁)

英國

巴克斯甜酒 Bacchus

解構英國的招牌葡萄，就像為印象派畫家的畫作拍 3D 影像一樣。不過如果是莫內的話，我就拍……不好意思，爛笑話。回頭來聊巴克斯甜酒。巴克斯甜酒常常被宣揚為最接近馬爾堡白蘇維濃的英國酒，這宣傳不錯，因為巴克斯甜酒和馬爾堡白蘇維濃都富含芳香化合物，這些物質在比較涼爽的氣候裡可以保存，在發酵過程會增加。這些物質構成接骨木花、醋栗到哈蜜瓜等等食物，像酵母品系這樣的因素，在完成的品飲筆記中扮演了某種角色。

如果你喜歡：

接骨木花 & 洋香瓜
(見花香，〈果香花香〉，24 頁)

香茅 & 木瓜
(見辛香，〈芬芳辛香〉，106 頁)

試試：

水果利口酒：哈蜜瓜落球 (197 頁)、蜜多麗 (198 頁)
調酒用飲料：接骨木花水 (278 頁)
清酒：純米吟釀 (261 頁)
白葡萄酒：馬爾堡白蘇維濃 (144 頁)、佩薩克－雷奧良 (135 頁)

法國

阿爾薩斯格烏茲塔明娜
Alsace Gewürztraminer

格烏茲塔明娜的風味，彷彿絢麗的鋼琴家
李伯拉斯（Liberace）休息室的需求清單。
荔枝上撒著玫瑰花瓣，佐以土耳其軟糖、
冉冉燻香，以及忍冬、柑橘類、桃子、芒
果、乾燥的香草包和甜辛香料。是啊，你
「格烏茲塔」的時候其實很清楚，鼻子會
嗅到切爾西花展的香氣，熱鬧騰騰。玫瑰
氧化物是玫瑰和荔枝共同的關鍵成分，讓
玫瑰和荔枝都籠罩在脂粉香氣的感官羽毛
披肩裡。沉香醇（見詞彙表，18 頁）用木
質香調和隱含的淡淡煙燻、辛香、堅果、
柑橘類苦味，平衡了誇張的玫瑰。

如果你喜歡：

扁桃 & 忍冬
（見果香，〈鮮奶油果香〉，45 頁）

蜂巢太妃糖 & 土耳其軟糖
（見甜香，〈焦甜〉，60 頁）

玫瑰
（見花香，〈濃烈花香〉，25 頁）

試試：

甜點酒：路斯格蘭麝香甜酒（173 頁）、托卡伊
貴腐酒（176 頁）
氣泡酒：英國白中白（122 頁）
白葡萄酒：阿爾巴利諾（145 頁）、澳洲維歐尼
耶（131 頁）、索諾瑪海岸夏多內（146 頁）

阿爾薩斯灰皮諾 Alsace Pinot Gris

灰皮諾就像小貴族胡作非為，是貴族世
家的變異複製人。問題重重，有著苦味的
傾向，不對的人覺得有點「興致缺缺」，
加上可能變得厚重、醉醺醺又帶煙燻
味，聽起來像白雪公主沒那麼迪士尼親
切化的小矮人。阿爾薩斯讓這隻不合群
的黑羊發揮了潛力，涼爽的氣候減弱了
好勝的香調，在這微香的葡萄品種呈現
出溫暖的丁香椴樹、肉桂粉薑餅香調。灰
皮諾的夏威夷果般豐裕與煙燻的風格，
反映了煎培根油時撲面而來的酚類刺鼻
甜味（見詞彙表，18 頁）。

如果你喜歡：

薑餅 & 培根油
（見辛香，〈活潑辛香〉，116 頁）

夏威夷果 & 柑橘類蜂蜜
（見烘焙香，〈堅果烘焙香〉，78 頁）

試試：

蘋果酒：英國祖傳蘋果酒（200 頁）
加烈酒：優級特選瑪薩拉甜酒（179 頁）
白葡萄酒：安維利諾的菲亞諾（141 頁）、普里
尼－蒙哈榭（137 頁）

夏布利 Chablis

「我對夏布利又愛又恨」這樣的矛盾修辭完全合理；夏布利可說是最純粹的夏多內。少了橡木干擾，涼爽氣候的夏多內彷彿新割草味、柑橘類與白花的高山湖泊，加上一絲燧石點火味。相關的敘述詞有「輕薄」、「辛辣」、「澀」、「燧石味」，在在指向難以捉摸的礦物味。左岸夏布利的清新、活潑、燧石、石頭、粉筆、煙燻、滋味、海洋生物的刺激，部分是葡萄上酵母的交互作用活化的硫化物成分。

如果你喜歡：

海灘卵石 & 百里香
（見礦物味，〈海洋礦物味〉，98 頁）
燧石 & 檸檬香蜂草
（見礦物味，〈海洋礦物味〉，100 頁）

試試：

調酒用飲料：維奇嘉泰蘭（280 頁）
紅酒：內雷洛馬斯卡雷瑟（164 頁）
茶：抹茶（218 頁）
白葡萄酒：阿希爾提可（140 頁）、加維（141 頁）、蜜斯卡得賽弗爾與緬恩河不過濾熟成（135 頁）、普依芙美（136 頁）、普里尼－蒙哈榭（137 頁）、桑塞爾（138 頁）

恭德里奧 Condrieu

通往地獄之路，顯然是維歐尼耶鋪成的。誰想得到呢？英國搖滾藍調歌手克里斯·里亞（Chris Rea）就想得到，他發行了〈地獄之路〉（The Road to Hell，拉丁文是 via Gehennae），我覺得寫的是種植維歐尼耶宛如噩夢。恭德里奧是最奢華版的維歐尼耶，掛著同名的隆河頭銜，是上好的白葡萄酒，大約三年之後就會呈現出酸度低、高酒精的模式，所以需要即早飲用。葡萄中的萜類帶來蜂蜜與瓜果風味，陳年時死去的酵母菌會強化這些風味，而維歐尼耶果皮中的酚類（見詞彙表，18 頁）又帶來油質的口感。

如果你喜歡：

柑橘類蜂蜜 & 夏朗德型甜瓜
（見甜香，〈花朵甜香〉，63 頁）
橙花 & 蜂蜜
（見花香，〈柔和花香〉，29 頁）

試試：

咖啡：秘魯（222 頁）
水果利口酒：庫拉索橙皮酒（195 頁）、蜜多麗（198 頁）
琴酒：櫻花蜂之膝調酒（246 頁）
氣泡酒：阿斯提蜜思嘉（128 頁）、普羅賽克 DOCG（128 頁）
威士忌利口酒：金盃蜂蜜香甜酒（265 頁）
白葡萄酒：精選麗絲玲（139 頁）、南非白詩楠（145 頁）

梅索白葡萄酒 Meursault

記得「頂尖王牌」（Top Trumps）這種卡牌遊戲嗎？勃根地的伯恩丘區（Côte de Beaune）囊括了普里尼、玻瑪（Pommard）之類的地方，勝過了其他所有的夏多內產

如果你喜歡：

卡士達 & 堅果糖
（見鮮奶油香，〈墮落鮮奶油香〉，72 頁）
茉莉花 & 榛果
（見花香，〈甜美花香〉，31 頁）

區。梅索白葡萄酒被視為白勃根地風格的巔峰，宛如瓶中的香氣音樂會，散發茉莉花的高昂香調，襯托著油潤、鮮奶油般帶堅果糖風味的和聲。胺基酸和橡木桶接觸產生的物質發生反應之後，產生榛果風味。其中一種也是堅果糖中的主要成分，會在精煉過程 (見詞彙表，16 頁) 裡浮現。

蜜斯卡得賽弗爾與緬恩河不過濾熟成
Muscadet Sèvre-et-Mains Sur Lie

別忘了，「中性」不表示就「無聊」，蜜斯卡得是用勃根地香瓜 (Melon de Bourgogne) 釀成，這名字取得令人混淆，其實和瓜果沒關係，而是葡萄的品種。我們在酒標上看到「賽弗爾與緬恩河」，這些小溪蜿蜒流過蜜斯卡得區，不過我們的重點其實是「不過濾熟成」。不過濾熟成 (見詞彙表，19 頁) 是指槽中懸浮著大功告成的酵母菌，還有葡萄皮與果肉的碎渣。接觸酒渣，會因為酵母分解時釋放出蛋白質與脂肪酸，使酒中發展出綿密的複雜度，在原本嚐起來中性的葡萄酒中，加上柑橘類與鹹味，以及扎刺感 (pétillance) 那種卵石般的刺激。

佩薩克－雷奧良 Pessac-Leognan

知名的白波爾多酒莊老闆把自己比喻為「咬到你屁股就不放了」的狗，他形容的也可能是格拉夫地區 (Graves) 的一般白葡萄酒。白蘇維濃和榭密雍 (Semillon) 葡萄是白波爾多酒的超級雙人組，釀出的酒更飽滿、適合佐餐，主要風味成分展現了

夏威夷果 & 柑橘類蜂蜜
(見烘焙香，〈堅果烘焙香〉，78 頁)

試試：

波本酒：蛋酒 (269 頁)
蘋果酒：英國祖傳蘋果酒 (200 頁)
加烈酒：優級特選瑪薩拉甜酒 (179 頁)
威士忌：貝禮詩奶酒 (262 頁)
白葡萄酒：阿爾薩斯灰皮諾 (133 頁)、安維利諾的菲亞諾 (141 頁)、普里尼－蒙哈榭 (137 頁)

如果你喜歡：

海灘卵石 & 白里香
(見礦物味，〈海洋礦物味〉，98 頁)
蘇打麵包 & 檸檬鹽
(見烘焙香，〈酵母烘焙香〉，83 頁)

試試：

紅酒：內雷洛馬斯卡雷瑟 (164 頁)
氣泡酒：阿爾薩斯氣泡酒 (125 頁)、不甜白詩楠自然氣泡酒 (126 頁)
茶：抹茶 (218 頁)
白葡萄酒：阿希爾提可 (140 頁)

如果你喜歡：

檸檬花 & 海霧
(見花香，〈柔和花香〉，29 頁)
香茅 & 木瓜
(見辛香，〈芬芳辛香〉，106 頁)

試試：

白葡萄酒：阿爾巴利諾 (145 頁)、巴克斯甜酒

木瓜般、香甜、熱帶、麝香的氣息,這些風味是在發酵時活化,保存方式是伴隨死亡酵母菌的勃根地陳年,也就是不過濾熟成法(見詞彙表,19 頁)。香茅的柑橘香調和草本風格重現在榭密雍葡萄的風味化學中,在發酵過程中因為酵母而強化。

(132 頁)、格里洛(142 頁)、馬爾堡白蘇維濃(144 頁)、古典索維亞(143 頁)、綠酒(144 頁)

皮內・皮普 Picpoul de Pinet

皮普是新的蜜斯卡得,蜜斯卡得是新的桑塞爾;桑塞爾曾是新的夏布利,後來被綠維特利納取代了;而綠維特利納也曾經是新的阿爾巴利諾。我沒搞錯吧?注意皮普有著令人舔嘴的青蘋果、柑橘類和碘鹽風味,比較輕鬆。皮普(picpoul)的意思正是「嘴唇發麻」。好吧,其實不是沒警告過我們。狡猾的皮普栽培者靠著精明的花招(例如在涼爽的夜晚收成),保留微苦、醃檸檬般、海水植物味的裙帶菜和海葡萄的濃郁;來源是皮普漿果中的海洋鹽風味物質。

如果你喜歡:

乾裙帶菜 & 醃優利卡檸檬
(見礦物味,〈植物礦物味〉,101 頁)
翠玉蘋果 & 檸檬
(見果香,〈爽脆果香〉,48 頁)
海葡萄 & 奇異果
(見礦物味,〈植物礦物味〉,102 頁)

試試:

巴西甘蔗酒:卡琵莉亞(209 頁)
氣泡酒:卡瓦氣泡酒(129 頁)、英國無年分氣泡酒(123 頁)、麗絲玲氣泡酒(126 頁)
茶:綠茶(215 頁)
伏特加:蘋果丁尼(252 頁)
白葡萄酒:克萊爾谷麗絲玲(131 頁)、綠酒(144 頁)

普依芙美 Pouilly Fumé

把酒像嫌犯指認一樣排成一排,不難聞出哪個是白蘇維濃。白蘇維濃一貫的漿果味,標準得令人安心。大部分的葡萄都有五花八門的化物成分,神似我們熟悉的各種風味,只是各自和最終的成品毫無相似之處。白蘇維濃卻有著明確的青椒成分,甜椒吡(見詞彙表,19 頁)。羅亞爾河普依芙美的其他經典風味還有葡萄柚、修剪青草和冒煙的砲銅,這些風味來自葡萄皮中的成分,和酵母菌反應之後,變幻出神奇的風味魔法。

如果你喜歡:

燧石 & 檸檬香蜂草
(見礦物味,〈海洋礦物味〉,100 頁)
青椒 & 新割草味
(見草本,〈甜美草本〉,40 頁)
砲銅 & 葡萄柚
(見礦物味,〈岩石礦物味〉,100 頁)

試試:

調酒用飲料:維奇嘉泰蘭(280 頁)
紅酒:加雅客(158 頁)
白葡萄酒:夏布利(134 頁)、加維(141 頁)、普里尼－蒙哈榭(137 頁)、桑塞爾(138 頁)

普里尼－蒙哈榭 Puligny Montrachet

在實境秀《嬌妻》（Housewives）系列裡，伯恩丘幾乎是比佛利山的同義詞，普里尼－蒙哈榭則對鬧劇不屑一顧。好吧，普里尼－蒙哈榭堪稱夏多內葡萄在世上最完美的展現，這樣也是情有可原。從風味來看，普里尼有著蜂蜜、柑橘類、油潤的夏威夷果的胸襟，比較少水果的鋪張，比較是豐裕與礦物、幼犬般能量之間的二分法。發酵時，硫化物帶來燧石礦物味，其他物質則帶來玫瑰與檸檬香蜂草的香調。陳年的普里尼也靠著產牛的一種物質，展現淋著蜂蜜的夏威夷果姿態。

如果你喜歡：

燧石 & 檸檬香蜂草
（見礦物味，〈海洋礦物味〉，100 頁）

夏威夷果 & 柑橘類蜂蜜
（見烘焙香，〈堅果烘焙香〉，78 頁）

試試：

蘋果酒：英國祖傳蘋果酒（200 頁）
加烈酒：優級特選瑪薩拉甜酒（179 頁）
調酒用飲料：維奇嘉泰蘭（280 頁）
白葡萄酒：阿爾薩斯灰皮諾（133 頁）、夏布利（134 頁）、安維利諾的菲亞諾（141 頁）、加維（141 頁）、梅索白葡萄酒（134 頁）、普依芙美（136 頁）、桑塞爾（138 頁）

赫伊白蘇維濃 Reuilly Sauvignon Blanc

請聽我娓娓道來。我不是要拿赫伊白蘇維濃和貝類拉麵相比，我追求的是微微的牡蠣味。赫伊的葡萄藤和夏布利與桑塞爾一樣生長在啟莫里階黏土中（Kimmeridgian clay），這種黏土可說是由粉碎的牡蠣殼化石組成。其中穿插著　絲柑橘海水味、鮮奶油香的牡蠣肉與粉筆般的貝殼味，是偶然嗎？很可能，因為某些酵母菌品系嚐起來有貝類的味道，發酵強化的鹹味鹹香成分特質盡在其中。不過我們還是用比較浪漫的版本好了……

如果你喜歡：

新割草味 & 椴檸
（見草本，〈草味草本〉，37 頁）

太平洋大牡蠣 & 梅爾檸檬
（見礦物味，〈海洋礦物味〉，98 頁）

海浪浪沫 & 麵包麵團
（見礦物味，〈海洋礦物味〉，99 頁）

試試：

清酒：純米清酒（261 頁）
雪莉酒：菲諾雪莉酒（184 頁）、曼薩尼亞（185 頁）
伏特加：血腥凱薩（250 頁）
白葡萄酒：桑塞爾（138 頁）

胡珊 Roussanne

史汀（Sting）唱的如果是「胡珊，點亮妳的紅燈」，或許還切中要點。胡珊（Roussanne）的字源是法文的 roux（紅色），指的是葡萄的鏽紅色。不過胡珊常和馬珊和維歐尼耶同臺，感覺我們好像把史汀帶離警察樂團

如果你喜歡：

金褐蘋果 & 西洋梨
（見果香，〈爽脆果香〉，47 頁）

茉莉花 & 丁香
（見花香，〈甜美花香〉，31 頁）

茉莉花 & 杏桃
（見花香，〈甜美花香〉，30 頁）

(The Police) 了。單飛之後,我們就有機會純粹欣賞胡珊的茉莉、杏桃和丁香般的風味組成。說到維歐尼耶,這種酒常被人誤認為胡珊,不過我不確定哪個會覺得到恭維,因為胡珊偏向風味光譜比較泥土味、粗野的那一邊。

試試:

蘋果酒:英國祖傳蘋果酒 (200 頁)
粉紅酒:普羅旺斯粉紅酒 (149 頁)
白葡萄酒:綠維特利納 (132 頁)、古典索維亞 (143 頁)、索諾瑪海岸夏多內 (146 頁)

桑塞爾 Sancerre

以本質而言,桑塞爾是白蘇維濃朝聖者的露德聖母朝聖地 (Lourdes),是虔誠信徒的心靈故鄉。羅亞爾河的這個葡萄酒重點產區激起草味、椴椿、茴芹、忍冬到萊姆、葡萄柚和檸檬醬的種種風味,所以我就選出最有衝擊性的,以免在這一節花太多時間。羅亞爾河的涼爽氣候在葡萄皮成分中帶來青味、草味的風味,另一種化學物質則有椴椿風味,濃度更高會變成蘆筍的味道。夏布利是桑塞爾隔壁同片土壤所生的姊妹,靠著發酵時產生的一種煙燻味推波助瀾,也有燧石點火的香氣關聯。

如果你喜歡:

新割草味 & 椴椿
(見草本,〈草味草本〉,37 頁)
燧石 & 檸檬香蜂草
(見礦物味,〈海洋礦物味〉,100 頁)
茉莉花 & 杏桃
(見花香,〈甜美花香〉,30 頁)

試試:

調酒用飲料:維奇嘉泰蘭 (280 頁)
皮斯可:秘魯皮斯可 (192 頁)
白葡萄酒:夏布利 (134 頁)、加維 (141 頁)、普依芙美 (136 頁)、普里尼－蒙哈榭 (137 頁)

黃葡萄酒 Vin Jaune

黃葡萄酒是法國對榴槤的回應。榴槤這種「水果之王」嚐起來像細香蔥和糖霜。黃葡萄酒矮胖的克拉夫蘭瓶 (見詞彙表,16 頁) 裡的風味訊息傳遞混亂,所以這是很恰當的類比。黃葡萄酒製作方式類似雪莉酒,材料是晚摘的薩瓦涅葡萄,在雪莉酒似的一層酵母菌下陳年六年之後撥雲見日,有著矛盾的開心果、松樹、萊姆、棉花糖、大骨高湯、麵包,甚至海草香調。風味主要是由蘋果醋風味的物質,以及氧化陳年產生的堅果、焦糖風味內酯塑造而成。

如果你喜歡:

開心果 & 萊姆
(見烘焙香,〈堅果烘焙香〉,78 頁)
烤栗子 & 碰傷蘋果
(見烘焙香,〈堅果烘焙香〉,78 頁)

試試:

加烈酒:菲諾雪莉酒 (184 頁)
橘葡萄酒:喬治亞橘葡萄酒 (147 頁)
白葡萄酒:加維 (141 頁)
蘋果酒:木桶陳年蘋果酒 (200 頁)
穀物烈酒:芋燒酒 (276 頁)
蘭姆酒:農業白蘭姆酒 (214 頁)

德國

精選麗絲玲 Auslese Riesling

麗絲玲熟成的表現堪稱上好的葡萄酒；這也合情合理，因為麗絲玲確實是上好葡萄酒。其實，麗絲玲的酸度和糖分含量天生很高，所以在所有白葡萄中，最有陳年潛力。精選（Auslese，講究一點唸作奧斯雷祖）的麗絲玲因為「貴腐」菌而成為較甜的款式。葡萄孢屬真菌熱愛潮溼，刻意放到過熟的葡萄是它們的首選，會把葡萄吸乾成皺縮的糖分炸彈。我還是別寫得像《新科學人》好了，總之葡萄孢菌調整了了葡萄的風味化學，引入令人興奮的新成分，帶來蜂蜜、熱帶瓜果和甜薑的風味。

如果你喜歡：

嫩薑 & 椴樹蜂蜜
（見辛香，〈活潑辛香〉，115 頁）
柑橘類蜂蜜 & 夏朗德型甜瓜
（見甜香，〈花朵甜香〉，63 頁）
百里香蜂蜜 & 翠玉蘋果
（見甜香，〈花朵甜香〉，64 頁）

試試：

甜點酒：索甸（175 頁）
水果利口酒：蜜多麗（198 頁）
草本利口酒：國王薑汁香甜酒（228 頁）
氣泡酒：普羅賽克 DOCG（128 頁）
白葡萄酒：恭德里奧（134 頁）、南非白詩楠（145 頁）

摩塞爾卡本內麗絲玲乾葡萄酒
Mosel Kabinett Riesling Trocken

只是想確切平息先天與後天的爭議——麗絲玲把環境的影響展現在釀出的酒中而聞名，但也含有獨特的風味特性。那不是先天與後天嗎？輕盈、不甜的卡本內紅酒，釀造用的葡萄生長在比較寒涼的摩塞爾地區，通常嚐起來有石板味。發酵形成的硫化物可能多少造成煙燻、燧石、溼石頭、土壤的氣味，不過我的解釋是，葡萄吸取了土壤中的這些風味。比較涼爽的氣候有助於培養葡萄裡酸溜溜的蘋果酸（見詞彙表，18 頁），帶來翠玉蘋果那種乾淨、青味、精準、令人口水直流的風味。

如果你喜歡：

萊姆乾 & 黏果酸漿
（見辛香，〈芬芳辛香〉，106 頁）
檸檬皮 & 杏桃
（見果香，〈活潑果香〉，55 頁）
板岩磚 & 翠玉蘋果
（見礦物味，〈岩石礦物味〉，100 頁）

試試：

巴西甘蔗酒：卡琵莉亞（209 頁）
咖啡：肯亞（220 頁）
加烈酒：白波特通寧（182 頁）
玫瑰紅酒：山吉歐維榭粉紅酒（150 頁）
茶：綠茶康普茶（216 頁）
白葡萄酒：綠維特利納（132 頁）、晚摘麗絲玲（140 頁）、托隆蒂斯（130 頁）

晚摘麗絲玲 Spätlese Riesling

試圖理解德國葡萄酒，感覺可能像被母音上那兩點（變音符記號）凌遲至死，但是很值得。如果你是去電影院會把甜鹹爆米花混在一起的人，晚摘麗絲玲就是完美的麗絲玲風格；我就是這樣。晚摘（Spätlese）這詞和葡萄成熟有關，摘採的時間比平常晚，因此得名。不過煤油味是哪來的？我們說的不是撲鼻的汽油味，而是特定的麗絲玲相關成分開啟了石蠟香氣。這氣味是葡萄在陳年過程分解產生，會被油桃般的酸度抵消。

如果你喜歡：

嫩薑 & 椴樹蜂蜜
（見辛香，〈活潑辛香〉，115 頁）

煤油 & 油桃
（見煙燻味，〈泥土煙燻味〉，86 頁）

板岩磚 & 翠玉蘋果
（見礦物味，〈岩石礦物味〉，100 頁）

試試：

甜點酒：索甸（175 頁）
草本利口酒：國王薑汁香甜酒（228 頁）
白葡萄酒：精選麗絲玲（139 頁）、摩塞爾卡本內麗絲玲乾葡萄酒（139 頁）

希臘

阿希爾提可 Assyrtiko

想像一下《侏羅紀公園》（Jurassic Park），把努巴爾島（Isla Nublar）改成桑托里尼島，恐龍換成古老的葡萄藤。雖然尖牙和利爪的比例比較小，不過阿希爾提可的酒中有種鹹味衝擊，令我們想像起葡萄生長的地貌。狂風、乾燥的暑熱加上夏天沒有一絲雨，為了檸檬花和柳橙的強烈柑橘風味提供了恰當的逆境。火山岩從葡萄藤的莖傳遞了煙燻、鹽、芳香植物、海草和岩石土壤的氣味到玻璃高腳杯裡，想像起來很浪漫，不過可能的化學共犯其實是高酸度和發酵還原的硫化物。

如果你喜歡：

海灘卵石 & 百里香
（見礦物味，〈海洋礦物味〉，98 頁）

海洋藤竹 & 檬檸花
（見礦物味，〈植物礦物味〉，102 頁）

瓦倫西亞橙 & 熟薑
（見果香，〈多汁果香〉，51 頁）

試試：

紅酒：內雷洛馬斯卡雷瑟（164 頁）
茶：抹茶（218 頁）
白葡萄酒：夏布利（134 頁）、蜜斯卡得賽弗爾與緬恩河不過濾熟成（135 頁）

松香酒 Retsina

大量生產的醋酸蘋果汁混合物嚐起來像松樹味的洗髮精，不過先別管，我們現在要談的是精釀松香酒。最優質的松香

如果你喜歡：

耶誕樹 & 醃萊姆
（見辛香，〈果香辛香〉，108 頁）

開心果 & 萊姆
（見烘焙香，〈堅果烘焙香〉，78 頁）

酒是用原生的薩瓦提諾 (Savatianó)、羅迪蒂斯 (Roditis) 和阿希爾提可葡萄三人組釀製，加上阿勒坡松樹樹脂泡劑，帶有油滑的薄荷腦、香、花朵、萊姆、蘋果與苦甜辛辣風味。裝滿樹脂的洞洞袋掛在木桶裡，把松樹、萊姆、樟腦味的萜類物質（見詞彙表，16、19 頁）釋放到酒中，為阿希爾提可的礦物鹽味增添了胡椒辛香料的溫暖刺激。

試試：

白蘭地： 皮斯可酸酒 (192 頁)
草本利口酒： 薄荷香甜酒 (229 頁)、臨別一語 (232 頁)
白葡萄酒： 加維 (141 頁)、黃葡萄酒 (138 頁)

義大利

安維利諾的菲亞諾 Fiano di Avellino

只要砸夠錢，你要菲亞諾是什麼樣子都行，可能甜到骨架宏大，也可能精實而極為緊繃，不過總是有一點堅果香。不甜的安維利諾菲亞諾有著一陣薄荷與礦物味襯托的濃郁茉莉花、柑橘類風味。其中的芳香化合物比一些同儕豐富，助長了了其中的柑橘類香氣與花香，和較豐裕的款式中油滑夏威夷果與蜂蜜的成分。看來菲亞諾被暱稱為「蜜蜂最愛的葡萄酒」，不是浪得虛名。

如果你喜歡：

茉莉花 & 薄荷
（見花香，〈甜美花香〉，30 頁）

夏威夷果 & 柑橘類蜂蜜
（見烘焙香，〈堅果烘焙香〉，78 頁）

試試：

蘋果酒： 英國祖傳蘋果酒 (200 頁)
加烈酒： 優級特選瑪薩拉甜酒 (179 頁)
水果利口酒： 君度橙酒 (195 頁)
白葡萄酒： 阿爾薩斯灰皮諾 (133 頁)、梅索白葡萄酒 (134 頁)、普里尼－蒙哈榭 (137 頁)

加維 Gavi di Gavi

加維的加維的加維……我是不是重複太多次了？加維令人欲罷不能 ——這話應該拿來當廣告詞才對。令人混淆的是，加維是區域的名稱，葡萄品種是柯蒂斯 (Cortese)，而原文中的第二個加維 (di Gavi) 是指來自那地區最優良的栽培區。以風味而言，容我指出，加維是皮耶蒙特*版的夏布利或桑塞爾，有著類似的精

如果你喜歡：

砲銅 & 葡萄柚
（見礦物味，〈岩石礦物味〉，100 頁）

燧石 & 檸檬香蜂草
（見礦物味，〈海洋礦物味〉，100 頁）

開心果 & 萊姆
（見烘焙香，〈堅果烘焙香〉，78 頁）

試試：

調酒用飲料： 維奇嘉泰蘭 (280 頁)

實、柑橘鹽味風格,但卻有附加的堅果味和一股萊姆的濃郁草本氣息。葡萄中的萜類能活化柯蒂斯葡萄所含的松香香氣,這種氣味也存在於萊姆皮和開心果中。

* 譯注:Piedmont,加維所在的大區,位於義大利西北,緊臨阿爾卑斯山脈。

格列哥圖佛 Greco di Tufo

男高音帕華洛帝會在表演前暢飲格列哥圖佛,放鬆聲帶,所以啜飲格列哥圖佛有治療效果嗎?我幫我朋友問的啦。格列哥圖佛是南坎佩尼亞 (Campania) 同名的 DOCG 地區所產的格列哥圖佛釀製而成,特色是有鹹香、煙燻鹽味、芳香植物、溫暖辛香、柑橘類與烤杏仁的特質。這些風格源於一種柑橘類成分和煙燻味的酚類 (見詞彙表,18 頁),類似當地的火山「凝灰」土,帶有丁香般的堅果味與海茴香的強勁鹹味,讓我們的歌聲更柔和。

格里洛 Grillo

我不是精神科醫師,不過依我診斷,格里洛葡萄有雙重人格疾患。早摘的格里洛葡萄產生類似白蘇維濃般的酒,由有著果香和鮮活的葡萄柚與橙皮風味組成。較晚摘,來自葡萄的成分會占上風,讓酒產生比較厚實的口感和比較肉脂感、麝香的氛圍,近乎質樸。缺氧環境會產生比較清新的風格,能保存脆弱的果香特質;接觸氧氣,果香就可能分解。這種釀酒技術也和花香芳香植物的加里格、碘、鹽味與淡淡的煙燻味有關,例如格里洛偏鹹香的風味組成。

白葡萄酒: 夏布利 (134 頁)、普依芙美 (136 頁)、普里尼－蒙哈榭 (137 頁)、松香酒 (140 頁)、桑塞爾 (138 頁)、黃葡萄酒 (138 頁)

如果你喜歡:

海灘卵石 & 百里香
(見礦物味,〈海洋礦物味〉,98 頁)

新割草味 & 鹽烤杏仁
(見草本,〈草味草本〉,37 頁)

海茴香 & 梨子
(見礦物味,〈植物礦物味〉,101 頁)

試試:

紅酒: 內雷洛馬斯卡雷瑟 (164 頁)
雪莉酒: 曼薩尼亞 (185 頁)
茶: 抹茶 (218 頁)
白葡萄酒: 阿希爾提可 (140 頁)、夏布利 (134 頁)、蜜斯卡得賽弗爾與緬恩河不過濾熟成 (135 頁)、南非白詩楠 (145 頁)

如果你喜歡:

碘 & 加里格
(見礦物味,〈海洋礦物味〉,98 頁)

檸檬花 & 海霧
(見花香,〈柔和花香〉,29 頁)

塞維亞苦橙醬 & 葡萄柚
(見果香,〈多汁果香〉,50 頁)

試試:

開胃酒調酒: 內格羅尼 (242 頁)
甜點酒: 麥桿甜酒 (175 頁)
白葡萄酒: 阿爾巴利諾 (145 頁)、佩薩克－雷奧良 (135 頁)、古典索維亞 (143 頁)、綠酒 (144 頁)

古典索維亞 Soave Classico

據傳是羅密歐與茱麗葉最愛的酒,但如果是一九七〇年代風行全球那款不怎麼樣的索維亞,那就真悲劇了。上好的索維亞主要用卡卡內卡(Garganega)葡萄,葡萄藤生長在浮石上,不過我好像遺漏了筆記,沒記到義大利維內托(Veneto)曾有火山。誰想得到呢?卡卡內卡的花香來自芳香化合物,有新鮮西洋梨、褐蘋果、白桃和檸檬香調,以及發酵過程中揚起的芳香酯類(見詞彙表,17 頁)衍生出的甜杏仁、紫檀和馬鬱蘭香氣。

如果你喜歡:

金褐蘋果 & 西洋梨
(見果香,〈爽脆果香〉,47 頁)

檸檬 & 杏仁膏
(見果香,〈活潑果香〉,55 頁)

檸檬花 & 海霧
(見花香,〈柔和花香〉,29 頁)

甜馬鬱蘭 & 白桃
(見辛香,〈草本辛香〉,109 頁)

試試:

蘋果酒:英國祖傳蘋果酒(200 頁)
堅果利口酒:杏仁利口酒(273 頁)
清酒:大吟釀(260 頁)
白葡萄酒:阿爾巴利諾(145 頁)、格里洛(142頁)、綠維特利納(132 頁)、佩薩克－雷奧良(135 頁)、胡珊(137 頁)、索諾瑪海岸夏多內(146 頁)、綠酒(144 頁)

維蒙蒂諾 Vermentino

謝天謝地,我們啜飲維蒙蒂諾(Vermentino)的時候,應該不會想著害蟲害獸(vermin)。給葡萄命名的委員會擔心諧音可能令人觀感不佳,但我們其實太忙著感受強烈的新鮮西洋梨與檸檬風味,以及海風鹽味壓抑了一部分的淡淡葡萄柚苦味。薩丁尼亞的維蒙蒂諾葡萄口感油質、滋味豐富而帶柑橘味,果皮富含苦而芬芳的酚類(見詞彙表,18 頁),帶來松香香氣,因發酵活化散發的成分,而傾向帶白皮味的黃葡萄柚香氣。

如果你喜歡:

檸檬 & 新鮮西洋梨
(見果香,〈活潑果香〉,54 頁)

黃葡萄柚 & 海洋氣息
(見果香,〈苦味果香〉,45 頁)

試試:

白蘭地:秘魯／智利皮斯可(192 頁)
咖啡:尼加拉瓜(221 頁)
琴酒:鹹狗(244 頁)
調酒用飲料:接骨木花水(278 頁)
氣泡酒:羅亞爾河氣泡酒(125 頁)
龍舌蘭酒:帕洛瑪(205 頁)
白葡萄酒:魯埃達維岱荷(146 頁)、南非白詩楠(145 頁)

紐西蘭

馬爾堡白蘇維濃
Marlborough Sauvignon Blanc

要是你還沒嚐過紐西蘭的白蘇維濃，你得多出去見見世面了。來介紹一下馬爾堡，這地區以招牌的奇異鳥蘇維濃風格聞名，不甜，有的散發新割草與黃椒味，有的彷彿百香果與木瓜的熱帶海灘早餐。從分子層次來看，甜椒吡（見詞彙表，19頁）利用草味和青椒香調，而發酵活化的成分則帶來歡騰的果香。紐西蘭環境中的紫外線高，使得硫醇這種物質（見詞彙表，19頁）大增，人類對硫醇很敏感，而硫醇散發的是百香果、木瓜和人類的汗味。

如果你喜歡：

新割草味 & 榲桲
（見草本，〈草味草本〉，37頁）

香茅 & 木瓜
（見辛香，〈芬芳辛香〉，106頁）

黃椒 & 百香果
（見草本，〈甜美草本〉，41頁）

試試：

伏特加：豔星馬丁尼（250頁）

白葡萄酒：巴克斯甜酒（132頁）、佩薩克－雷奧良（135頁）、赫伊白蘇維濃（137頁）、桑塞爾（138頁）

葡萄牙

綠酒 Vinho Verde

湯姆・瓊斯（Tom Jones）唱起「碧酒如蔭的家園」*，我幾乎確定他唱的是綠酒這種帶綠色的葡萄牙白葡萄酒。其實叫綠酒不叫碧酒，不過這次就放過湯姆了。綠酒混合了幾種很難發音的原生葡萄，包括羅雷拉（Loureiro）、阿瑞圖（Arinto）和阿爾巴利諾（Alvarinho），產生精實、花香、帶刺痛感的白葡萄酒，嚐起來有青蘋果、橙花和奇異果的味道，還有鮮明刺激的海洋鹽味。沉香醇（見詞彙表，18頁）是主要的風味成分，帶有柑橘類與花香，後味插入一絲翠玉蘋果的氣泡感。

如果你喜歡：

翠玉蘋果 & 檸檬
（見果香，〈爽脆果香〉，48頁）

檸檬花 & 海霧
（見花香，〈柔和花香〉，29頁）

海葡萄 & 奇異果
（見礦物味，〈植物礦物味〉，102頁）

試試：

巴西甘蔗酒：卡琵莉亞（209頁）

氣泡酒：不甜卡瓦氣泡酒（129頁）、麗絲玲氣泡酒（126頁）

茶：綠茶（215頁）

伏特加：蘋果丁尼（252頁）

白葡萄酒：阿爾巴利諾（145頁）、克萊爾谷麗絲玲（131頁）、格里洛（142頁）、皮內・皮普（136頁）

* 譯注：green, green glass of Vin-ho，原歌詞為 green, green grass of home（碧草如蔭的家園）。

水果利口酒：君度橙酒（195 頁）
白葡萄酒：阿爾薩斯灰皮諾（133 頁）、梅索白葡萄酒（134 頁）、普里尼－蒙哈榭（137 頁）

南非

南非白詩楠 South African Chenin Blanc
我想起開普的白詩楠時，不知為何腦中會冒出英國歌手娜塔莎・貝汀菲兒（Natasha Bedingfield）的〈陽光滿載〉（Pocketful of Sunshine）。可能是因為南非賦予了羅亞爾河沒有的陽光，促成地中海般的氣候，帶出葡萄比較帶果香的一面。白詩楠是一張空白的畫布，等著發酵帶來形形色色的風味，彷彿抽象表現主義畫家傑克森・波洛克（Jackson-Pollock）的作品。酯類（見詞彙表，17 頁）為風味的輪廓著色，其他成分則為白詩楠提供芬芳楫梓的筆觸，典型的玫瑰蜂蜜香調性和海洋生物的香氣。

如果你喜歡：
柑橘類蜂蜜 & 夏朗德型甜瓜
（見甜香，〈花朵甜香〉，63 頁）
檸檬 & 新鮮西洋梨
（見果香，〈活潑果香〉，54 頁）
石頭池子 & 楹梓醬
（見礦物味，〈海洋礦物味〉，99 頁）

試試：
白蘭地：秘魯／智利皮斯可（192 頁）
咖啡：尼加拉瓜（221 頁）
水果利口酒：蜜多麗（198 頁）
氣泡酒：羅亞爾河氣泡酒（125 頁）、普羅賽克 DOCG（128 頁）
白葡萄酒：精選麗絲玲（139 頁）、恭德里奧（134 頁）、維蒙蒂諾（143 頁）

西班牙

阿爾巴利諾 Albariño
按理說，阿爾巴利諾嚐起來應該像暢飲柯芬園花市。其實不然，不過這種超級芬芳的品種確實花香濃烈，從柑橘類花朵到濃烈的玫瑰香。這品種葡萄的花香太強，甚至被視為和德國萊茵麗絲玲有著很近的遺傳關係，只是少了令人目不暇給的香氣。發酵過程產生酯類（見詞彙表，17 頁），使得阿爾巴利諾有果香的那一面平衡了植物、草本的風味，其中的蜂蜜要素總覺得接近花香。

如果你喜歡：
扁桃 & 忍冬
（見果香，〈鮮奶油果香〉，45 頁）
檸檬花 & 海霧
（見花香，〈柔和花香〉，29 頁）

試試：
甜點酒：托卡伊貴腐酒（176 頁）
氣泡酒：英國白中白（122 頁）
白葡萄酒：澳洲維歐尼耶（131 頁）、阿爾薩斯格烏茲塔明娜（133 頁）、格里洛（142 頁）、佩薩克－雷奧良（135 頁）、古典索維亞（143 頁）、索諾瑪海岸（146 頁）、綠酒（144 頁）

魯埃達維岱荷 Rueda Verdejo

只要是西班牙的東西,我都沒抵抗力。該死,在我做祖源檢測之前,我還以為我是伊比利半島人。就連維岱荷也感染了誇張的拉丁炫技——西班牙的這個重點白葡萄品種嚐起來有野茴香、青蘋果、八角和黃色柑橘類的味道。維岱荷可能看似白蘇維濃,風味卻從茴芹辛香、青蘋果、桃子香調變成草味、植物味和花香,還有最後一股葡萄柚的苦味;苦味來自發酵衍生的成分和蘋果酸 (見詞彙表,18 頁)。

如果你喜歡:

茴香 & 青蘋果
(見草本,〈蔬菜草本〉,42 頁)
黃葡萄柚 & 海洋氣息
(見果香,〈苦味果香〉,45 頁)
黃桃 & 八角
(見果香,〈鮮奶油果香〉,46 頁)

試試:

加烈酒:菲諾雪莉酒 (184 頁)
琴酒:鹹狗 (244 頁)
清酒:純米吟釀 (261 頁)
氣泡酒:卡瓦氣泡酒 (129 頁)、英國無年分氣泡酒 (123 頁)
龍舌蘭:帕洛瑪 (205 頁)
白葡萄酒:克萊爾谷麗絲玲 (131 頁)、維蒙蒂諾 (143 頁)

陳年白利奧哈 White Rioja Reserva

我們都知道有些人隨著歲月流逝愈來愈完美;好啦,看看維尤拉 (Viura) ——白利奧哈使用的主要葡萄。雖然柑橘類風味的明亮年輕東西很迷人,不過木頭熟成時,可以說會在樹幹留下獨特的風味輪。澄清一下,維尤拉是中性品種,少了阿爾巴利諾之類葡萄的芬芳魅力。酸味強烈的蘋果酸含量高 (見詞彙表,18 頁),規定的兩年木桶陳年軟化了維尤拉的稜角,加入內酯的烤麵包、溫暖肉桂、鳳梨和類似香草的熟薑風味網絡。

如果你喜歡:

肉桂吐司 & 糖漬龍蒿
(見烘焙香,〈烤麵包烘焙香〉,81 頁)
卡士達 & 堅果糖
(見鮮奶油香,〈墮落鮮奶油香〉,72 頁)
鳳梨乾 & 熟薑
(見甜香,〈辛香甜香〉,67 頁)

試試:

波本酒:蛋酒 (269 頁)
甜點酒:維岱爾冰酒 (173 頁)
蘭姆酒:鳳梨蘭姆酒 (211 頁)
威士忌利口酒:貝禮詩奶酒 (262 頁)
白葡萄酒:梅索白葡萄酒 (134 頁)

美國

索諾瑪海岸 Sonoma Coast Chardonnay

如果接受美國流行歌手泰勒絲 (Taylor

如果你喜歡:

扁桃 & 忍冬

Swift) 的建議，夏多內應該通通甩開，因為黑特只會黑、黑、黑*。我大概還少寫了一個「黑」。索諾瑪海岸夏多內靠著涼爽的太平洋微風延長成熟期，醞釀了精實而令人舔嘴的檸檬酸度，因此沒落入引起反彈的奶油風味趨勢。沉香醇 (見詞彙表，18 頁)、香葉醇 (見詞彙表，17 頁) 和橙花醇這些芳香化合物，是讓夏多內擁有杏桃香氣的三人組，帶來桃子、黃蘋果、西洋梨風味、花香與蜂蜜的複雜度，較不活躍的蛋白成分賦予了乳酸的鮮奶油香氣。

* 譯注：haters gonna hate, hate, hate, hate, hate，歌曲〈通通甩開〉(Shake it Off) 歌詞。

(見果香，〈鮮奶油果香〉，45 頁)

金褐蘋果 & 西洋梨
(見果香，〈爽脆果香〉，47 頁)

檸檬皮 & 杏桃
(見果香，〈活潑果香〉，55 頁)

試試：

蘋果酒：英國祖傳蘋果酒 (200 頁)
甜點酒：托卡伊貴腐酒 (176 頁)
加烈酒：白波特通寧 (182 頁)
氣泡酒：英國白中白 (122 頁)
白葡萄酒：阿爾薩斯格烏茲塔明娜 (133 頁)、澳洲夏多內 (130 頁)、澳洲維歐尼耶 (131 頁)、綠維特利納 (132 頁)、胡珊 (137 頁)、托隆蒂斯 (130 頁)

橘葡萄酒 Orange Wine

喬治亞

琥珀酒 Amber Wine

美國女歌手桃樂絲·黛 (Doris Day) 唱著〈順其自然〉(Que Será, Será)，我總聽成 Quevri Será, Será，覺得她指的是從前喬治亞州用來發酵熟成酒的「白葡萄酒樽」(quevri)。喬治亞是歐洲那個國家，不是美國喬治亞州啦。這和生活中許多事一樣，重點在表皮接觸和氧氣，賦予葡萄酒一種胡蘿蔔素的顏色和豐富的風味複雜度。烤榛果、碰傷蘋果、佛卡夏麵包和西洋梨皮的香調來自天然酵母分解著名字拗口的當地葡萄，葡萄皮中有著高濃度的芳香物質。

如果你喜歡：

佛卡夏 & 西洋梨皮
(見烘焙香，〈酵母烘焙香〉，83 頁)

烤栗子 & 碰傷蘋果
(見烘焙香，〈堅果烘焙香〉，78 頁)

試試：

蘋果酒：木桶陳年蘋果酒 (200 頁)
加烈酒：菲諾雪莉酒 (184 頁)
穀物烈酒：芋燒酒 (276 頁)
西洋梨酒：年分西洋梨酒 (201 頁)
氣泡酒：特選凡嘉果塔 (127 頁)
白葡萄酒：黃葡萄酒 (138 頁)

南非

白詩楠 Chenin Blanc

橘葡萄酒就像在發現家裡有間新房間，只是有些人可能寧願牢牢閂著那扇門。我可不會 —— 我就愛兼具白葡萄酒、粉紅酒和紅酒那種不協調的風味訊息半收斂性的口感。果皮浸泡會重組風味分子，把清新、熱帶的果香成分轉換成更成熟的核果、草味、灌叢與芳香植物風味酒飲。白詩楠保留了一些招牌的蜂蜜香調，以及氧氣接觸帶來的鹽味、烤堅果香調。

如果你喜歡：

熟薑 & 榅桲
（見辛香，〈活潑辛香〉，115 頁）

新割草味 & 鹽烤杏仁
（見草本，〈草味草本〉，168 頁）

松紅梅蜂蜜 & 釋迦
（見甜香，〈花朵甜香〉，64 頁）

油桃 & 烏龍茶
（見果香，〈鮮奶油果香〉，46 頁）

試試：

蜂蜜酒：傳統蜂蜜酒（228 頁）
雪莉酒：曼薩尼亞（185 頁）
茶：烏龍茶（216 頁）
白葡萄酒：澳洲維歐尼耶（131 頁）、格列哥圖佛（142 頁）

粉紅酒 Rosé Wine

法國

邦多 Bandol

不論是什麼東西，用法文唸就是比較迷人。適合搭配食物的酒在法文叫 vin de fourchette，直譯是「叉子酒」。明白我的意思了吧？邦多粉紅酒以 bona de rosé d'assiette（餐盤粉紅酒）之名在晚餐桌上占得一席之地，直譯出來有夠彆腳。不過邦多粉紅酒理論上產於普羅旺斯，主原料慕維得爾葡萄卻帶有壯實的灌木叢風格的單寧，完全就是為那種享樂主義者的目的而發展出來。慕維得爾葡萄彷彿陽光讓野

如果你喜歡：

肉桂 & 血橙
（見辛香，〈溫暖辛香〉，113 頁）

牛至 & 波森莓
（見辛香，〈草本辛香〉，100 頁）

玫瑰 & 甘草
（見花香，〈濃烈花香〉，26 頁）

野地百里香 & 石榴
（見辛香，〈草本辛香〉，109 頁）

試試：

阿瑪羅：金巴利（241 頁）
加烈酒：年分波特酒（182 頁）

牛成熟似地慢調斯理，最後造就了地中海芳香植物、血橙、石榴、茴芹子、肉桂和玫瑰的「叉子」友善風味。

調酒用飲料：蔓越莓汁（281 頁）

紅酒：陳年勃根地紅酒（153 頁）、巴巴瑞斯科（161 頁）、巴羅洛（162 頁）、高比耶（157 頁）、阿布魯佐的蒙鐵普奇亞諾（164 頁）、桑格利亞（170 頁）

粉紅酒：塔維粉紅酒（150 頁）

普羅旺斯 Provence

沒人會付錢要實境秀的明星顯得「蒼白而有趣」，不過普羅旺斯粉紅酒就這樣闖出了一片天。普羅旺斯粉紅酒之所以成功，美學是不小的因素，這多少是因為芭蕾舞鞋粉紅色的那種招牌色調。由於酯類（見詞彙表，17 頁）的含量高，風味完全偏向柑橘類、核果類和清新、花香的那一面，此外還有草莓呋喃酮帶來的草莓、棉花糖和焦糖香調，以及粉紅葡萄柚的風味組成。果皮接觸得少，導致味道粗糙的物質比較少、色素較淡，抑制紅色水果香調的某種化學物質的濃度低。

如果你喜歡：

茉莉花 & 杏桃
（見花香，〈甜美花香〉，30 頁）

粉紅葡萄柚 & 草莓
（見果香，〈苦味果香〉，44 頁）

草莓 & 打發鮮奶油
（見果香，〈甜美果香〉，52 頁）

試試：

琴酒：粉紅琴酒（244 頁）

粉紅酒：紐西蘭黑皮諾粉紅酒（151 頁）

氣泡酒：英國黑中白（122 頁）、粉紅香檳（124 頁）

白葡萄酒：胡珊（137 頁）

希哈 Syrah

葡萄可以說精華盡在果實中。剝開漿果的皮帽，會發現皮（宅一點的說法是外果皮）裡有著風味與色彩繽紛的物質。讓酒色比較淡的一個辦法，是縮短葡萄皮接觸的時間，減少葡萄皮帶來的色素。副作用包括風味複雜度較低，以希哈而言，會減少胡椒風味的成分。發酵產生的酯類（見詞彙表，17 頁）帶來比較溫和的白胡椒和類似櫻桃的風味，取代了粗粒黑胡椒味。

如果你喜歡：

孜然 & 西瓜
（見辛香，〈芬芳辛香〉，105 頁）

紅櫻桃 & 白胡椒
（見果香，〈花果香〉，49 頁）

試試：

阿瑪羅：金巴利（241 頁）

紅酒：克羅茲－艾米達吉（158 頁）、法帕多（163 頁）、加雅客（158 頁）

粉紅酒：山吉歐維榭粉紅酒（150 頁）

塔維 Tavel

「深西瓜紅」和「非洲日落」不是 DIY 染髮劑的名字，而是塔維的顏色組成。普羅旺斯粉紅酒宛如「粉撲」，塔維則是解藥，比較不甜、色深、更帶辛香和牛肉風味；該死，就連「男人中的男人」美國文豪厄內斯特·海明威 (Ernest Hemingway) 都愛喝。塔維理論上是粉紅酒，不過我們可以別管稱呼，因為塔維的酒在依法屬於粉紅色信仰。亞維農教廷 (Avignon popes，又稱 papes) 位在教皇新堡隔壁，喜愛塔維那種近乎淡紅 (也就是「克萊雷」，clairet) 的劣質酒，果皮浸漬的時間短，以免溶出太多顏色。芳香化合物帶來紅色水果的香調，以及芳香植物、辛香與鮮奶油的資歷。

如果你喜歡：

牛至 & 波森莓
(見辛香，〈草本辛香〉，109 頁)

香草卡士達 & 大黃
(見鮮奶油香，〈墮落鮮奶油香〉，72 頁)

野地百里香 & 石榴
(見辛香，〈草本辛香〉，109 頁)

試試：

阿瑪羅：索卡阿瑪羅餐前酒 (243 頁)
紅酒：阿布魯佐的蒙鐵普奇亞諾 (164 頁)
粉紅酒：邦多粉紅酒 (148 頁)
氣泡酒：英國黑中白 (122 頁)、粉紅香檳 (124 頁)

義大利

山吉歐維榭 Sangiovese

要是你的名字源自於拉丁文 sanguis Jovis，也就是「朱比特之血」，為大家帶來色素的心理壓力可就大了。有點尷尬的是，山吉歐維榭葡萄顯色的成分不多，產生的粉紅酒恐怕需要來點鐵劑。在風味方面，山吉歐維榭粉紅酒表現優異，有著類似孜然和乾萊姆風味的泥土味、歐洲酸櫻桃的收斂，和一股鹹香而類似黏果酸漿的酸度；有的有西瓜似的紅色水果風味，有的是蔬菜草本風味。

如果你喜歡：

孜然 & 西瓜
(見辛香，〈芬芳辛香〉，105 頁)

萊姆乾 & 黏果酸漿
(見辛香，〈芬芳辛香〉，106 頁)

歐洲酸櫻桃 & 杏仁
(見果香，〈花果香〉，49 頁)

試試：

白蘭地：雅瑪邑白蘭地 (188 頁)
巴西甘蔗酒：卡琵莉亞 (209 頁)
咖啡：肯亞 (220 頁)
水果利口酒：可喜櫻桃酒 (196 頁)、馬拉斯加櫻桃酒 (193 頁)
調酒用飲料：櫻桃可樂 (280 頁)

堅果利口酒：杏仁利口酒（273 頁）
紅酒：阿瑪羅內（161 頁）
粉紅酒：希哈粉紅酒（149 頁）
伏特加：血腥瑪麗（253 頁）

紐西蘭

黑皮諾 Pinot Noir

記得電影《關鍵報告》（*Minority Report*）裡，湯姆・克魯斯（Tom Cruise）在犯罪發生前，透過看似不祥的「前知者」來阻止犯罪嗎？電影很棒，情節牽強，不過葡萄中還真有一種無嗅的物質 ──「前驅物」，會在發酵時轉換成預定的風味。紐西蘭的環境中紫外線充足，正好為這些風味物質鋪路，而陽光曝曬正是主要的強化因素。黑皮諾粉紅酒在發酵時呈現出粉紅葡萄柚的香調，加上紫羅蘭、覆盆子和果香的酯類（見詞彙表，17 頁）帶來強勢的草莓香氣。

如果你喜歡：

粉紅葡萄柚 & 草莓
（見果香，〈苦味果香〉，44 頁）
草莓 & 打發鮮奶油
（見果香，〈甜美果香〉，52 頁）
紫羅蘭 & 覆盆子
（見花香，〈豐富花香〉，28 頁）

試試：

琴酒：粉紅琴酒（244 頁）
紅酒：阿根廷馬爾貝克（151 頁）、薄酒萊（155 頁）、羅第丘（157 頁）
粉紅酒：普羅旺斯粉紅酒（149 頁）
氣泡酒：英國黑中白（122 頁）、粉紅香檳（124 頁）
蘭姆酒：白蘭姆酒（212 頁）

紅酒 Red Wine

阿根廷

馬爾貝克 Malbec

阿根廷的馬爾貝克登場之前，是什麼光景？我光是要想像有阿根廷馬爾貝克之前，酒單上的第二種酒是什麼，就頭疼得需要止痛藥布洛芬了。人生要是少了那種獨特的甘草、李子乾、黑巧克立、粉味、花香、丁香與尤加利的風味組成，實在難

如果你喜歡：

黑巧克力慕斯 & 李子
（見甜香，〈烘烤甜香〉，65 頁）
甘草 & 李子乾
（見甜香，〈辛香甜香〉，59 頁）
紫羅蘭 & 覆盆子
（見花香，〈豐富花香〉，28 頁）

以想像。幸虧用不著想像，因為阿根廷的葡萄栽培重鎮——門多薩 (Mendoza) 位在高海拔的安地斯山山麓帶，非常適合產出富含酯類 (見詞彙表，17 頁)、紅色水果風味的葡萄酒，夾雜著茴芹的後味和粉粉的帕瑪紫羅蘭和覆盆子風味。

試試：

茴香利口酒：杉布卡茴香酒 (236 頁)
啤酒：棕色艾爾啤酒 (256 頁)
咖啡：秘魯 (222 頁)
甜點酒：黑月桂甜葡萄酒 (175 頁)
紅酒：瓦波里切拉阿瑪羅內 (161 頁)、羅第丘 (157 頁)、馬迪朗 (159 頁)、波美侯 (156 頁)、烏拉圭塔納紅酒 (170 頁)
蘭姆酒：白蘭姆酒 (212 頁)

澳洲

卡本內蘇維濃 Cabernet Sauvignon

澳洲的卡本內蘇維濃有著濃濃的尤加利風味，還以為會有無尾熊咕嚕暢飲。其實真有其事，元凶是桉油醇這種物質，附近尤加利樹葉散發的水蒸氣在葡萄藤上留下一層桉油醇，有些進入了榨葡萄裡。這叫 MOG (material other than grapes)，非葡萄雜質，神奇吧。月桂葉和澳洲卡本內蘇維濃之中有一種和桉油醇有關的成分，在典型的黑覆盆子和紫羅蘭風味之外，帶來淡淡的樟腦香調 (見詞彙表，16 頁)。

如果你喜歡：

月桂葉 & 黑覆盆子
(見辛香，〈草本辛香〉，109 頁)

紫羅蘭 & 尤加利
(見花香，〈豐富花香〉，28 頁)

試試：

白蘭地：XO 干邑白蘭地 (191 頁)
加烈酒：酒渣波特 (180 頁)
紅酒：加雅客 (158 頁)、波美侯 (156 頁)

智利

卡門內爾 Carménère

波爾多的原生葡萄卡門內爾原以為已絕種，最後竟發現生長在智利，宛如盧肯伯爵案的情節。* 卡門內爾偷渡到智利，冒用梅洛葡萄的身分生長在那裡，直到眼尖的專家注意到葉片形狀，噢對，而且釀出的酒完全不同。卡門內爾具有和白蘇維濃共同的一種芳香物質，因此有著草本鋒

如果你喜歡：

青椒 & 新割草味
(見草本，〈甜美草本〉，40 頁)

綠胡椒 & 覆盆子
(見辛香，〈胡椒辛香〉，112 頁)

野地百里香 & 石榴
(見辛香，〈草本辛香〉，109 頁)

試試：

芒和獨特帶稜角的甜椒與綠胡椒特色。哎呀，也難怪卡門內爾是卡本內蘇維濃族譜的一員，有著酸澀的覆盆子、石榴、野生芳香植物和木質花香的風味組成。

* 譯注：一九七四年，英國一名保姆遭殺害棄屍，後判定盧肯伯爵 (Earl of Lucan) 為兇手，殺妻時誤殺保姆。但伯爵始終不知去向，據傳可能自殺或逃逸他鄉。

紅酒： 希濃酒 (157 頁)、高比耶 (157 頁)、加雅客 (158 頁)、門西亞 (168 頁)
粉紅酒： 邦多粉紅酒 (148 頁)
白葡萄酒： 普依芙美 (136 頁)

法國

陳年波爾多卡木內蘇維濃
Aged Bordeaux Cabernet Sauvignon

薄荷有時不等於薄荷腦，而且絕不等於尤加利；而尤加利則不等於茴芹或松樹。綠薄荷是酒的主要薄荷風味標記，含有比較甘甜的香芹酮，和薄荷腦濃厚的胡椒薄荷比起來，是沒那麼強烈的版本。來自波爾多左岸的混釀，主要採用陳年卡本內蘇維濃，因為胡椒酮 (piperitone) 而產生赫赫有名的綠薄荷香調。你會發現卡本內蘇維濃裡，因為發酵過程活化的一種物質帶有黑醋栗與綠薄荷風味，使得黑醋栗和綠薄荷組成了一隊。

如果你喜歡：
甘草 & 黑櫻桃
(見甜香，〈苦甜〉，58 頁)
薄荷 & 黑醋栗
(見草本，〈薄荷草本〉，39 頁)

試試：
水果利口酒： 帕恰蘭酒 (199 頁)
紅酒： 馬迪朗 (159 頁)、黑阿沃拉 (165 頁)、南非卡本內蘇維濃 (167 頁)

陳年勃根地紅酒 Aged Red Burgundy

純粹主義者會為這種通用的小標，而在村裡的刑場公然教訓我。不過我要辯解一下，勃根地的山丘比強子對撞機還要複雜，製成的酒也差不多昂貴。真要說，我喜歡夜丘 (Côte de Nuits) 超昂貴的馮內侯馬內 (Vosne-Romanée)，明確來說，是羅曼尼·康帝酒莊 (Domaine de la

如果你喜歡：
森林地被 & 黑覆盆子
(見鹹香，〈泥土鹹香〉，94 頁)
玫瑰 & 甘草
(見花香，〈濃烈花香〉，26 頁)
野味 & 可樂果
(見鹹香，〈肉脂鹹香〉，96 頁)

試試：

153

Romanée- Conti)，我簡稱作 DRC。黑皮諾熟成時，酸和酚類（見詞彙表，18 頁）酯化反應（見詞彙表，17 頁），原本明亮的果香調轉變成更複雜的鹹香風味，有著野味、甘草、玫瑰、丁香、可樂果和煙燻香草的基調。

加烈酒： 年分波特酒（182 頁）
紅酒： 巴巴瑞斯科（161 頁）、巴羅洛（162 頁）、中奧塔哥黑皮諾（166 頁）、教皇新堡（156 頁）
粉紅酒： 邦多粉紅酒（148 頁）

陳年隆河黑格納西
Aged Rhône Grenache Noir

說真的，陳年格納西有黑松露的味道；問問傳奇的鬥牛犬餐廳（El Bulli）的風味大師就知道了。其實問不到，因為鬥牛犬已經停業了，不過他們說過，陳年格納西和黑松露有著共同的硫化物——二甲硫（見詞彙表，17 頁）。我們別搞得像自學而成的鬼才名廚赫斯頓‧布魯門索（Heston Blumenthal），不過「DS」（二甲硫的簡稱）來自葡萄酒熟成過程分解的一種含硫胺基酸，濃度低時為陳年中的格納西帶來黑松露、植物、水果的香氣。此外也會強化覆盆子風味物質的濃度，成了泥土水果風味的盛宴。

如果你喜歡：

全粒面皮革 & 菸葉
（見鹹香，〈肉脂鹹香〉，95 頁）
甘草 & 李子乾
（見甜香，〈辛香甜香〉，59 頁）
覆盆子 & 黑松露
（見果香，〈甜美果香〉，52 頁）

試試：

茴香利口酒： 杉布卡茴香酒（236 頁）
紅酒： 阿根廷馬爾貝克（151 頁）、瓦波里切拉阿瑪羅內（161 頁）、巴羅洛（162 頁）、斗羅河岸（169 頁）、特級陳年利奧哈（169 頁）

邦多 Bandol

運馬拖車是會讓人慢慢愛上的品味；我很辛苦才學到這一課。至於煙燻培根則是邦多的主調。壯實的邦多來自法國的里維埃拉（Riviera），主要由肉脂感的慕維得爾葡萄釀成。邦多中的莎草薁酮（見詞彙表，19 頁）這種物質散發黑胡椒和加里格的香氣，而酚類（見詞彙表，18 頁）則閃耀著煙燻培根、丁香、急救箱和甘草的香調。

如果你喜歡：

黑胡椒 & 煙燻培根
（見辛香，〈胡椒辛香〉，112 頁）
甘草 & 煙燻培根
（見甜香，〈辛香甜香〉，59 頁）
牛至 & 波森莓
（見辛香，〈草本辛香〉，109 頁）

試試：

紅酒： 高比耶（157 頁）、羅第丘（157 頁）、

這些風味源於酒香酵母（見詞彙表，18頁）這種野生酵母品系，滲入慕維得爾葡萄中，賦予肉脂感、辛香風格，有些人視之為「可取的瑕疵」，有些人覺得是討厭的運馬拖車和繃帶味。

薄酒萊 Beaujolais

記得瘋狂衝去法國迎接十一月薄酒萊新酒出品曾經蔚為時尚嗎？現在其實沒那種事了，尤其新酒嚐起來仍有口香糖、棉花糖和香蕉味。這些甜食風味來自二氧化碳浸漬法（carbonic maceration，法國人稱之為 carbo），胞內發酵葡萄（也就是在葡萄皮這個密閉而充滿二氧化碳的容器中發酵），直到葡萄裡充滿櫻桃風味的泡泡糖香調和紫色色素。最優質的薄酒萊產區或「酒莊區」把威利·旺卡（Willy Wonka）巧克力工廠的風味，換成了成熟櫻桃、覆盆子、接骨木花和帕瑪紫羅蘭的香調，帶來更嚴肅的啜飲體驗。

波爾多波雅克 Bordeaux Pauillac

菸草酮（見詞彙表，18頁）的英文拼音 megastigmatrienone 聽起來和哥吉拉大戰的時候會造成不小的損害，可能會突變成好幾顆頭。菸草酮是菸草的主要成分，也被列為某些瓶中熟成紅酒中菸草香氣的一個主要來源，包括主要採用卡本內葡萄的波雅克紅酒。陳年過程讓一種煙燻味的物質分子重組，形成木頭味、聞起來像菸草絲的菸草酮，接觸木桶又強化了這些風味。一種發酵過程產生的硫化物，也帶來卡本內招牌的黑醋栗香甜酒風味特質。

阿布魯佐的蒙鐵普奇亞諾（164頁）、皮諾塔吉（167頁）
粉紅酒：塔維粉紅酒（150頁）

如果你喜歡：

接骨木花 & 紅櫻桃
（見花香，〈果花香〉，25頁）

森林地被 & 黑覆盆子
（見鹹香，〈泥土鹹香〉，94頁）

紫羅蘭 & 覆盆子
（見花香，〈豐富花香〉，28頁）

試試：

紅酒：陳年勃根地（153頁）、阿根廷馬爾貝克（151頁）、中奧塔哥黑皮諾（166頁）、教皇新堡（156頁）、羅第丘（157頁）
粉紅酒：紐名蘭黑皮諾粉紅酒（151頁）
蘭姆酒：白蘭姆酒（212頁）

如果你喜歡：

雪茄盒 & 帕瑪紫羅蘭
（見煙燻味，〈辛香煙燻味〉，88頁）

石墨 & 黑刺李
（見煙燻味，〈泥土煙燻味〉，86頁）

菸草絲 & 黑醋栗香甜酒
（見煙燻味，〈辛香煙燻味〉，88頁）

試試：

加烈酒：年分波特酒（182頁）
水果利口酒：黑刺李琴酒（194頁）
紅酒：瓦波里切拉阿瑪羅內（161頁）、普里奧拉（168頁）

波爾多波美侯 Bordeaux Pomerol

雖然未經證實，但我相信李奧納德·伯恩斯坦 (Leonard Bernstein) 的《西城故事》(West Side Story) 是以波爾多為本。左岸的卡本內蘇維濃和右岸的梅洛有個類似的對立，我用西城故事的典故，稱之為噴射幫和鯊魚幫。我就硬湊到這了。其實呢，卡本內蘇維濃和梅洛都是卡本內家族的一員、來自波爾多地區，所以根本和西城故事不同，不過就這樣吧。波美侯這個村落的土壤是黏土，生產彼得綠堡 (Chateau Pétrus)，這種酒主要用梅洛葡萄釀造，含有發酵活化的「草莓呋喃酮」，帶著甜美果香，嚐起來還有焦糖味，賦予一整個交響樂團的性感紅色水果、黑覆盆子和黑巧克力風味。

如果你喜歡：

月桂葉 & 黑覆盆子
（見辛香，〈草本辛香〉，109 頁）
黑巧克力慕斯 & 李子
（見甜香，〈烘烤甜香〉，65 頁）

試試：

啤酒：棕色艾爾啤酒 (256 頁)
咖啡：秘魯 (222 頁)
甜點酒：黑月桂甜葡萄酒 (175 頁)
紅酒：阿根廷馬爾貝克 (151 頁)、澳洲卡本內蘇維濃 (152 頁)、烏拉圭塔納紅酒 (170 頁)

教皇新堡 Châteauneuf-du-Pape

聽起來很超現實，不過如果莫內畫著沐浴陽光下的南隆河景致，一邊啜飲當地的紅酒，他的作品應該會比較像畢卡索。教皇新堡酒主要由格納西葡萄釀製，瓶身有著繁複浮雕，不過酒精含量高，相較之下是對頭顱更有效的重擊。教皇新堡有快閃團體似的一系列風味，葡萄皮中的物質帶來煙燻辛、香草和薑的香調，而有熟李子到泥土、灌叢的香調，甚至溫暖煙燻的辛香。

如果你喜歡：

森林地被 & 黑覆盆子
（見鹹香，〈泥土鹹香〉，94 頁）
薑餅 & 煙燻香草
（見烘焙香，〈酵母烘焙香〉，83 頁）
玫瑰 & 李子
（見花香，〈濃烈花香〉，26 頁）

試試：

加烈酒：紅寶石波特酒 (181 頁)
穀物烈酒：芋燒酒 (276 頁)
紅酒：陳年勃根地紅酒 (153 頁)、薄酒萊 (155 頁)、加州黑皮諾 (171 頁)、中奧塔哥黑皮諾 (166 頁)
氣泡酒：熟成香檳 (123 頁)
威士忌：陳年日本單一麥芽威士忌 (264 頁)

希濃酒 Chinon

我們都曾經把棉花軟糖塞進嘴裡，模仿美國老牌影星馬龍·白蘭度（Marlon Brando）在《教父》（The Godfather）電影裡飾演的黑道老大柯里昂（Corleone），來個棉花軟糖挑戰。好啦，馬龍·白蘭度就像卡本內家族的教父——卡本內弗朗（Cabernet Franc）。這個家族的葡萄包括卡本內蘇維濃、白蘇維濃、卡門內爾和梅洛。卡本內弗朗靠著紅色水果、紫花、土味真菌、綠葉蔬菜和芳香植物的風味，統領羅亞爾河的紅酒黨，我就愛這一味的老大。卡本內弗朗因為和白蘇維濃擁有同樣的「綠色基因」而聞名。卡本內弗朗有著甜椒吡（見詞彙表，19 頁），因此有著草味、類似墨西哥辣椒的氛圍。

如果你喜歡：

青椒 & 新割草味
（見草本，〈甜美草本〉，40 頁）

綠胡椒 & 覆盆子
（見辛香，〈胡椒辛香〉，112 頁）

牛肝菌 & 薰衣草
（見鹹香，〈泥土鹹香〉，94 頁）

試試：

紅酒：智利卡門內爾（152 頁）、加雅客（158 頁）、門西亞（168 頁）
白葡萄酒：普依芙美（136 頁）

高比耶 Corbières

我不是用馬的主題來搏版面，不過卡利濃（Carignan）還真是吃苦耐勞、做牛做馬的葡萄。老藤卡利濃截然不同，成為高比耶混釀的中堅葡萄，背景是希哈、格納西和慕維得爾這些混釀同伴那種熱鬧老派電信局般的風味。葡萄皮裡的沉香醇（見詞彙表，18 頁）帶來薰衣草香調，同時展現了耐嚼甘草糖有個性的香調，而其他成分綻放出花香芳香植物、胡椒、松樹、迷迭的香低吟，和肉脂感、煙燻培根風味的 Frazzles 玉米片。

如果你喜歡：

甘草 & 煙燻培根
（見甜香，〈辛香甜香〉，54 頁）

迷迭香 & 英國薰衣草
（見辛香，〈草本辛香〉，109 頁）

野地百里香 & 石榴
（見辛香，〈草本辛香〉，109 頁）

試試：

紅酒：邦多（154 頁）、智利卡門內爾（152 頁）、高比耶（157 頁）、門西亞（168 頁）、皮諾塔吉（167 頁）
粉紅酒：邦多粉紅酒（148 頁）
茶：紫錐花茶（219 頁）

羅第丘 Côte-Rôtie

套一句美國影星珍妮佛·安妮斯頓（Jennifer

如果你喜歡：

黑胡椒 & 燻煙培根

157

Aniston) 曾在洗髮精廣告片段說的:「來點科學」,在這裡就是來點酒的量子化學囉。維歐尼耶和希哈在羅第丘之中一同發酵,而維歐尼耶的單寧分子安定了希哈漿果的紅色色素。維歐尼耶的黃烷醇 (flavanol) 和希哈紅色的花青素 (見詞彙表,16 頁) 發生反應,使得酒的整體顏色更深。希哈的主調是胡椒,源於一種和黑胡椒精油共通的成分。最後,一種類似丁香的物質從木桶中滲入,轉換成早餐般的一絲煙燻培根味。

克羅茲－艾米達吉 Crozes-Hermitage

美國名媛金·卡戴珊朝 (Kim Kardashian) 的姊姊寇特妮 (Kourtney) 吼道:「妳讓人看了倒盡胃口。」的時候,克羅茲－艾米達吉聽了一定很難過。克羅茲－艾米達吉夾在羅第丘和艾米達吉這兩枚北隆河珍寶之間,應該很能感同深受。克羅茲－艾米達吉是北隆河最大的葡萄酒產區,不像其他兩個產區那麼一致而完整,不過「入門款北隆河紅酒」可以替我們省下不少銀兩。以風格而言,克羅茲的土壤富含鉀,酸鹼度較高,因此對酸味輕描淡寫,在陳年過程中招來黑橄欖香調,以及一絲絲菸草悶燒的氣息。

加雅客 Gaillac Rouge

胡椒愛好者請注意,胡椒研磨罐預備備!加雅克在地圖上位在土魯斯北邊一吋的地方,而這種出色的地方紅酒很適合配著肋眼牛排暢飲,堪稱胡椒醬了。當地的杜拉斯葡萄 (Duras) 富含胡椒本體的成分——莎草薁酮 (見詞彙表,19 頁),而

(見辛香,〈胡椒辛香〉,112 頁)

森林地被 & 黑覆盆子
(見鹹香,〈泥土鹹香〉,94 頁)

紫羅蘭 & 覆盆子
(見花香,〈豐富花香〉,28 頁)

試試:

紅酒: 陳年勃根地紅酒 (153 頁)、阿根廷馬爾貝克 (151 頁)、邦多 (154 頁)、薄酒萊 (155 頁)、中奧塔哥黑皮諾 (166 頁)、教皇新堡 (156 頁)

如果你喜歡:

深火灼菸 & 黑橄欖
(見煙燻味,〈辛香煙燻味〉,88 頁)

紅櫻桃 & 白胡椒
(見果香,〈花果香〉,49 頁)

試試:

阿瑪羅: 金巴利 (241 頁)

紅酒: 法帕多 (163 頁)、加雅客 (158 頁)、華盛頓州希哈 (172 頁)

粉紅酒: 希哈粉紅酒 (149 頁)

茶: 正山小種茶 (216 頁)

如果你喜歡:

青椒 & 新割草味
(見草本,〈甜美草本〉,40 頁)

紅櫻桃 & 白胡椒
(見果香,〈花果香〉,49 頁)

紫羅蘭 & 尤加利
(見花香,〈豐富花香〉,28 頁)

混釀好夥伴菲榭瓦杜 (Fer Servadou) 則含有甜美辛香的成分 ——桉油醇,薄荷腦的體驗和左岸的卡本內蘇維濃相差沒那麼多。菲榭瓦杜和卡門內爾是遠親,富含甜椒吡 (見詞彙表,19 頁),帶來一陣綠胡椒與草香的振奮。

試試:

阿瑪羅:金巴利 (241 頁)
白蘭地:XO 干邑白蘭地 (191 頁)
紅酒:澳洲卡本內蘇維濃 (152 頁)、智利卡門內爾 (152 頁)、希濃酒 (157 頁)、克羅茲 – 艾米達吉 (158 頁)、法帕多 (163 頁)
加烈酒:酒渣波特 (180 頁)
粉紅酒:希哈粉紅酒 (149 頁)
白葡萄酒:普依芙美 (136 頁)

艾米達吉 Hermitage

下班回家有時需要五分鐘來減壓,對吧?艾米達吉的紅酒 (至少) 需要五年,等那麼久,晚餐都被狗叼走一千次了。這種南方太陽照耀下的迷你美酒聖地,公認是希哈的發源地,生產的紅酒喝起來有點像嚼著斯巴達戰士—肉脂感、陽剛、陰鬱、果香,充斥著紅茶與深焙咖啡味。這個嘛,我想他需要咖啡因吧。希哈精神化身的主要風味是胡椒,來自胡椒子裡也有的一種物質。

如果你喜歡:

墨西哥咖啡 & 白胡椒
(見烘焙香,〈焙烤香〉,79 頁)

烤牛肉 & 紅茶
(見鹹香,〈肉脂鹹香〉,95 頁)

試試:

茴香利口酒:杉布卡茴香酒 (236 頁)
咖啡:墨西哥 (221 頁)
堅果利口酒:胡桃利口酒 (274 頁)
龍舌蘭酒:咖啡龍舌蘭酒 (204 頁)

馬迪朗 Madiran

馬迪朗不成功便成仁,這種紅酒主要採用塔納葡萄,骨架宏大,充滿抗氧化物,被封為健康萬靈丹,我想意思是每日建議攝取的營養吧?馬迪朗的組成就像結實的法國農場工人一根接著一根吸著沒濾嘴的吉坦 (Gitanes) 黑捲菸,同時灌下一鍋鴨肉卡蘇雷燉菜。說來諷刺,馬迪朗還能顧心血管。難怪被暱稱為「黑暗之心」。馬迪朗被指為「法國悖論」的關鍵,所以南法飲食雖然高脂,但心臟病的發生率卻超級低。來為此乾一杯吧。

如果你喜歡:

山核桃營火 & 洛根莓
(見煙燻味,〈木質煙燻〉,89 頁)

甘草 & 黑櫻桃
(見甜香,〈辛香甜香〉,58 頁)

試試:

水果利口酒:帕恰蘭酒 (199 頁)
紅酒:陳年波爾多卡本內蘇維濃 (153 頁)、黑阿沃拉 (165 頁)、斗羅河岸 (169 頁)

德國

香料酒／熱紅酒 Mulled Wine/Glühwein

香料酒能避免我們聽太多瑪麗亞·凱莉 (Mariah Carey)、克里夫·理查 (Cliff Richard) 和麥可·布雷 (Michael Bublé) 的歌，而陷入耶誕節的昏迷中，所以算是有藥效吧。香氣物質有如節慶的安撫毯，主打一些收斂敘述詞的紅酒，橙皮的明亮柑橘類成分和令人舔嘴咂舌的檸檬酸，被一匙匙蔗糖抵消了。辛香方面，肉桂的糖精溫暖緩和了丁香令人嘴唇發麻的藥味刺激，加上肉豆蔻的木質男中音風味，再再都能驅趕耶誕節的吟唱者。

如果你喜歡：

肉桂 & 血橙
(見辛香，〈溫暖辛香〉，113 頁)
甜橙 & 肉桂
(見果香，〈多汁果香〉，51 頁)

試試：

阿瑪羅：金巴利 (241 頁)
水果利口酒：皮姆 (194 頁)
草本利口酒：哈維撞牆 (237 頁)
調酒用飲料：蔓越莓汁 (281 頁)
紅酒：桑格利亞 (170 頁)
粉紅酒：邦多粉紅酒 (148 頁)

調酒譜

香料酒／熱紅酒（水果製飲料，紅酒）

- 柳橙榨汁　　　　2 顆
- 紅酒（偏好未過桶）2 瓶
- 檸檬皮　　　　　1 顆
- 白砂糖　　　　　150 公克
- 搗碎小豆蔻莢
- 肉桂棒　　　　　1 根
- 丁香

磨碎肉豆蔻，柳橙汁和大部分的紅酒、檸檬皮、白砂糖、小豆蔻莢、肉桂棒、丁香和肉豆蔻加進平底鍋。文火加熱到滾，偶爾攪拌，如果太濃稠就加進剩下的酒，不會太濃稠也可添加，然後盛杯。

義大利

孚圖艾格尼科 Aglianico del Vulture

自我暗示是怎麼回事 (見詞彙表，16 頁)？我心目中的火山紅酒喝起來像冷卻的液態岩漿，有著玄武岩的基調，和味蕾上一陣火山碎屑的衝擊。拿坡里的孚圖山 (Mount Vulture) 是最凶殘的火山，最後

如果你喜歡：

火山岩 & 石榴
(見煙燻味，〈泥土煙燻味〉，86 頁)
甜櫻桃 & 牛奶巧克力
(見果香，〈花果香〉，49 頁)
土耳其菸草 & 野覆盆子
(見煙燻味，〈辛香煙燻味〉，88 頁)

一次爆發是在幾千年前，讓周遭的地貌都化為岩石。知道這些之後，孚圖艾格尼科顯得更迷人了。孚圖艾格尼科是比較有稜角的巴羅洛，由於葡萄中的一種成分，而和火山岩漿和木質、菸草、芳香植物、野覆盆子香調產生關聯，在薰衣草的香氣之外，加上了鹽味、礦物味、悶燒風味。

瓦波里切拉阿瑪羅內
Amarone della Valpolicella

你應該聽過人說：「紅色夜空，阿瑪羅內樂在其中。」其實沒人會說那種話，我甚至不知道說的「人」是指什麼人，不過阿瑪羅內確實令人樂在其中。瓦波里切拉阿瑪羅內製作於義大利維洛納 (Verona)。在通風的閣樓風乾科維納 (Corvina) 和羅蒂內拉 (Rondinella) 葡萄，降低三分之一的水分含量，最後變得像縮水的葡萄乾。皺縮的葡萄有著加倍的果乾、辛香料、紫羅蘭與菸草香，煙燻與陳年激發的菸草香氣物質也增加。甘草和樟腦的巴薩米克香氣歸功於桉油醇，是葡萄脫水的產物。

巴巴瑞斯科 Barbaresco

「老是當伴娘，從不當新娘」，是我們關愛地形容巴巴瑞斯科的話。不過當然不會當面說；我們又不是沒教養。巴巴瑞斯科曾

試試：

甜點酒：瓦波利切拉風乾葡萄甜酒 (177 頁)
加烈酒：紅寶石波特酒 (181 頁)
紅酒：巴羅洛 (162 頁)、中奧塔哥黑皮諾 (166 頁)、阿布魯佐的蒙鐵普奇亞諾 (164 頁)、內雷洛馬斯卡雷瑟 (164 頁)

如果你喜歡：

雪茄盒 & 帕瑪紫羅蘭
(見煙燻味，〈辛香煙燻味〉，88 頁)
甘草 & 李子乾
(見甜香，〈辛香甜香〉，59 頁)
歐洲酸櫻桃 & 杏仁
(見果香，〈花果香〉，49 頁)
紅寶石巧克力 & 紫羅蘭
(見甜香，〈烘烤甜香〉，65 頁)

試試：

茴香利口酒：杉布卡茴香酒 (236 頁)
白蘭地：雅瑪邑白蘭地 (188 頁)
加烈酒：年分波特酒 (182 頁)
水果利口酒：可喜櫻桃酒 (196 頁)、馬拉斯加櫻桃酒 (193 頁)
草本利口酒：臨別一語 (232 頁)
調酒用飲料：櫻桃可樂 (280 頁)
堅果利口酒：杏仁利口酒 (273 頁)
紅酒：陳年隆河格納西 (154 頁)、阿根廷馬爾貝克 (151 頁)、格拉西亞諾 (167 頁)、波雅克 (155 頁)
粉紅酒：山吉歐維榭粉紅酒 (150 頁)

如果你喜歡：

雪茄盒 & 帕瑪紫羅蘭
(見煙燻味，〈辛香煙燻味〉，88 頁)
玫瑰 & 甘草

經是巴羅洛的次級替代品，說也奇怪，因為這兩種酒的原料都是內比歐露葡萄，種在同一條路上，釀酒方法也類似。先不提手足競爭，巴巴瑞斯科環境較溫暖，陳年時間較短，因此丹寧沒那麼壯實，花香的風味輪廓更強。玫瑰氧化物和香葉醇（見詞彙表，17 頁）是內比歐露葡萄玫瑰香氣的元凶，此外還有深沉、木質、紫羅蘭的香氣。

巴羅洛 Barolo

「國王的葡萄酒，葡萄酒之王」並不是巨石強森主演的電影廣告詞，爛番茄評分低落；這話描述的是巴羅洛。巴羅洛帶有一股自然之力，有著強烈的櫻桃、玫瑰、甘草、覆盆子、菸草和黑松露風味，著名的櫻桃豬排醬多少是靠內比歐露葡萄富含的酚類物質（見詞彙表，18 頁），需要長時間浸沒和陳年才會變得柔和。內比歐露葡萄可能染上一種細菌，滋生會飄散的揮發性酸（見詞彙表，19 頁），雖然嚴格來說算是缺陷，但濃度低的時候，會為單調的水果風味增添複雜生機，就像用了高解析度濾鏡一樣。

經典奇揚提 Chianti Classico

記得那些「道地」的義大利小酒館，全是格子紋桌布，草籃裡擱著一瓶瓶奇揚提嗎？真是名副其實的草包——稻草覆

（見花香，〈濃烈花香〉，26 頁）

試試：

加烈酒： 年分波特酒（182 頁）
紅酒： 陳年勃根地紅酒（153 頁）、瓦波里切拉阿瑪羅內（161 頁）、巴羅洛（162 頁）、波雅克（155 頁）
粉紅酒： 邦多粉紅酒（148 頁）

如果你喜歡：

黑櫻桃 & 覆盆子果醬
（見果香，〈花果香〉，49 頁）
覆盆子 & 黑松露
（見果香，〈甜美果香〉，52 頁）
玫瑰 & 甘草
（見花香，〈濃烈花香〉，26 頁）
土耳其菸草 & 野覆盆子
（見煙燻味，〈辛香煙燻味〉，88 頁）

試試：

咖啡： 衣索比亞（220 頁）
甜點酒： 瓦波利切拉風乾葡萄甜酒（177 頁）
加烈酒： 年分波特酒（182 頁）
紅酒： 陳年勃根地紅酒（153 頁）、陳年隆河黑格納西（154 頁）、孚圖艾格尼科（160 頁）、巴巴瑞斯科（161 頁）、加州黑皮諾（171 頁）、奇揚提（162 頁）、金粉黛（165 頁）
粉紅酒： 邦多粉紅酒（148 頁）

如果你喜歡：

黑櫻桃 & 覆盆子果醬
（見果香，〈花果香〉，49 頁）
牛至 & 波森莓
（見辛香，〈草本辛香〉，109 頁）

蓋的酒瓶就叫草包酒。現代的托斯卡尼奇揚提已經淘汰了《媽媽咪呀》(*Mamma Mia!*)風格的包裝,改把重點放在瓶中黑櫻桃、覆盆子和木質芳香植物風味的酒液。「尖酸」、「酸」、「收斂」和「酸澀」這些敘述詞,都是奇揚提的葡萄主角──山吉歐維樹的熱門搜尋關鍵字。山吉歐維樹是天生中性風味的品種,仰賴果香發酵產生的物質帶來黑櫻桃的招牌香氣。

試試:

咖啡:衣索比亞(220頁)

紅酒:巴羅洛(162頁)、加州黑皮諾(171頁)、阿布魯佐的蒙鐵普奇亞諾(164頁)、金粉黛(165頁)

粉紅酒:邦多粉紅酒(148頁)、塔維爾粉紅酒(150頁)

特選經典奇揚提 Chianti Classico Riserva

在奇揚提這一節引用《沉默的羔羊》(*The Silence of the Lambs*),太老套了。我偏不要,我要說的是黑公雞。酒瓶貼上黑公雞標籤,代表出自上等的經典奇揚提地區。特選(Riserva)的重點是木桶陳年的時間比較長,至少兩年,產生垂掛義大利香腸的鹹香,和高腳淺瓷杯裡發苦的濃縮咖啡風味。某些陳年激發的物質帶來烘烤、肉脂香調,並帶有醃肉和烘烤咖啡的鹹香。長時間木桶接觸,讓特選經典奇揚提滲入煙燻、辛香的揮發性酚類(見詞彙表,18頁),和蠶豆很搭……啊我只是說說而已。

如果你喜歡:

雪茄盒 & 帕瑪紫羅蘭
(見煙燻味,〈辛香煙燻味〉,88頁)
義大利薩拉米香腸 & 濃縮咖啡
(見鹹香,〈肉脂鹹香〉,95頁)

試試:

加烈酒:年分波特酒(182頁)
紅酒:瓦波里切拉阿瑪羅內(161頁)、巴巴瑞斯科(161頁)、波雅克(155頁)

法帕多 Frappato

法帕多會讓薄酒萊的頑固分子失控。法帕多像西西里的嘉美葡萄(Gamay),強化的郁濃花香彷彿尖叫著:「別把我跟薄酒萊相比」。法帕多葡萄是山吉歐維樹跟當地葡萄度過一段荒唐時光產生的後代,不過撇除基因,法帕多和山吉歐維樹的風味

如果你喜歡:

丁香 & 白草莓
(見辛香,〈果香辛香〉,108頁)
紅櫻桃 & 白胡椒
(見果香,〈花果香〉,49頁)

試試:

阿瑪羅:金巴利(241頁)

其實沒什麼相似之處。法帕多的重點是直接了當的花果香，香氣成分撲面而來，帶來白草莓和紅櫻桃的欣喜消息，還有一絲白胡椒和丁香味。

阿布魯佐的蒙鐵普奇亞諾
Montepulciano d'Abruzzo

你知道你什麼時候開始像你的寵物嗎。也許是某種髮型、某種風格，或是給自己買個成對的磨牙玩具。廉價的阿布魯佐的蒙鐵普奇亞諾是配披薩的主要飲料，顯現出果香、鹹香、芳香植物配料的特質。先拋下我們注入中檔披薩連鎖店裡血汗工廠產生的傻瓜，比較高檔的蒙鐵普奇亞諾策展出更複雜的波森莓、藍莓、櫻桃、菸草、巧克力和乾牛至香調。蒙鐵普奇亞諾葡萄以果香為主，主要源於發酵產生的酯類（見詞彙表，17 頁），而接觸橡木帶來灌叢般烤菸的煙燻、木質香氣。

內雷洛馬斯卡雷瑟 Nerello Mascalese

不論是誰想到在活火山種葡萄，腦子都不大正常。看在災難片《天崩地裂》(Dante's Peak) 的分上，幸好真有人想到，否則我們這輩子不會嚐到喝到內雷洛的紅色水果、煙燻、辛香、鹽味香氣。最高的葡萄藤蹲踞在埃特納火山悶燒的山肩上，根植於熔岩流之中，有著獨特的微氣候，礦物質含量高。我們究竟是否真的啜飲了浮石，爭議很大；礦物、芳香植物和鹽味的特性，多少歸功於還原、缺氧的釀酒過程帶來的煙燻味成分和酸性鹽類。

紅酒：克羅茲－艾米達吉 (158 頁)、加雅客 (158 頁)
粉紅酒：希哈粉紅酒 (149 頁)
蘭姆酒：鳳梨蘭姆酒 (211 頁)

如果你喜歡：

烤菸 & 藍莓
(見煙燻味，〈辛香煙燻味〉，87 頁)
牛至 & 波森莓
(見辛香，〈草本辛香〉，109 頁)
甜櫻桃 & 牛奶巧克力
(見果香，〈花果香〉，49 頁)

試試：

加烈酒：紅寶石波特酒 (181 頁)
紅酒：孚圖艾格尼科 (160 頁)、中奧塔哥黑皮諾 (166 頁)、經典奇揚提 (162 頁)、皮諾塔吉 (167 頁)
粉紅酒：邦多粉紅酒 (148 頁)、塔維粉紅酒 (150 頁)

如果你喜歡：

海灘卵石 & 百里香
(見礦物味，〈海洋礦物味〉，98 頁)
森林地被 & 黑覆盆子
(見鹹香，〈泥土鹹香〉，94 頁)
火山岩 & 石榴
(見礦物味，〈泥土礦物味〉，86 頁)

試試：

紅酒：陳年勃根地紅酒 (153 頁)、孚圖艾格尼科 (160 頁)、薄酒萊 (155 頁)、中奧塔哥黑皮諾 (166 頁)、教皇新堡 (156 頁)、羅第丘 (157 頁)
茶：抹茶 (218 頁)
白葡萄酒：阿希爾提可 (140 頁)、夏布利 (134

頁）、格列哥圖佛（142 頁）、蜜斯卡得賽弗爾與緬恩河不過濾熟成（135 頁）

黑阿沃拉 Nero D'Avola

我不是合格的系譜學家，不過黑阿沃拉葡萄簡直像希哈同父異母的姊妹。黑阿沃拉和希哈的生物側寫和葡萄酒風格超級相似，都有著混亂的背景，有一絲黑胡椒風味。這是偶然嗎？雖然無奈，但確實是偶然。我還以為我找到什麼線索了呢。黑阿沃拉的酸度比較高，有著濃烈的芳香物質，散發黑莓和黑櫻桃味；而希哈則是黑醋栗和李子味。花果香萜類讓黑阿沃拉有玫瑰、紫羅蘭、黑色水果香氣，而且是百貨公司美妝專櫃的規模，而巴薩米克醋、甘草的基調則藉由溫暖的胡椒味物質，擠身其中。

如果你喜歡：

黑莓 & 無花果
（見果香，〈甜美果香〉，52 頁）
甘草 & 黑櫻桃
（見甜香，〈辛香甜香〉，58 頁）
玫瑰 & 紫羅蘭
（見花香，〈濃烈花香〉，27 頁）

試試：

加烈酒：遲裝瓶波特酒（181 頁）
水果利口酒：帕恰蘭酒（199 頁）
紅酒：陳年波爾多卡本內蘇維濃（153 頁）、馬迪朗（159 頁）、老藤金芬黛紅酒（171 頁）
白葡萄酒：托隆蒂斯（130 頁）

金粉黛 Primitivo

某種葡萄為基礎的 Ancestry.com 尋根披露中，義大利金粉黛的基因和美國金芬黛以及一種拗口的克羅埃西亞葡萄完美吻合。太像網飛（Netflix）那部記錄片《三個一模一樣的陌生人》（*Three Identical Strangers*）的劇情了。看起來金芬黛偷渡去了美國，留下金粉黛在義大利靴跟上的普利亞留守。金粉黛身為天生無香氣的葡萄品種，發酵衍生的成分是其中豐富水果風味的掌旗者。金粉黛的酒精濃度通常比金芬黛紅酒低，有著比較辛香的巴薩米克深色水果、新鮮咖啡豆和無花果乾低調的氣味。

如果你喜歡：

黑櫻桃 & 覆盆子果醬
（見果香，〈花果香〉，49 頁）
無花果乾 & 李子
（見甜香，〈辛香甜香〉，66 頁）
肯亞咖啡 & 藍莓
（見烘焙香，〈焙烤香〉，79 頁）

試試：

咖啡：衣索比亞（220 頁）、肯亞（220 頁）
甜點酒：黑月桂甜葡萄酒（175 頁）、瓦波利切拉風乾葡萄甜酒（177 頁）
加烈酒：優級特選瑪薩拉甜酒（179 頁）
紅酒：巴羅洛（162 頁）、加州黑皮諾（171 頁）、經典奇揚提（162 頁）、老藤金芬黛紅酒（171 頁）

紐西蘭

中奧塔哥黑皮諾 Central Otago Pinot Noir

這是生長在中土的黑皮諾——天底下沒別的新鮮事了。中奧塔哥是全球最南方的釀酒地區,日夜與季節氣溫不穩定,總是命懸一線。嚴格說來,黑皮諾在奧塔哥根本不該被放行。我是說,這種葡萄以極度嬌貴的特質聞名,究竟該怎麼在最熱、最冷、海拔最高、最乾旱如魔戒裡黑暗魔君領地魔多的環境下存活下來?萬萬想不到,奧塔哥的易變氣候讓黑皮諾葡萄中的成分完美熟成,帶來覆盆子、李子、巧克力、紫羅蘭、泥土、辛香料與濃烈櫻桃果醬的香氣。

如果你喜歡:

森林地被 & 黑覆盆子
(見鹹香,〈泥土鹹香〉,94 頁)

甜櫻桃 & 牛奶巧克力
(見果香,〈花果香〉,49 頁)

試試:

紅酒:陳年勃根地紅酒 (153 頁)、孚圖艾格尼科 (160 頁)、薄酒萊 (155 頁)、教皇新堡 (156 頁)、羅第丘 (157 頁)、阿布魯佐的蒙鐵普奇亞諾 (164 頁)、內雷洛馬斯卡雷瑟 (164 頁)

葡萄牙

國產多瑞加 Touriga Nacional

在任何紅酒裡加入伯爵茶茶包、橘皮和紫羅蘭花瓣,就會得到一杯國產多瑞加……差不多啦。我沒在開玩笑——風味科學家做過實驗了。香檸檬是優質國產多瑞加主要的香氣敘述詞,有著尖銳的花香與柑橘類風味組成。國產多瑞加是葡萄牙最大宗的紅葡萄,主要用於生產波特酒。沒什麼奇怪——國產多瑞加和香檸檬的橙皮精油有著共通的風味成分。收工!我這裡的任務完成了。

如果你喜歡:

藍莓 & 綠薄荷
(見果香,〈甜美果香〉,52 頁)

伯爵茶 & 藍莓
(見草本,〈乾燥草本〉,35 頁)

臍橙皮 & 紫羅蘭
(見辛香,〈果香辛香〉,108 頁)

玫瑰 & 李子
(見花香,〈濃烈花香〉,26 頁)

試試:

白蘭地:梅塔莎十二星 (191 頁)
咖啡:衣索比亞 (220 頁)
加烈酒:紅寶石波特酒 (181 頁)
紅酒:加州黑皮諾 (171 頁)、教皇新堡 (156 頁)、特級陳年利奧哈 (169 頁)
茶:伯爵茶 (217 頁)

南非

卡本內蘇維濃 Cabernet Sauvignon

說來諷刺，我想學南非口音，聽起來卻像
說法文；而南非釀酒師可愛用法國葡萄
了。是啊，成了完美的循環。從波爾多混
釀和盧瓦爾河混釀，直到他們的「隆河
谷」（Côtes du Rhône），卡本內蘇維濃是
他們最廣泛栽培的紅葡萄也是情有可原。
在風格上，開普的卡本內蘇維濃兼具果香
和草本風味，較溫暖的氣候降低了天然物
質，袪除甜椒味，留下一絲薄荷味，而發
酵又產生一種硫化物，放送黑醋栗香氣。

如果你喜歡：

月桂葉 & 黑覆盆子
（見辛香，〈草本辛香〉，109 頁）

薄荷 & 黑醋栗
（見草本，〈薄荷草本〉，39 頁）

菸草絲 & 黑醋栗香甜酒
（見煙燻味，〈辛香煙燻味〉，88 頁）

試試：

紅酒：陳年波爾多卡本內蘇維濃（153 頁）、澳
洲卡本內蘇維濃（152 頁）、波雅克（155 頁）、
波美侯（156 頁）、普里奧拉（168 頁）

皮諾塔吉 Pinotage

總有人得處理燙手山芋——廉價的皮諾
塔吉可能帶著橡膠、鏽釘子和頭髮燒焦
的難聞氣味。好吧，我說出來了。皮諾
塔吉的揮發性很強，需要葡萄釀酒學家
來處理，以免產生瀝青味的揮發性酸（見
詞彙表，19 頁）。實驗室把黑皮諾和仙索
（Cinsault，也就是艾米達吉）雜交，做出
拉布拉多貴賓狗風格的雜交種，因此有了
琅琅上口的皮諾塔吉。最好的例子是矛
盾的甜鹹香，烤桶浸泡出的物質有著辛香
的深色水果、紫色花朵、巴薩米克醋與甘
草、鹹香燻肉和烘焙咖啡的香氣。

如果你喜歡：

烤菸 & 藍莓
（見煙燻味，〈辛香煙燻味〉，87 頁）

甘草 & 煙燻培根
（見甜香，〈辛香甜香〉，59 頁）

紫羅蘭 & 咖啡
（見花香，〈豐富花香〉，28 頁）

試試：

干邑白蘭地：雅瑪邑白蘭地（188 頁）
紅酒：邦多（154 頁）、高比耶（157 頁）、阿布
魯佐的蒙鐵普奇亞諾（164 頁）

西班牙

格拉西亞諾 Graciano

我無法理解格拉西亞諾；這種葡萄退居後

如果你喜歡：

甘草根 & 黑豆蔻

面，讓其他葡萄發光發熱。真無聊。格拉西亞諾是利奧哈混釀中的一員，很難品味到格拉西亞諾的白胡椒、甘草、櫻桃、紅寶石巧克力、紫羅蘭和薄荷腦的造詣，尤其會被田帕尼優 (Tempranillo) 喧鬧的菸草味蓋過。莎草薁酮 (見詞彙表，19 頁) 帶來一絲胡椒味；這是理所當然，因為莎草薁酮是葡萄酒中最濃烈的物質之一，也存在於某些芳香植物中。展現的是陰鬱的紫羅蘭氣息，和一點黑豆蔻和甘草的辛香。

(見辛香，〈藥味辛香〉，111 頁)

紅櫻桃 & 白胡椒

(見果香，〈花果香〉，49 頁)

紅寶石巧克力 & 紫羅蘭

(見甜香，〈烘烤甜香〉，65 頁)

試試：

阿瑪羅：金巴利 (241 頁)

茴香利口酒：烏佐茴香酒 (235 頁)

草百利口酒：野格利口酒 (230 頁)

紅酒：阿瑪羅內 (161 頁)、克羅茲－艾米達吉 (158 頁)、法帕多 (163 頁)、加雅客 (158 頁)、老藤金芬黛紅酒 (171 頁)、烏拉圭塔納紅酒 (170 頁)

粉紅酒：希哈粉紅酒 (149 頁)

蘭姆酒：香料黑蘭姆酒 (210 頁)

門西亞 Mencia

嚐起來像岩屎，我是說像岩石啦，西班牙西北碧而索 (Bierzo) 地區的礦物質和砸碎的板岩土味。怎麼，你以為我是什麼意思？說到多岩的地區，提到門西亞的地理風味，可能會讓宅宅忍不住用巨礫的揮發性香氣特質來一較高下。相信我，沒人想聽。我們還是欣賞門西亞的石榴與覆盆子水果籃般的風味就好，還有薰衣草的花香，迷迭香的芳香植物香氣與綠胡椒的甜美草本刺激。

如果你喜歡：

碎礫石 & 石榴

(見礦物味，〈岩石礦物味〉，99 頁)

綠胡椒 & 覆盆子

(見辛香，〈胡椒辛香〉，112 頁)

迷迭香 & 英國薰衣草

(見辛香，〈草本辛香〉，109 頁)

試試：

紅酒：智利卡門內爾 (152 頁)、希濃酒 (157 頁)、高比耶 (157 頁)

茶：紫錐花 (219 頁)

普里奧拉 Priorat

修道士實在了不起，在忙碌的祈禱時辰中還要調配飲料；這可是貨真價實的多工。早年加爾都西會 (Carthusian) 修士得到了一些加泰隆尼亞的土地，他們稱之為普里奧拉 (Priorat，字源是 priory，小

如果你喜歡：

石墨 & 黑刺李

(見煙燻味，〈泥土煙燻味〉，86 頁)

菸草絲 & 黑醋栗香甜酒

(見煙燻味，〈辛香煙燻味〉，88 頁)

修道院之意），並且在高海拔種起了格納西（Garnacha）和卡里涅納（Cariñena）葡萄。這是全球最「垂直」的葡萄酒產區，葡萄園陡峭到幾要繩索垂降。這種酒產生黑刺李漿果、黑醋栗和菸草的風味，加上普里奧拉獨特的火山紅黑板岩土壤（Ilicorella），摻入銳利的深沉泥土、削過的鉛筆和煙燻氣息。

試試：

水果利口酒：黑刺李琴酒（194 頁）

紅酒：波雅克（155 頁）、南非卡本內蘇維濃（167 頁）

斗羅河岸 Ribera del Duero

房地產廣告上看不到，不過如果你要搬去斗羅河岸，他們的廣告詞會是「十個月的雨，兩個月的地獄」。夠掃興吧？這是個很極端的地區——荒涼的高原，夏季酷熱，冬季嚴寒，日夜溫差就更不用說了。還是來說說吧，因為日夜溫差讓斗羅河岸的明星葡萄田帕尼優（當地稱 Tinto Fino）展現出最好的那一面，葡萄漿果成熟飽滿，充滿色素物質和鮮活的酸，而和橡木桶交互作用帶來酚類（見詞彙表，18 頁）的煙燻皮革香氣。

如果你喜歡：

烤菸 & 藍莓
（見煙燻味，〈辛香煙燻味〉，87 頁）

全粒面皮革 & 菸葉
（見鹹香，〈肉脂鹹香〉，95 頁）

山核桃營火 & 洛根莓
（見煙燻味，〈木質煙燻味〉，89 頁）

試試：

紅酒：陳年隆河黑格納西（154 頁）、馬迪朗（159 頁）、阿布魯佐的蒙鐵普奇亞諾（164 頁）、特級陳年利奧哈（169 頁）、皮諾塔吉（167 頁）

特級陳年利奧哈 Rioja Gran Reserva

遞一包耐妥（Nytol）安眠藥給我，讓我窩在橡木桶裡，為我設個五年的鬧鐘。至少特級陳年利奧哈的田帕尼優葡萄這樣行得通，從橡木桶破繭而出，成為深色水果香、多汁、薄荷草本、辛香、皮革飾邊的熱門酒飲。別管年齡歧視了，在利奧哈這地區，年齡嫉妒當道，成熟才引人注目。陳年為田帕尼優帶來比較淡的磚紅色調，薄荷菸草味的成分和分子的內閣改組，把先前平板的風味重新排列成因陳年而強化的複雜鹹香層次。

如果你喜歡：

藍莓 & 綠薄荷
（見果香，〈甜美果香〉，52 頁）

全粒面皮革 & 菸葉
（見鹹香，〈肉脂鹹香〉，95 頁）

香草莢 & 烤山胡桃
（見甜香，〈鮮奶油甜香〉，62 頁）

試試：

加烈酒：馬爾瓦西馬德拉酒（178 頁）

紅酒：陳年隆河黑格納西（154 頁）、斗羅河岸（169 頁）、國產多瑞加（166 頁）

雪莉酒：歐洛羅梭雪莉酒（185 頁）

桑格利亞 Sangria

桑格利亞有假期自動回覆電子郵件、山寨墨鏡和充氣式氣墊的味道（以上按順序排列）。氣味在前腦嗅球的「嗅覺影像」繞過腦中主機—視丘，連結相關的情緒，例如夏日除草或情人節叫外賣。桑格利亞以紅酒為主的葡萄酒中，天然糖分與酒裡的物質帶著果香、木質、花香等等風味。加進溫暖而富含桂皮醛（見詞彙表，16 頁）的一捲肉桂，帶著來自萊姆和柳橙的一股松樹與柑橘類香氣，根本就是在度假了。

如果你喜歡：

桂皮 & 萊姆
（見辛香，〈溫暖辛香〉，113 頁）
肉桂 & 血橙
（見辛香，〈溫暖辛香〉，113 頁）

試試：

阿瑪羅：金巴利（241 頁）
調酒用飲料：安格斯圖拉苦精（278 頁）、櫻桃可樂（280 頁）、可口可樂（281 頁）、蔓越莓汁（281 頁）
紅酒：香料酒／熱紅酒（160 頁）
粉紅酒：邦多粉紅酒（148 頁）

調酒譜

桑格利亞（水果製飲料，水果利口酒／飲料）

- 西班牙白蘭地　　　　15ml
- 君度橙酒或桃子利口酒　15ml
- 田帕尼優　　　　　　1 瓶
- 柳橙汁　　　　　　　30ml
- 現榨檸檬汁或檸檬水　10ml
- 糖漿　　　　　　　　5ml
- 柳橙片、柳橙碎塊
- 草莓
- 薄荷枝

在高大的瓶子中混合白蘭地、君度橙酒或桃子利口酒、田帕尼優、柳橙汁、檸檬汁或檸檬水和糖漿，攪拌加入切片柳橙和切碎的草莓，最後以薄荷裝飾。

烏拉圭

塔納紅酒 Tannat

線索就在「塔納」的酒名裡，所有心血管專家都將塔納封為世上最健康的葡萄。塔納紅酒充滿單寧，這種有益心臟的物質存在於葡萄皮、葡萄籽和枝條裡，使得塔納紅酒有結構又耐久，喝的人嘴唇活像電影《魔繭》（*Cocoon*）裡的脫水特效。一般葡

如果你喜歡：

黑巧克力慕斯 & 李子
（見甜香，〈烘烤甜香〉，65 頁）
甘草根 & 黑豆蔻
（見辛香，〈藥味辛香〉，111 頁）
紫檀 & 覆盆子
（見煙燻味，〈木質煙燻味〉，90 頁）

萄只有二、三粒籽，塔納葡萄則有五粒，因此單寧 (tannin) 含量是卡本內蘇維濃的兩倍，而檸檬烯 (見詞彙表，18 頁) 則帶來巴薩米克醋、煙燻、藥味。檸檬烯的分子重新排列後，會變成尤加利的主成分：桉油醇。

試試：

茴香利口酒：烏佐茴香酒 (235 頁)
啤酒：棕色艾爾啤酒 (256 頁)
咖啡：秘魯 (222 頁)
甜點酒：黑月桂甜葡萄酒 (175 頁)
加烈酒：遲裝瓶波特酒 (181 頁)
草本利口酒：野格利口酒 (230 頁)
紅酒：阿根廷馬爾貝克 (151 頁)、格拉西亞諾 (167 頁)、老藤金芬黛紅酒 (171 頁)、波美侯 (156 頁)
蘭姆酒：香料黑蘭姆酒 (210 頁)

美國

加州黑皮諾 Californian Pinot Noir

我不想掃興，不過黑皮諾之路上，散落著功敗垂成卻遭路殺的釀酒師，對他們來說，安息指的是安皮諾之息。為什麼會這樣呢？黑皮諾是挑剔的完美葡萄，表現地理位置的程度無人可及，法國人稱之為風土 (terroir)，很清楚這是怎麼回事。加州比較涼爽的地點傳來緩和的太平洋微風和晨霧，流湧過葡萄藤，抵消了炙烈的陽光，賦予黑皮諾的廣度，表現出櫻桃、李子和覆盆子的豐富香氣，加上剛綻放的玫瑰芬芳。

如果你喜歡：

黑櫻桃 & 覆盆子果醬
（見果香，〈花果香〉，49 頁）
玫瑰 & 李子
（見花香，〈濃烈花香〉，26 頁）
香草 & 丁香太妃糖蘋果
（見甜香，〈鮮奶油甜香〉，62 頁）

試試：

白蘭地：VSOP 蘋果白蘭地 (190 頁)
蘋果酒：木桶陳年蘋果酒 (200 頁)
咖啡：衣索比亞 (220 頁)
加烈酒：紅寶石波特酒 (181 頁)、白波特通寧 (182 頁)
紅酒：巴羅洛 (162 頁)、教皇新堡 (156 頁)、經典奇揚提 (162 頁)、金粉黛 (165 頁)、國產多瑞加 (166 頁)
茶：南非國寶茶 (218 頁)
威士忌：斯貝塞單一麥芽威士忌 (266 頁)

老藤金芬黛紅酒 Old-Vine Zinfandel

位在 OAP 葡萄園；唯有曲張如靜脈的葡

如果你喜歡：

黑櫻桃 & 覆盆子果醬

萄藤能產生金芬黛世上最複雜的演繹。按美國非官方的定義，五十年以上的葡萄藤稱為老藤。五十多歲的時候，老藤的枝幹活像歌德黑暗風導演提姆‧波頓 (Tim Burton) 車道上可能出現的扭曲樹椿。老藤的分枝逐漸減少、葉片稀疏，枝條變少而受光增加，深根減少養分競爭，因此風味更加濃縮、豐富度提升、產量減少、價格上漲。洛迪 (Lodi) 是老藤金芬黛在加州的聖地，超濃的辛香成分有種深沉黑莓、藍莓、無花果、甘草和煙燻小豆蔻泛音。

(見果香，〈花果香〉，49 頁)
黑莓 & 無花果
(見果香，〈甜美果香〉，52 頁)
椰子果肉 & 藍莓
(見鮮奶油香，〈熱帶鮮奶油香〉，73 頁)
甘草根 & 黑豆蔻
(見辛香，〈藥味辛香〉，111 頁)

試試：

茴香利口酒：烏佐茴香酒 (235 頁)
咖啡：衣索比亞 (220 頁)
草本利口酒：野格利口酒 (230 頁)
紅酒：巴羅洛 (162 頁)、加州黑皮諾 (171 頁)、經典奇揚提 (162 頁)、格拉西亞諾 (167 頁)、黑阿沃拉 (165 頁)、金粉黛 (165 頁)、烏拉圭塔納紅酒 (170 頁)
蘭姆酒：香料黑蘭姆酒 (210 頁)

華盛頓州希哈 Washington State Syrah

希哈的包袱不多，也難怪希哈來去自如。希哈拋開象徵中的柴米油鹽，因此能通過保全，加速適應新環境。田帕尼優啊，學著點。好例子：太平洋西北是亞馬遜創辦人貝佐斯 (Bezos)、比爾‧蓋茲 (Bill Gates) 和這種隆河遊俠葡萄的家鄉，所以那地方顯然有些可取之處。華盛頓州遮蔽而近乎沙漠的環境，延長希哈葡萄在葡萄藤停留的時間 (hang time)，發酵與陳年滋長了煙燻培根、黑橄欖、菸草和溫暖辛香料的鹹香這些北隆河紅酒之中備受推崇的風味。

如果你喜歡：

深火灼菸 & 黑橄欖
(見煙燻味，〈辛香煙燻味〉，88 頁)
烤牛肉 & 紅茶
(見鹹香，〈肉脂鹹香〉，95 頁)
煙燻培根 & 丁香
(見鹹香，〈肉脂鹹香〉，96 頁)

試試：

紅酒：克羅茲－艾米達吉 (158 頁)、艾米達吉 (158 頁)
清酒：古酒 (262 頁)
茶：正山小種茶 (216 頁)

甜點酒 Dessert Wine

澳洲

路斯格蘭麝香甜酒 Rutherglen Muscat

到底誰需要牙齒啊？刷牙累死人了。如果是會讓製糖起家的泰萊食品集團 (Tate & Lyle) 嫉妒的含糖量，不在乎牙齒是有好處的；澳洲的重點甜點酒基本上是裝在小巧酒瓶裡的點心。路斯格蘭麝香甜酒的原料是褐色的麝香葡萄，糖分超高，榨汁後，用葡萄烈酒加烈，在暖爐般的棚屋裡木桶陳年。零發酵保留了麝香甜酒芬芳、花香的萜類，加熱糖分分解產生的物質，則突顯了糖蜜和太妃糖的頂尖香氣。

如果你喜歡：

蜂巢太妃糖 & 土耳其軟糖
（見甜香，〈焦甜〉，60 頁）
麥芽蜂巢 & 糖蜜
（見烘焙香，〈麥芽烘焙香〉，77 頁）
蘇丹娜 & 榛果
（見甜香，〈辛香甜香〉，67 頁）

試試：

啤酒：棕色艾爾啤酒 (256 頁)
甜點酒：皮諾甜酒 (174 頁)、聖酒 (177 頁)
加烈酒：陳年棕色波特酒 (179 頁)、佩德羅希梅內斯雪莉酒 (186 頁)
威士忌：愛爾蘭咖啡 (263 頁)
白葡萄酒：阿爾薩斯格烏茲塔明娜 (133 頁)

加拿大

維岱爾冰酒 Vidal Ice Wine

加拿大牙醫想必忙得連椅子都坐不暖。（看我在一句裡用上牙齒和冷天氣的哏，我辦到啦！）冰酒的原料是在葡萄藤上結凍的葡萄，產生的糖蜜般葡萄汁甜度是全糖**可口可樂**的兩倍（見調酒用飲料，281 頁），恐怖噢。生產冰酒其實宛如夢魘，機器壓榨硬如石頭的葡萄時，偶爾會壞掉。維岱爾白葡萄承受結凍解凍循環，使得葡萄中的成分重組，帶來富含酯類（見

如果你喜歡：

杏桃乾 & 糖漬橙皮
（見甜香，〈辛香甜香〉，66 頁）
鳳梨乾 & 熟薑
（見甜香，〈辛香甜香〉，67 頁）

試試：

甜點酒：麗維薩特琥珀酒 (174 頁)、聖酒 (177 頁)
加烈酒：酒渣波特 (180 頁)、帕洛科塔多雪莉酒 (185 頁)

173

詞彙表，17 頁）的鳳梨乾香氣，以及發酵造成的熟薑甜辣。

蘭姆酒：鳳梨蘭姆酒（211 頁）
威士忌：南方安逸香甜酒（268 頁）
白葡萄酒：陳年白利奧哈（146 頁）

法國

皮諾甜酒 Pineau de Charentes

人生中有些最棒的東西純屬意外；看看便利貼或不沾鍋就知道了。不過這兩種東西的味道都不如皮諾甜酒。皮諾甜酒的由來是酒廠工人把未發酵的葡萄丟進白蘭地「空桶」中。工人羞得臉紅，但這世上從此多了一種機緣巧合的飲料，故事就到此為止。這種誤打誤撞的祭酒稱為密甜爾（mistelle）製作時，烈酒阻止水果發酵，保留了新鮮風味物質。密甜爾甜而帶爽脆的酸，木桶發酵時形成的物質帶來堅果味的蘇丹娜香調。

如果你喜歡：

墨西哥香草 & 肉桂
（見甜香，〈鮮奶油甜香〉，61 頁）

蘇丹娜 & 榛果
（見甜香，〈辛香甜香〉，67 頁）

試試：

咖啡：墨西哥（221 頁）
甜點酒：路斯格蘭麝香甜酒（173 頁）、聖酒（177 頁）
加烈酒：陳年棕色波特酒（179 頁）、布爾馬德拉酒（178 頁）、佩德羅希梅內斯雪莉酒（186 頁）
水果利口酒：帕恰蘭酒（199 頁）
龍舌蘭酒：微陳年龍舌蘭酒（206 頁）

麗維薩特琥珀酒 Rivesaltes Ambré

麗維薩特讓我想起賺人熱淚的影片裡，被遺棄的小狗找到了永遠的家。裝在細頸大玻璃瓶裡，在外面擱置一年，這種刻意忽略的天然甜酒（Vin Doux Naturel）吸收天地之精華，經歷溫度波動、溼度變化、直接日曬與陰暗，這些因素聯手把新鮮水果風味扭曲為杏桃乾、鹽焦糖、糖漬橙皮和耶誕辛香料的複雜香調。麗維薩特琥珀酒經歷馬德拉式氧化（見詞彙表，18 頁），以平常不會希望葡萄酒經歷的方式加熱、氧化，陳年觸發的成分帶來過早發展出的果乾香調。

如果你喜歡：

耶誕蛋糕 & 巧克力柳橙
（見辛香，〈果香辛香〉，107 頁）

杏桃乾 & 糖漬橙皮
（見甜香，〈辛香甜香〉，66 頁）

鹽焦糖 & 荔枝
（見甜香，〈焦甜〉，60 頁）

試試：

甜點酒：維岱爾冰酒（173 頁）、聖酒（177 頁）
花朵利口酒：聖傑曼（225 頁）
加烈酒：陳年棕色波特酒（179 頁）、酒渣波特（180 頁）、帕洛科塔多雪莉酒（185 頁）
波特酒：單一年分棕色波特酒（180 頁）
威士忌：南方安逸香甜酒（268 頁）

索甸 Sauternes

我自從得知世上最昂貴的甜點酒是一種真菌造成的，就重新評估我冰箱裡潛伏的那瓶毛茸茸文物了。「生命給你發黴葡萄」這樣的經典情節中，波爾多白蘇維濃和榭密雍這幫傢伙受到致腐的葡萄孢屬真菌攻擊，吸乾葡萄裡的水分，彷彿《暮光之城》(Twilight) 女主角貝拉乞求吸血鬼男友艾德華對她做的事。來說說優點吧——受感染的葡萄變成脫水的糖分子彈，而且多了香氣成分，例如葫蘆巴內酯（見詞彙表，19 頁），帶來葫蘆巴、糖漬嫩薑和類似乾草的番紅花香調。

如果你喜歡：

嫩薑 & 椴樹蜂蜜
（見辛香，〈活潑辛香〉，115 頁）

葫蘆巴 & 番紅花
（見辛香，〈芬芳辛香〉，106 頁）

試試：

甜點酒：托卡伊貴腐酒（176 頁）
草本利口酒：國王薑汁香甜酒（228 頁）
白葡萄酒：精選麗絲玲（139 頁）、晚摘麗絲玲（140 頁）

麥桿甜酒 Vin de Paille

麥桿甜酒的化學複雜度不小，看來稻草人終於找到他的腦袋了。說來諷刺，葡萄酒是在麥桿墊上乾燥白詩楠葡萄而製成，那些麥桿墊並沒有經過切割、乾燥。道理和水果碗恰恰相反——水果碗的水分被困在底部，但麥桿卻在葡萄乾燥時讓空氣循環，是確保不會腐壞的關鍵。緩慢脫水，能預防葡萄變成葡萄乾、保持水分和酸度，產生高溫帶來的煮熟水果、柑橘醬、蜂蜜、烤薑餅和柑橘類香調為主的風味。

如果你喜歡：

金黃焦糖 & 無花果乾
（見甜香，〈焦甜〉，60 頁）

苜蓿草蜂蜜 & 薑餅
（見甜香，〈花香甜香〉，63 頁）

塞維亞苦橙醬 & 葡萄柚
（見果香，〈多汁果香〉，50 頁）

試試：

開胃調酒：內格羅尼（242 頁）
白蘭地：VSOP 干邑白蘭地（190 頁）
加烈酒：陳年棕色波特酒（179 頁）、單一年分棕色波特酒（180 頁）、奶油雪莉（183 頁）
威士忌：愛爾蘭威士忌（263 頁）
白葡萄酒：格里洛（142 頁）

希臘

黑月桂甜葡萄酒 Mavrodaphne de Patras

黑月桂甜葡萄酒比宙斯在奧林帕斯山啜飲

如果你喜歡：

黑巧克力慕斯 & 李子

一杯烏佐茴香酒還要希臘。那可值得一看了。這種以不透明出名的加烈餐前酒，來自希臘南部伯羅奔尼撒 (Peloponnese) 地區，是波特、雪莉與馬德拉酒的混種，在三種酒之中找到恰到好處的風味能量。深色的黑月桂葡萄 (Mavrodaphne) 在曝曬陽光的桶裡乾燥，在索雷拉系統 (solera system) 不同年分的酒桶裡陳年，這些酒桶彼此疊加，酒液涓流而下，盛滿下方空出的木桶。辛香的橡木內酯 (見詞彙表，18 頁)，加熱形成的焦糖和陳年促成的物質，為開胃點心拼盤帶來巧克力、李子和杏仁膏香調。

（見甜香，〈烘烤甜香〉，65 頁）

無花果乾 & 李子

（見甜香，〈辛香甜香〉，66 頁）

試試：

啤酒：棕色艾爾啤酒（256 頁）
咖啡：秘魯（222 頁）
甜點酒：瓦波利切拉風乾葡萄甜酒（177 頁）
加烈酒：優級特選瑪薩拉甜酒（179 頁）
紅酒：阿根廷馬爾貝克（151 頁）、波美侯（156 頁）、金粉黛（165 頁）、烏拉圭塔納紅酒（170 頁）

匈牙利

托卡伊 Tokaji

要我選，貴腐當然比灰黴好聽。貴腐和灰黴都是指同一種著名的真菌，能造就世上最高貴的托卡伊貴腐酒。托卡伊聽起來像日文吧？的確像，不過其實是匈牙利語，據說托卡伊甜到要用茶匙啜飲，即使那麼小口，喝了仍然會眼冒金星。生產過程是用黴菌讓弗明葡萄 (Furmint) 產生破口，在貴腐（極度皺縮）的狀態，從葡萄藤上採下。這種真菌會改寫弗明葡萄的分子硬碟，提高甘油 (見詞彙表，17 頁)，注射複雜的風味物質，帶有糖蜜、辛香料、薄荷、花香、果乾的氣味。

如果你喜歡：

葫蘆巴 & 番紅花

（見辛香，〈芬芳辛香〉，106 頁）

扁桃 & 忍冬

（見果香，〈鮮奶油果香〉，45 頁）

薄荷 & 椰棗

（見草本，〈薄荷草本〉，39 頁）

試試：

甜點酒：索甸（175 頁）
氣泡酒：英國白中白（122 頁）
白葡萄酒：阿爾巴利諾（145 頁）、阿爾薩斯格烏茲塔明娜（126 頁）、澳洲夏多內（130 頁）、澳洲維歐尼耶（131 頁）、索諾瑪海岸夏多內（146 頁）

義大利

瓦波利切拉風乾葡萄甜酒
Recioto della Valpolicella

記得《雙面情人》(Sliding Doors) 裡，葛妮絲·派特洛 (Gwyneth Paltrow) 的人生依據她有沒有趕上火車而產生分歧嗎？瓦波利切拉風乾葡萄甜酒也有類似的情形；要不是更多糖分發酵變成酒，瓦波利切拉風乾葡萄甜酒就是阿瑪羅內了。瓦波利切拉和阿瑪羅內都和風乾葡萄釀造法 (apassimiento) 有關，這種釀造法是把科維納葡萄掛在葡萄乾燥室 (fruttaio) 這種溼度低的乾燥房木梁上風乾，彷彿芬芳的浴簾，目的是降低腐敗機率。菸草味物質帶來陳年相關的風味，而接觸橡木桶則強化了甘草和尤加利香調，同時加強了野覆盆子和李子味。

如果你喜歡：

無花果乾 & 李子
(見甜香，〈辛香甜香〉，66 頁)

甘草 & 黑巧克力
(見甜香，〈苦甜〉，58 頁)

土耳其菸草 & 野覆盆子
(見煙燻味，〈辛香煙燻味〉，88 頁)

試試：

甜點酒：黑月桂甜葡萄酒 (175 頁)
加烈酒：優級特選瑪薩拉甜酒 (179 頁)
紅酒：孚圖艾格尼科 (160 頁)、巴羅洛 (162 頁)、金粉黛 (165 頁)

聖酒 Vin Santo

一切美好的事物都會發生在願意等待……等待、再等待的人身上。聖酒發酵可能花上四年，有夠久。四年後，聖酒發展出熟門熟路的酒那種堅果、果乾、中年發福似的特質。不過聖酒終究是甜點酒的最終理想。光是名字就知道了。特比亞諾葡萄 (Trebbiano) 經過半乾化和自然發酵，這種速度慢如冰川的過程會隨著季節溫度而起落，比類似做法的馬德拉酒保留了更多熱帶水果的香調，木桶與瓶中陳年的物質摻入焦糖、糖漬水果和榛果香氣。

如果你喜歡：

杏桃乾 & 糖漬橙皮
(見甜香，〈辛香甜香〉，66 頁)

牛奶醬 & 芒果
(見甜香，〈焦甜〉，60 頁)

蘇丹娜 & 榛果
(見甜香，〈辛香甜香〉，67 頁)

試試：

甜點酒：皮諾甜酒 (174 頁)、麗維薩特琥珀酒 (174 頁)、路斯格蘭麝香甜酒 (173 頁)、維岱爾冰酒 (173 頁)
加烈酒：陳年棕色波特酒 (179 頁)、酒渣波特 (180 頁)、帕洛科塔多雪莉酒 (185 頁)、佩德羅希梅內斯雪莉酒 (186 頁)
威士忌：南方安逸香甜酒 (268 頁)

加烈酒 Fortified Wine

馬德拉酒 Madeira

馬德拉

布爾 Bual

「不是很諷刺嗎？」歌手艾拉妮絲・莫莉塞特 (Alanis Morissette) 的問題實在中肯。不確定她問的是不是馬德拉酒，我們拿這種加烈酒來做菜，不過馬德拉酒在生產過程中其實已經煮過了。我知道——我們幾乎嚐得到其中的諷刺，可惜被布爾馬德拉酒濃烈的風味掩蓋了。布爾是用人工熱熟法 (estufagem) 的系統加速陳年，在酒桶裡用攝氏四十五度「烘焙」三個月。長時間烘焙會分解布爾中的高果糖含量 (見詞彙表，17 頁)，形成烹調相關的成分，類似堅果、辛香料、果乾和奶油糖的風味。

如果你喜歡：

苦橙 & 奶油糖
(見果香，〈多汁果香〉，50 頁)

椰棗 & 胡桃
(見甜香，〈辛香甜香〉，66 頁)

墨西哥香草 & 肉桂
(見甜香，〈鮮奶油甜香〉，61 頁)

試試：

阿瑪羅：艾普羅 (239 頁)
咖啡：墨西哥 (221 頁)
甜點酒：帕恰蘭酒 (199 頁)
加烈酒：佩德羅希梅內斯雪莉酒 (186 頁)
水果利口酒：君度橙酒 (195 頁)、庫拉索橙皮酒 (196 頁)、柑曼怡干邑橙酒 (196 頁)、帕恰蘭酒 (199 頁)
龍舌蘭：微陳年龍舌蘭酒 (206 頁)

馬爾瓦西 Malmsey

馬爾瓦西想必像《少年格雷的畫像》(The Picture of Dorian Gray) 一樣，在某處的閣樓裡藏著一張畫像，所以即使經歷過那些事，嚐起來依然清新。要是比較差的酒，經過發酵、加烈、加熱、氧化、木桶陳年應該就毀了，但馬爾瓦西浴火重生。馬爾瓦西是滋味最豐富的馬德拉酒，用馬爾維薩葡萄 (Malvasia) 釀製，而發酵早早停止，造成馬爾瓦西的殘糖 (見詞彙表，19 頁) 量高。天然熱熟法 (Canteiro) 系統

如果你喜歡：

焦香焦糖 & 卡宴辣椒
(見甜香，〈焦甜〉，61 頁)

香草莢 & 烤山胡桃
(見甜香，〈鮮奶油甜香〉，62 頁)

胡桃 & 橙皮
(見烘焙香，〈堅果烘焙香〉，79 頁)

試試：

堅果利口酒：胡桃利口酒 (274 頁)
紅酒：特級陳年利奧哈 (169 頁)
雪莉酒：歐洛羅梭 (185 頁)、帕洛科塔多雪莉酒 (185 頁)

是在室內利用副熱帶的陽光熱度「加熱」頂級的馬德拉酒，導入慢燉的焦香焦糖、堅果、辛香料、香草莢和柑橘醬風味。

瑪薩拉酒 Marsala

義大利

優級特選瑪薩拉甜酒
Sweet Superiore Riserva

一有人提到瑪薩拉，我就會想到印度香料雞 (Chicken Tikka Masala)，或是飲料櫃裡面那個專門積灰塵的瓶子。瑪薩拉酒帶有無花果乾、李子、燒焦太妃糖和苦巧克力的濃郁風味，而「廚子抽成」的時機，正是我們把瑪薩拉倒進黑胡椒醬之前、中、後。瑪薩拉來自一款基酒，經過加烈而中止發酵，並且用葡萄汁熬煮濃縮而成的葡萄糖漿 (mosto cotto) 來增甜。木桶陳年四年，為瑪薩拉提供了果乾、夏威夷果、過焦太妃糖、李子和柑橘類蜂蜜香調的風味舞臺。

如果你喜歡：

苦巧克力 & 過焦太妃糖
（見甜香，〈烘烤甜香〉，64 頁）
無花果乾 & 李子
（見甜香，〈辛香甜香〉，66 頁）
夏威夷果 & 柑橘類蜂蜜
（見烘焙香，〈堅果烘焙香〉，78 頁）

試試：

啤酒：棕色波特啤酒 (257 頁)、巧克力斯陶特啤酒 (257 頁)、咖啡斯陶特啤酒 (258 頁)
蘋果酒：英國祖傳蘋果酒 (200 頁)
甜點酒：黑月桂甜葡萄酒 (175 頁)、瓦波利切拉風乾葡萄甜酒 (177 頁)
紅酒：金粉黛 (165 頁)
龍舌蘭酒：咖啡龍舌蘭酒 (204 頁)
白葡萄酒：阿爾薩斯灰皮諾 (133 頁)、安維利諾的菲亞諾 (141 頁)、梅索白葡萄酒 (134 頁)、普里尼－蒙哈榭 (137 頁)

波特酒 Port

葡萄牙

陳年棕色波特酒 Aged Tawny Port

如果餐後給你來一杯「漱口」，希望杯裡裝的是棕色波特酒；高露潔的貝齒漱口水

如果你喜歡：

金黃焦糖 & 無花果乾
（見甜香，〈焦甜〉，60 頁）

可沒那麼好喝。隨時要我啜飲一口焦糖、蜂蜜、辛香料、果乾和榛果味的飲料都行。該死，我甚至願意用那漱口。陳年棕色波特酒的主調是氧化風味，在小巧的木桶裡熟成，帶來琥珀色澤，和控制通氣帶來的複雜風味物質。陳年帶來的一種物質達成了堅果和辛香料的任務，其他物質則賦予無花果乾和焦糖香調。

耶誕蛋糕 & 巧克力柳橙
（見辛香，〈芬芳辛香〉，107 頁）
蘇丹娜 & 榛果
（見甜香，〈辛香甜香〉，67 頁）

試試：

白蘭地：VSOP 干邑白蘭地（190 頁）
甜點酒：皮諾甜酒（74 頁）、麗維薩特琥珀酒（174 頁）、路斯格蘭麝香甜酒（173 頁）、聖酒（177 頁）
加烈酒：單一年分棕色波特酒（180 頁）、奶油雪莉（183 頁）、佩德羅希梅內斯雪莉酒（186 頁）
馬德拉酒：馬爾瓦西馬德拉酒（178 頁）

單一年分棕色波特酒 Colheita Port

棕色和單一年分棕色波特酒一樣「令人打呵欠」（yawny）—— 我是指棕色波特酒，不是棕色的灰林鴞（tawny owl）。單一年分棕色波特酒的原文 Colheita 唸作「科亞塔」（col-yate-ah），有「收成」之意，是棕色波特酒限量年分版本，在酒桶裡服刑七年以上。葫蘆巴內酯（見詞彙表，19 頁）是單一年分棕色波特酒風味檔案庫的一大香氣。這種物質可能是藉著分解葡萄糖分的過程，溜進氧化中的木桶熟成波特酒裡。葫蘆巴內酯會隨著桶陳時間而增加，提高烤堅果、果乾和辛香料的複雜香調，加上加烈過程帶來的物質，帶來烘烤的「陳香」風味（見詞彙表，19 頁）和焦香焦糖味。

如果你喜歡：

金黃焦糖 & 無花果乾
（見甜香，〈焦甜〉，60 頁）
耶誕蛋糕 & 巧克力柳橙
（見辛香，〈芬芳辛香〉，103 頁）

試試：

白蘭地：VSOP 干邑白蘭地（190 頁）
甜點酒：麗維薩特琥珀酒（174 頁）
加烈酒：陳年棕色波特酒（179 頁）、奶油雪莉（183 頁）
馬德拉酒：馬爾瓦西馬德拉酒（178 頁）

酒渣波特 Crusted Port

我煞到了酒渣波特，如果愛酒渣波特是錯的，就讓我錯到底吧。既然有穩穩當當的

如果你喜歡：

杏桃乾 & 糖漬橙皮
（見甜香，〈辛香甜香〉，66 頁）

李子、甘草、尤加利、紫羅蘭和糖漬橙皮風味，誰管他被暱稱為「窮人的波特」或「酒渣冒牌貨」呢？英國的波特酒托運公司把酒渣波特炒為年分波特的仿冒版，其實是上好的無年分波特酒、未過濾的紅寶石波特，釋出沉澱物——酒渣。酒渣散發強勁的紫羅蘭香調，陳年引發的風味分子則提高樟腦（見詞彙表，16 頁）尤加利香氣。

遲裝瓶波特酒 LBV Port

LBV 並不是酒界的 LBW (Leg Before Wicket，觸身出局)，而是遲裝瓶波特酒的意思。我通常不「愛」板球，除非那是指波特那種愉悅的英國風味，瓶身上標著柯伯恩 (Cockburn's) 和泰勒 (Taylor's) 之類的名字。遲裝瓶波特酒是混合、升級版的紅寶石波特，也是窮人的年分波特，產自單一年分，在大型的舊木桶 (tonel) 裡陳年更久 (tonel 因為形狀如隧道〔tunnel〕而得名)。瓶中陳年帶來玫瑰、紫羅蘭和覆盆子味，而橡木注入的物質釋出焦糖和巧克力的烘烤豐富香調。

紅寶石波特酒 Ruby Port

噢，熱情洋溢的青春啊。不過我毫無同感。紅寶石波特是加烈酒家族的嬰孩，充滿濃烈的色素、躁動的紅色水果和尖銳的酒精，彷彿我們一不注意就將躍出杯中，幾乎會自己把自己飲盡。在生產波特酒最大的酒桶 (balseiro) 裡待三年，但木桶接觸還不足為風格帶來任何改變，所以行行

紫羅蘭 & 尤加利
（見花香，〈豐富花香〉，28 頁）

試試：

白蘭地：XO 干邑白蘭地（191 頁）
甜點酒：麗維薩特琥珀酒（174 頁）、維岱爾冰酒（173 頁）、聖酒（177 頁）
加烈酒：帕洛科塔多雪莉酒（185 頁）
紅酒：澳洲卡本內蘇維濃（152 頁）、加雅客（158 頁）
威士忌：南方安逸香甜酒（268 頁）

如果你喜歡：

玫瑰 & 黑巧克力
（見花香，〈濃烈花香〉，26 頁）
玫瑰 & 紫羅蘭
（見花香，〈濃烈花香〉，27 頁）
紫檀 & 覆盆子
（見煙燻味，〈木質煙燻味〉，90 頁）

試試：

白蘭地：梅塔莎十二星（191 頁）
花朵利口酒：紫羅蘭香甜酒（225 頁）
紅酒：黑阿沃拉（165 頁）、烏拉圭塔納紅酒（170 頁）
白葡萄酒：托隆蒂斯（130 頁）

如果你喜歡：

玫瑰 & 李子
（見花香，〈濃烈花香〉，26 頁）
甜櫻桃 & 牛奶巧克力
（見果香，〈花果香〉，49 頁）

試試：

紅酒：孚圖艾格尼科（160 頁）、加州黑皮諾（171 頁）、中奧塔哥黑皮諾（166 頁）、教皇新堡（156

好，立刻喝掉吧！紅寶石色澤來自葡萄皮裡形成色素的物質，有著短時間發酵而保留的甜櫻桃和花香物質，而發酵正是因為加入加烈的葡萄烈酒而驟然中止。

頁)、阿布魯佐的蒙鐵普奇亞諾 (164 頁)、國產多瑞加 (166 頁)

年分波特酒 Vintage Port

那首歌是怎麼唱的，請把左手邊的波特酒遞給我，還是荷蘭鍋？我總是搞混。都行，因為顯然永遠要把持劍那隻手空出來。欸，你也知道喝波特的人都是怎樣的德性。我們說的是年分波特酒，這是最昂貴的波特酒，只會在最出類拔萃的年分製造或掛名，風味來自瓶中陳年的過程。在玻璃瓶中懶散至少十到十五年，這種還原式的陳年會引發複雜的成分，帶有帕瑪紫羅蘭、玫瑰、木質、雪茄盒的香調，另一種則散發尤加利和甘草味。

如果你喜歡：

雪茄盒 & 帕瑪紫羅蘭
(見煙燻味，〈辛香煙燻味〉，88 頁)
玫瑰 & 甘草
(見花香，〈濃烈花香〉，26 頁)

試試：

紅酒：陳年勃根地紅酒 (153 頁)、瓦波里切拉阿瑪羅內 (161 頁)、巴巴瑞斯科 (161 頁)、巴羅洛 (162 頁)、經典奇揚提 (162 頁)、波雅克 (155 頁)
粉紅酒：邦多粉紅酒 (148 頁)

白波特酒 White Port

有人記得水晶百事可樂或透明可樂嗎？是啊，我也不記得。透明可樂拋棄了可口可樂配方裡的焦糖，讓可樂脫色，創造出透明的版本。結果根本不賣，證實了某些飲料和色素息息相關。波特正是如此，這種葡萄酒令人聯想到特定色調的紅色，而用白葡萄來釀波特酒，可好可壞。幸虧氧化陳年修飾了白波特酒的太妃糖蘋果、杏桃和檸檬皮香調，而橡木帶來丁香與香草味。雖然純粹主義者假裝白波特酒不存在，但我們會把白波特倒進裝滿冰塊的高腳杯裡，再添上通寧水。

如果你喜歡：

檸檬皮 & 杏桃
(見果香，〈活潑果香〉，55 頁)
香草 & 丁香太妃糖蘋果
(見甜香，〈鮮奶油甜香〉，62 頁)

試試：

白蘭地：VSOP 蘋果白蘭地 (190 頁)
蘋果酒：木桶陳年蘋果酒 (200 頁)
紅酒：加州黑皮諾 (171 頁)
茶：南非國寶茶 (218 頁)
威士忌：斯貝塞單一麥芽威士忌 (266 頁)
白葡萄酒：綠維特利納 (132 頁)、摩塞爾卡本內麗絲玲乾葡萄酒 (139 頁)、托隆蒂斯 (130 頁)

雪莉酒 Sherry

西班牙

阿蒙提雅多雪莉酒 Amontillado

阿蒙提雅多雪莉酒就像一世代 (One Direction) 男子音樂團體被遺忘的成員 (不記得叫什麼名字)，常常在同類中遭到忽略。可惜了，因為雪莉酒表現最不足的風格，反而最具代表性，介於果香鹽味和堅果鹹香風格之間。酵母陳年的雪莉酒、菲諾和曼薩尼亞雪莉酒都有亮麗的風味，而氧化木桶陳年的歐洛羅梭和帕洛科塔多則培養出熱鬧的堅果香調。雪莉酒之中，只有阿蒙提雅多兩者兼具，跨越風味陣營，有著菲諾的清新、果香鹽味香調，和歐洛羅梭的堅果、烤麵包鹹香，不會太過偏向……嗯，某一世代。

如果你喜歡：

橄欖浸液 & 胡桃糖
(見鹹香，〈高湯鹹香〉，92 頁)
海浪浪沫 & 麵包麵團
(見礦物味，〈海洋礦物味〉，99 頁)

試試：

加烈酒： 菲諾雪莉酒 (184 頁)、曼薩尼亞雪莉酒 (185 頁)、帕洛科塔多雪莉酒 (185 頁)
清酒： 純米清酒 (261 頁)、古酒 (262 頁)
白葡萄酒： 赫伊白蘇維濃 (137 頁)

奶油雪莉 Cream

滑順、甜美、堅果香，有老人緣，不過我的事說夠了——這一節的主角是奶油雪莉。令人混淆的是，奶油雪莉和荷蘭牛的乳房沒什麼關係，金黃琥珀色調來自廉價版加熱增甜用的果汁而產生的類黑色素。歐洛羅梭雪莉酒富有優質鮮奶油香氣，混合佩德羅希梅內斯雪莉酒，得到招牌的焦糖、堅果和辛香，和葡萄乾般的果乾風味相激盪。木桶陳年使得風味緩緩整合，木桶浸出的物質注入紫羅蘭、丁香、香草、紅糖、白蘭地、焦糖和無花果乾的香調。

如果你喜歡：

金黃焦糖 & 無花果乾
(見甜香，〈焦甜〉，60 頁)
紫羅蘭 & 耶誕蛋糕
(見花香，〈豐富花香〉，27 頁)

試試：

白蘭地： VSOP 蘋果白蘭地 (190 頁)
加烈酒： 陳年棕色波特酒 (179 頁)、單一年分棕色波特酒 (180 頁)
馬德拉酒： 馬爾瓦西馬德拉酒 (178 頁)

菲諾雪莉酒 Fino

菲諾需要稱職的不動產經紀人,因為親愛的呀,最重要的就是地點、地點和地點。菲諾在內陸陳年,而曼薩尼亞在大西洋海邊熟成,造成比較涼爽的環境,讓雪莉酒上覆蓋一層比較肉脂感的酒花 (flor)。是說酒花是什麼?酒花是生物膜酵素界的鬼才建築師高第,存在於西班牙安達盧西亞 (Andalusia) 的空氣中,塑造了菲諾雪莉酒著名的風味,影響酒液,把酒精代謝成雪莉酒般的物質,開創出茴香、苦菊苣、鹽漬橄欖、麵包麵團和碰傷蘋果那種極度不甜的香調。溫度波動和低溼度會削弱菲諾的酒花,和氧氣玩躲貓貓,帶來淡淡堅果氣味。

如果你喜歡:

菊苣 & 綠橄欖
(見草本,〈苦味草本〉,34 頁)

茴香 & 青蘋果
(見花香,〈蔬菜草本〉,42 頁)

烤栗子 & 碰傷蘋果
(見烘焙香,〈堅果烘焙香〉,78 頁)

海浪浪沫 & 麵包麵團
(見礦物味,〈海洋礦物味〉,99 頁)

試試:

蘋果酒:木桶陳年蘋果酒 (200 頁)

加烈:阿蒙提雅多雪莉酒 (183 頁)、曼薩尼亞雪莉酒 (185 頁)

琴酒:混濁馬丁尼 (247 頁)

穀物烈酒:芋燒酒 (276 頁)

橘葡萄酒:喬治亞橘葡萄酒 (147 頁)

清酒:純米清酒 (261 頁)

氣泡酒:卡瓦氣泡酒 (129 頁)、英國無年分氣泡酒 (123 頁)

白葡萄酒:克萊爾谷麗絲玲 (131 頁)、赫伊白蘇維濃 (137 頁)、魯埃達維岱荷 (146 頁)、黃葡萄酒 (138 頁)

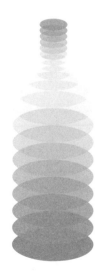

Chinese

曼薩尼亞 Manzanilla

看過陳年中的曼薩尼亞，就覆水難收了，一層黏糊糊的東西漂在上面，好像一大團茅屋乾酪。也可以說，那是酒花酵母的煉金術之谷，把帕洛瑪基酒轉化成曼薩尼亞，也就是最細緻鹽味的雪莉酒款。酒花酵母不可或缺，而西班牙南部桑盧卡爾（Sanlúcar）潮溼的海風使酒花酵母把乙醇轉化成一種熟蘋果般的物質，這也是曼薩尼亞蘋果般風格的一大主因；另一種物質則帶來杏仁味。酒花酵母也經過複雜的過程，由酵母蛋白成分帶來麵包麵團的香氣。

如果你喜歡：

布里歐許 & 布拉姆利蘋果醬
（見烘焙香，〈酵母烘焙香〉，82 頁）
新割草味 & 鹽烤杏仁
（見草本，〈草味草本〉，37 頁）
海浪浪沫 & 麵包麵團
（見礦物味，〈海洋礦物味〉，99 頁）

試試：

蘋果酒： 布列塔尼不甜蘋果酒（201 頁）
加烈酒： 阿蒙提雅多雪莉酒（183 頁）、菲諾雪莉酒（184 頁）
橘葡萄酒： 白詩楠（148 頁）
清酒： 純米清酒（261 頁）
氣泡酒： 單一葡萄園卡瓦（129 頁）、阿爾薩斯氣泡酒（125 頁）、不甜白詩楠自然氣泡酒（126 頁）
白葡萄酒： 格列哥圖佛（142 頁）、赫伊白蘇維濃（137 頁）

歐洛羅梭 Oloroso

歐絡羅梭像《蒙面俠蘇洛》（The Legend of Zorro）一樣從酒桶中迎面衝來，瀰漫黝黑的風味與刺激的氣息。好啦，確實可以說成「氣味刺鼻」。加烈到足以殺死大然酵母，然後高高疊起雪莉桶，新酒在上、舊酒在下，宛如大教堂似的雜貨店，每次抽出酒液，再裝入較新的酒。接觸氧氣帶來五花八門的風味，較老的酒液賦予了果香，而木桶陳年觸發的物質則有煙燻香調和辛香焦糖與香草味。

如果你喜歡：

椰棗 & 胡桃
（見甜香，〈辛香甜香〉，66 頁）
香草莢 & 烤山胡桃
（見甜香，〈鮮奶油甜香〉，62 頁）

試試：

加烈酒： 阿蒙提雅多雪莉酒（183 頁）、布爾馬德拉酒（178 頁）、馬爾瓦西馬德拉酒（178 頁）、帕洛科塔多雪莉酒（185 頁）
紅酒： 特級陳年利奧哈（169 頁）

帕洛科塔多 Palo Cortado

神出鬼沒，難以捉摸——帕洛科塔多謎樣的起源故事帶有《紅花俠》（the Scarlet Pimpernel）的味道。這種變幻莫測的雪

如果你喜歡：

杏桃乾 & 糖漬橙皮
（見甜香，〈辛香甜香〉，66 頁）
橄欖浸液 & 胡桃糖
（見鹹香，〈高湯鹹香〉，92 頁）

莉酒,原本是菲諾雪莉酒的偏差版,不會主動生產,而是在某些特定的情境下產生,例如規格外的木桶或野生酵母活動。這些不合規格的酒桶會標記「科塔多」斜線,劃掉菲諾垂直的「帕洛」線,也就是「打叉」,然後加烈,殺死保護性的酒花酵母,然後氧化陳年。以風格來看,帕洛科塔多有歐洛羅梭的堅果、鹹香焦糖香調,保留了阿蒙提雅多來自酵母陳年物質的海水勁道。

佩德羅希梅內斯雪莉酒 Pedro Ximenez

要形容佩德羅希梅內斯,卻不能引用舞韻合唱團 (Eurythmics) 那首〈甜美的夢 (是這樣來的)〉(*Sweet Dreams [Are Made of This]*),可麻煩了。我是不會引用啦,不然還要付版權費。佩德羅希梅內斯這種酒極為甜膩、油滑而不透明,嚐起來比較像擠花的點心頂飾,不像雪莉酒。過熟的佩德羅希梅內斯葡萄在太陽下皺縮,濃縮了糖分,提高分子複雜度,尤其是葡萄乾和蜂蜜般的成分。結合乾燥、加烈和氧化桶陳,就得到蘇丹娜、椰棗、胡桃、榛果、苦巧克力和太妃糖的風味。

胡桃 & 橙皮
(見烘焙香,〈堅果烘焙香〉,79 頁)

試試:
甜點酒:麗維薩特琥珀酒 (174 頁)、維岱爾冰酒 (173 頁)、聖酒 (177 頁)
加烈酒:阿蒙提雅多雪莉酒 (183 頁)、酒渣波特 (180 頁)、馬爾瓦西馬德拉酒 (178 頁)、歐洛羅梭雪莉酒 (185 頁)
堅果利口酒:胡桃利口酒 (274 頁)
清酒:古酒 (262 頁)
威士忌:南方安逸香甜酒 (268 頁)

如果你喜歡:

苦巧克力 & 過焦太妃糖
(見甜香,〈烘烤甜香〉,64 頁)
椰棗 & 胡桃
(見甜香,〈辛香甜香〉,66 頁)
蘇丹娜 & 榛果
(見甜香,〈辛香甜香〉,67 頁)

試試:
啤酒:棕色波特啤酒 (257 頁)、巧克力斯陶特啤酒 (257 頁)、咖啡斯陶特啤酒 (258 頁)
甜點酒:皮諾甜酒 (174 頁)、路斯格蘭麝香甜酒 (173 頁)、聖酒 (177 頁)
加烈酒:陳年棕色波特酒 (179 頁)、布爾馬德拉酒 (178 頁)、優級特選瑪薩拉甜酒 (179 頁)
龍舌蘭酒:咖啡龍舌蘭酒 (204 頁)

香艾酒 Vermouth

英國

不甜白香艾酒 Dry White

如果現代的藥都是加味酒,我一定纏著我

如果你喜歡:

新割草味 & 日本柚子

的家庭醫生不放。香艾酒之類植物為主的酒精飲料原本是健康飲料，用來治療一切和胃有關的問題。刻意讓基酒的味道平淡，加烈之後，浸入芬芳植物為主的成分，例如柑橘類果皮、芳香植物、辛香料和苦味劑。香艾酒的原文 vermouth 在德文有「苦艾」或「男子氣慨」之意，苦艾這種植物有著苦苦的接骨木花般風味，而側柏酮（見詞彙表，19 頁）這種物質帶來精神作用物質的副作用。香艾酒裡杜松漿果和柑橘類果皮中的辛香物質，則有葡萄柚木質香調。

（見草本，〈草味草本〉，38 頁）

鳶尾草脂 & 牛膝草
（見辛香，〈藥味辛香〉，111 頁）

苦艾 & 接骨木花
（見辛香，〈苦味辛香〉，105 頁）

黃葡萄柚 & 杜松
（見果香，〈苦味果香〉，44 頁）

試試：

茴香利口酒：苦艾酒（233 頁）
琴酒：鹹狗（244 頁）
草本利口酒：女巫利口酒（231 頁）
香艾酒：公雞美國佬（187 頁）

義大利

公雞美國佬 Cocchi Americano

說到調酒的香料，可以的話，調酒師應該會想把一瓶公雞美國佬接在他們倒酒的那隻手上。公雞美國佬靠著拒絕走上麗葉酒（Lillet）的路子，而培養自己的小眾形象。這種加味酒的對手為了銷路而去除了配方中的苦味。龍膽根是公雞美國佬的主要味道，還加碼了苦艾和奎寧這兩個苦味同伴，陪襯了阿斯提蜜思嘉基酒中的甜美化香風味。阿斯提蜜思嘉還冷泡了柑橘類果皮和接骨木花。

如果你喜歡：

龍膽根 & 柚子皮
（見辛香，〈苦味辛香〉，104 頁）

苦艾 & 接骨木花
（見辛香，〈苦味辛香〉，105 頁）

試試：

阿瑪羅：蘇茲龍膽香甜酒（239 頁）
茴香利口酒：苦艾酒（233 頁）
調酒用飲料：印度通寧水（279 頁）
茶：伯爵茶（217 頁）
香艾酒：不甜白香艾酒（186 頁）

紅香艾酒 Rosso

「衝去店裡，抓點快樂鼠尾草和肺草」嗯，沒人說過這種話。但如果要做紅香艾酒，就得用義大利文那麼說。紅香艾酒呈深琥珀色，有著甜美堅果、胡椒、甘草與芳香植物苦味的風味組成。義大利式的香

如果你喜歡：

菊苣 & 甘草
（見草本，〈苦味草本〉，34 頁）

馬拉斯加櫻桃 & 烏荊子李皮
（見果香，〈花果香〉，49 頁）

粉紅胡椒 & 杜松
（見辛香，〈胡椒辛香〉，112 頁）

艾酒糖分含量更高，有大量的芳香植物。好吧，我想義大利人比較喜歡「超過」一點。可以加入焦糖，提供色素，或加熱基酒，在苦艾蒿酮（artemisia ketone）物質的馬拉斯加櫻桃和薄荷甘草之外，帶來褐化的香調。

試試：

阿瑪羅：內格羅尼（242 頁）、索卡阿瑪羅餐前酒（243 頁）

茴香利口酒：法國茴香酒（233 頁）、力加茴香酒（234 頁）

水果利口酒：櫻桃白蘭地（199 頁）、馬拉斯加櫻桃酒（193 頁）、黑刺李琴酒（194 頁）

琴酒：粉紅琴酒（244 頁）

白蘭地 Brandy

法國

雅瑪邑白蘭地 Armagnac

我的喜好與眾不同——比起絲，更喜歡絲絨；或比起講究的科切拉音樂節（Coachella），更喜歡粗獷隨性的格拉斯頓柏立藝術節（Glastonbury）那種不完美的風格。雅瑪邑白蘭地嚐起來像干邑白蘭地的地方表親，在生產過程冒出鄉野的魔法，和干邑白蘭地比起來，不全是乾淨極簡的線條和粗獷的結構設計。用插畫家希斯·羅賓遜（Heath Robinson）風格的柱式蒸餾器（見詞彙表，16 頁）單一蒸餾，能保留未過濾的風味物質；多重處理和更高的酒精濃度會讓這些物質流失。白富爾（Folle Blanche）葡萄由果皮裡的芳香萜類（見詞彙表，19 頁）帶來花香，卻被木桶滲出的物質帶來的咖啡、櫻桃和杏仁香調攪亂。

如果你喜歡：

歐洲酸櫻桃 & 杏仁
（見果香，〈花果香〉，49 頁）

紫羅蘭 & 咖啡
（見花香，〈豐富花香〉，28 頁）

試試：

白蘭地：VSOP 干邑白蘭地（190 頁）

水果利口酒：可喜櫻桃酒（196 頁）、馬拉斯加櫻桃酒（193 頁）

草本利口酒：臨別一語（232 頁）

調酒用飲料：櫻桃可樂（280 頁）

堅果利口酒：杏仁利口酒（273 頁）

紅酒：阿瑪羅內（161 頁）、皮諾塔吉（167 頁）

粉紅酒：山吉歐維榭粉紅酒（150 頁）

側車 Sidecar

沒想要學查爾斯·狄更斯（Charles Dickens）說話，不過調酒其實是酒杯裡的故事。沒

如果你喜歡：

苦橙 & 奶油糖
（見果香，〈多汁果香〉，50 頁）

人在乎傳說中的魚究竟多大隻；我們打從早期人類穴居時代的營火集會，直到現代追劇串流的記錄片，一向愛聽半真半假的故事。我們就聽聽側車多采多姿的原版故事吧 ── 側車當初是在巴黎的麗池飯店 (Ritz)，為了一位騎摩托車邊車的美國士官長調製的。風味在干邑白蘭地中有著熱烈果香的酯類 (見詞彙表，17 頁) 與酒精之間找到平衡，君度橙酒那種松樹般的橙皮參照，靠著柑橘類果汁和杯緣綴的一圈蔗糖來降低酸度。

橘子 & 檸檬

（見果香，〈多汁果香〉，50 頁）

試試：

阿瑪羅：艾普羅氣泡飲（239 頁）
啤酒：比利時小麥啤酒（256 頁）
加烈酒：布爾馬德拉酒（178 頁）
水果利口酒：君度橙酒（195 頁）、庫拉索橙皮酒（195 頁）、柑曼怡干邑橙酒（196 頁）

側車（水果製飲料，白蘭地）

調酒譜

- 干邑白蘭地　　40ml
- 君度橙酒　　　20ml
- 檸檬汁　　　　20ml
- 冰塊
- 糖（可省略）

干邑白蘭地、君度橙酒和檸檬汁加入冰塊搖盪，過濾到冰鎮過的雞尾酒杯裡。調整干邑白蘭地和君度橙酒的分量，找到喜愛的比例。

VS 干邑白蘭地 VS Cognac

這裡發生了一起焦糖被鹽攻擊的事件，快把它們驅散開來 ── 有人要進監獄了。不過說真的，蒸餾廠把焦糖浸泡到干邑白蘭地中，加深琥珀色色素、膨脹太妃糖風味的做法，並不罕見。其實干邑最新的款式已經注入了聯乙醯 (見詞彙表，17 頁)，這是發酵時產生的物質，帶有奶油糖的風味組成。「非常特別」的干邑白蘭地要求在桶中待兩年，加上二次蒸餾，誘出溫度相關的焦糖香調，來自葡萄的風味物質帶來草本的暗流。

如果你喜歡：

焦化奶油 & 肉豆蔻
（見鮮奶油香，〈奶油鮮奶油香〉，70 頁）

新割草味 & 太妃糖
（見草本，〈草味草本〉，38 頁）

試試：

阿瑪羅：吉那朝鮮薊利口酒（241 頁）
波本酒：蛋酒（269 頁）
白蘭地：XO 干邑白蘭地（191 頁）
草本利口酒：綠蕁麻利口酒（230 頁）
蘭姆酒：莫西多（212 頁）、農業白蘭姆酒（214 頁）
龍舌蘭酒：微陳年龍舌蘭酒（206 頁）

VSOP 蘋果白蘭地 VSOP Calvados

我很氣我學校的職涯諮詢師從來沒提過「果樹學家」這種職業，可能對我來說，喝發酵蘋果比研究果樹更誘人吧。對法國人而言，卡爾瓦（Calva）是生產於諾曼地的慢熟蘋果，在霜殺死了讓發酵失控的天然細菌之後採摘，然後二次蒸餾、木桶陳年。新釀的蘋果白蘭地全是笨拙的水果與火的風味，陳年促成的丁香太妃糖蘋果和香草風味，來自蘋果烈酒和橡木桶中的烘烤味物質產生的氧化交互作用。

如果你喜歡：

烤布雷本蘋果 & 肉桂
（見果香，〈爽脆果香〉，47 頁）

焦化奶油 & 肉豆蔻
（見鮮奶油香，〈奶油鮮奶油香〉，70 頁）

香草 & 丁香太妃糖蘋果
（見甜香，〈鮮奶油甜香〉，62 頁）

試試：

波本酒：蛋酒（269 頁）
白蘭地：VS 干邑白蘭地（189 頁）、XO 干邑白蘭地（191 頁）
蘋果酒：木桶陳年蘋果酒（200 頁）
加烈酒：白波特酒（182 頁）
紅酒：加州黑皮諾（171 頁）
茶：南非國寶茶（218 頁）
威士忌：斯貝塞單一麥牙威士忌（266 頁）

VSOP 干邑白蘭地 VSOP Cognac

有些人聽到「高級老白」（Very Superior Old Pale: VSOP）這稱呼，會覺得親切。VSOP 干邑白蘭地被判在桶裡關四年，或至少調和酒中最新的成分是這個時間。令人混淆的是，出廠時看起來嘛，顏色一點也不白，木桶陳年時，有種物質溶入蒸餾烈酒中，注入烤燕麥、消化餅乾和榛果的風味。「白」是指未添加焦糖，不過白蘭地桶會溶入一些物質，為烈酒增添焦糖桃子香調，和無花果乾的風味。

如果你喜歡

金黃焦糖 & 無花果乾
（見甜香，〈焦甜〉，60 頁）

烤榛果 & 消化餅乾
（見烘焙香，〈堅果烘焙香〉，78 頁）

烤燕麥 & 焦糖桃子
（見烘焙香，〈焙烤香〉，82 頁）

試試：

啤酒：棕色波特啤酒（257 頁）
白蘭地：雅瑪邑白蘭地（188 頁）
加烈酒：陳年棕色波特酒（179 頁）、單一年分棕色波特酒（180 頁）、奶油雪莉（183 頁）、馬爾瓦西馬德拉酒（178 頁）
堅果利口酒：富蘭葛利（274 頁）
氣泡酒：特選凡嘉果塔（127 頁）、熟成香檳（123 頁）、年分香檳（124 頁）

XO 干邑白蘭地 XO Cognac

別管高腳杯了，這其實是場高腳之戰；誰知道干邑白蘭地杯那麼有戲？用干邑白蘭地杯是為了「摧毀聞香杯」、「驅逐球形白蘭地杯」，換成可以引導風味的鬱金香型杯。大家真的要放鬆點，再喝一杯，用什麼酒杯都行，只要能傳導那些辛香、堅果、奶油香氣，也就是熟成 XO 干邑白蘭地裡的莎蘭泰斯陳香 (Rancio Charentais) 風味。極致的陳年，迎來極為芬芳的物質，例如橡木桶木聚糖 (見詞彙表，18 頁) 氧化分解產生的桉油醇，整體聞起來有尤加利、肉豆蔻和紫羅蘭味，而烘烤香的物質則帶來焦化奶油香調。

如果你喜歡：

焦化奶油 & 肉豆蔻
(見鮮奶油香，〈奶油鮮奶油香〉，70 頁)

紫羅蘭 & 尤加利
(見花香，〈豐富花香〉，28 頁)

試試：

波本：蛋酒 (269 頁)
白蘭地：VS 干邑白蘭地 (189 頁)
加烈酒：酒渣波特 (180 頁)
紅酒：澳洲卡本內蘇維濃 (152 頁)、加雅客 (158 頁)

希臘

梅塔莎十二星 Metaxa 12-Star

「酒師」(Boozista) 知道白蘭地如果嚐起來滑順得可疑，其實可能是以白蘭地為基底的利口酒。梅塔莎正是如此，這種酒大致以白蘭地為中心，但沒拘泥於那堆規定。美味的麝香葡萄酒使得基酒變得慵懶，焦糖增甜、染色，再浸泡地中海的植物成分，加以美化。植物的配方守口如瓶，但絕對包括玫瑰花瓣和茴芹。木桶熟成為風味方程式帶來黑巧克力的烘烤物質，漫長的十二年陳年期間，浮現出紫羅蘭香調。

如果你喜歡：

臍橙皮 & 紫羅蘭
(見辛香，〈果香辛香〉，108 頁)

橙花 & 蜂蜜
(見花香，〈柔和花香〉，29 頁)

玫瑰 & 黑巧克力
(見花香，〈濃烈花香〉，26 頁)

試試：

咖啡：秘魯 (222 頁)
加烈酒：遲裝瓶波特酒 (181 頁)
水果利口酒：庫拉索橙皮酒 (195 頁)
琴酒：櫻花蜂之膝調酒 (246 頁)
調酒用飲料：可口可樂 (281 頁)
紅酒：國產多瑞加 (166 頁)
氣泡酒：阿斯提蜜思嘉 (128 頁)
威士忌利口酒：金盃蜂蜜香甜酒 (265 頁)
白葡萄酒：恭德里奧 (134 頁)

荷蘭

蛋黃利口酒 Advocaat

蛋黃利口酒看起來像芝麻街的大鳥液化了，嚐起來像酒香卡士達嗎？是啊，不過既然是用蛋黃、香草、糖、鮮奶油和干邑白蘭地製成，還能怎樣？雖然蛋黃利口酒或許看起來像蛋酒的仿冒品，其實卻是高檔的飲料乳化劑，在荷蘭文是「律師飲料」之意，其中有點化學的學問呢。蛋黃利口酒呈現膠態分散，聽起來很糟糕，其實是鮮奶油和蛋黃中未溶解的疏水性（見詞彙表，18 頁）大分子懸浮在液體中，散射光子，讓酒顯得不透明。

如果你喜歡：

卡士達 & 堅果糖
（見鮮奶油香，〈墮落鮮奶油香〉，72 頁）
橙椒 & 香草
（見草本，〈甜美草本〉，40 頁）

試試：

波本酒：蛋酒（269 頁）
威士忌利口酒：貝禮詩奶酒（262 頁）
白葡萄酒：梅索白葡萄酒（134 頁）、陳年白利奧哈（146 頁）

秘魯／智利

皮斯可 Pisco

秘魯和智利爭奪皮斯可的發源地之名，不可開交；如果我說皮斯可是其中任一國來的，恐怕晚上會怕有人尋仇，不敢闔眼。就當他們平手吧，不過皮斯可的名字其實來自秘魯的皮斯可港。以風格來看，還是逃不開葡萄，皮斯可的風味檔案庫可以追溯到麝香葡萄和一些義大利品種的花香力量。這種木桶陳年時間極短的單一蒸餾葡萄白蘭地，有著極為芬芳的香氣物質，散發薰衣草、玫瑰和柑橘類香調，以及蜂蜜、茉莉和草味香氣。

如果你喜歡：

新割草味 & 金合歡蜂蜜
（見草本，〈草味草本〉，37 頁）
茉莉花 & 薄荷
（見花香，〈甜美花香〉，30 頁）
檸檬 & 新鮮西洋梨
（見果香，〈活潑果香〉，54 頁）

試試：

咖啡：尼加拉瓜（221 頁）
水果利口酒：君度橙酒（195 頁）
草本利口酒：黃蕁麻利口酒（230 頁）
氣泡酒：羅亞爾河氣泡酒（125 頁）
茶：烏龍茶（216 頁）

皮斯可酸酒 Pisco Sour

誰不愛一口酸溜溜的玩意兒，不過為皮斯可酸酒加上恰到好處的蛋白泡，就像地震

如果你喜歡：

耶誕樹 & 醃漬檸檬
（見辛香，〈果香辛香〉，108 頁）

中玩疊疊樂一樣棘手。把空氣打進蛋白，應該能形成軟綿的尖頂，而在銅製容器裡打蛋白，則會釋出金屬離子（見詞彙表，17 頁），和蛋白裡的硫結合。這過程鬆散、固化其中的胺基酸，使得打發蛋白像夏奇拉（Shakira）歌裡的高山一般巍然屹立。萊姆裡的檸檬酸會安定蛋白泡沫，同時加入松樹和白胡椒的風味。

白胡椒 & 楊桃

（見辛香，〈胡椒辛香〉，113 頁）

試試：

草本利口酒：薄荷香甜酒（229 頁）、臨別一語（232 頁）
龍舌蘭酒：瑪格麗特（205 頁）
白葡萄酒：松香酒（140 頁）

調酒譜

皮斯可酸酒（水果製飲料，白蘭地）

- 皮斯可　　　　　　50ml
- 新鮮萊姆汁　　　　25ml
- 糖漿　　　　　　　25ml
- 蛋白　　　　　　　1 顆
- 安格斯圖拉苦精　　3 滴

雪克杯中加入皮斯可、萊姆汁、糖漿和打勻的蛋白。不加冰搖盪，讓成分通氣，加入冰塊再搖盪，過濾到寬口雞尾酒杯裡，用安格斯圖拉苦精畫龍點睛。

水果利口酒 Fruit Liqueur

克羅埃西亞

馬拉斯加櫻桃酒 Maraschino

我啜飲馬拉斯加櫻桃酒的時候，腦中不知怎麼會浮現電影《紫屋魔戀》（The Witches of Eastwick）裡吐櫻桃核的場景。馬拉斯加櫻桃酒是碾碎馬拉斯加酸櫻桃，和櫻桃葉、櫻桃梗與櫻桃核一同發酵製成———股腦全包了。原本是醉醺醺的櫻桃湯浸在中性烈酒中，經過重新蒸餾，產生的水果白蘭地烈酒調和蔗糖水溶液，在芬蘭梣木桶裡陳年。苯甲醛（見詞彙表，15 頁）是櫻桃和烏荊子李果皮中的一個關鍵成分，有一絲杏仁味，帶來貝克維爾杏仁塔的微醺香氣。

如果你喜歡：

馬拉斯加櫻桃酒 & 烏荊子李
（見果香，〈花果香〉，49 頁）
歐洲酸櫻桃 & 杏仁
（見果香，〈花果香〉，49 頁）
玫瑰 & 黑櫻桃
（見花香，〈濃烈花香〉，26 頁）

試試：

白蘭地：雅瑪邑白蘭地（188 頁）
加烈酒：紅香艾酒（187 頁）
水果利口酒：櫻桃白蘭地（199 頁）、可喜櫻桃酒（196 頁）、黑刺李琴酒（194 頁）
草本利口酒：臨別一語（232 頁）

調酒用飲料：櫻桃可樂（280 頁）
堅果利口酒：杏仁利口酒（273 頁）
紅酒：阿瑪羅內（161 頁）
粉紅酒：山吉歐維榭粉紅酒（150 頁）

英國

皮姆 Pimm's

如果大英帝國的太陽永不西沉，皮姆的時
刻怎麼會到來？或許何時都是喝皮姆的好
時刻；這可是巧妙的廣告詞。維多利亞時
代的藥總是比較有趣，這種琴酒為基底的
芳香植物浸泡「什錦水果杯」調製品，原
本是當作補藥來實地測試的。皮姆據說是
紐奧良的殖民時期所傳承下來的，是調酒
的高級官員公署，不過我其實不大能想像
嘉年華的狂歡者翹著小拇指啜飲皮姆的情
景。皮姆是某些芳香植物、辛香料和焦糖柳
橙的風味大總匯，檸檬水加上草莓塊、小黃
瓜和薄荷葉的味道，帶來進一步的影響。

如果你喜歡：

八角 & 檸檬馬鞭草
（見辛香，〈芬芳辛香〉，106 頁）
甜橙 & 肉桂
（見果香，〈多汁果香〉，51 頁）

試試：

茴香利口酒：力加茴香酒（234 頁）
水果利口酒：檸檬甜酒（197 頁）
草本利口酒：哈維撞牆（237 頁）、臨別一語
（232 頁）、黃蕁麻利口酒（230 頁）
紅酒：香料酒／熱紅酒（160 頁）

黑刺李琴酒 Sloe Gin

黑刺李又苦又狠毒。問問跌進過黑刺李
灌叢的人就知道了──這是我朋友的經
歷啦。黑刺李裝在密封罐裡，受到糖和琴
酒的醇美影響，嚐起來比較好。這種迷你
的野李子充滿大量酚類物質（見詞彙表，
18 頁）和酸得嚇人的收斂性，急需浸泡琴
酒的風味大改造。琴酒的 DNA 經過生物
強化，已經充斥著樹皮辛香成分，散發胡
椒、木質草本和松樹香調，而黑刺李核果
分解而釋出的一種物質，則賦予櫻桃和杏
仁香調。

如果你喜歡：

石墨 & 黑刺李
（見煙燻味，〈泥土煙燻味〉，86 頁）
馬拉斯加櫻桃 & 烏荊子李皮
（見果香，〈花果香〉，49 頁）

試試：

加烈酒：紅香艾酒（187 頁）
水果利口酒：櫻桃白蘭地（199 頁）、馬拉斯
加櫻桃酒（193 頁）
紅酒：波雅克（155 頁）、普里奧拉（168 頁）

法國

君度橙酒 Cointreau

品牌名成了類別名，是經典的拍立得難題。白橙皮酒 (Triple Sec) 是一種柳橙利口酒的款式，而君度橙酒則是最知名的品牌。把話說清楚，真是太好了。在甜菜酒裡浸漬苦橙與甜橙的橙皮乾、新鮮橙皮，會把其中柳橙味的物質氧化成各式各樣的松樹、花香與綠薄荷香調。甜橙皮帶來柑橘類木質的香氣，而苦橙則藉著沉香醇（見詞彙表，18 頁）帶來類似檸檬的酸味和花香，以及甜菜蒸餾帶來的另一股奶油糖味。

如果你喜歡：

苦橙 & 奶油糖
（見果香，〈多汁果香〉，50 頁）

茉莉花 & 薄荷
（見花香，〈甜美花香〉，31 頁）

橘子 & 檸檬
（見果香，〈多汁果香〉，50 頁）

試試：

阿瑪羅：艾普羅氣泡飲 (239 頁)
啤酒：比利時小麥啤酒 (256 頁)
白蘭地：側車 (188 頁)
加烈酒：布爾馬德拉酒 (178 頁)
水果利口酒：庫拉索橙皮酒 (195 頁)、柑曼怡干邑橙酒 (196 頁)
皮斯可：秘魯皮斯可 (192 頁)
白葡萄酒：安維利諾的菲亞諾 (141 頁)

庫拉索橙皮酒 Curaçao

荷蘭人是我個人總體的靈魂動物，不只是他們發明橙皮酒，不過那是主因。庫拉索橙皮酒是柳橙利口酒原本的風格，由荷蘭殖民者在同名的加勒比海島嶼上，用難以入口的拉臘哈苦橙 (Laraha orange) 調製而成。庫拉索橙皮酒現在到處都有做，有些經過人工增色，浸泡祕密的辛香料來調味，據說包括肉桂、肉豆蔻、丁香和芫荽。浸泡橙皮與蒸餾的過程，鎖住了苦橙令人垂涎的松樹般、薄荷、木質、辛香、花香與柑橘類香氣成分，撇除其中不要的塑膠、金屬與脂肪氣味。

如果你喜歡：

苦橙 & 奶油糖
（見果香，〈多汁果香〉，50 頁）

橙花 & 蜂蜜
（見花香，〈柔和花香〉，29 頁）

試試：

阿瑪羅：艾普羅氣泡飲 (239 頁)
白蘭地：梅塔莎 (191 頁)、側車 (188 頁)
咖啡：秘魯 (222 頁)
加烈酒：布爾馬德拉酒 (178 頁)
水果利口酒：君度橙酒 (195 頁)、柑曼怡干邑橙酒 (196 頁)
琴酒：櫻花蜂之膝調酒 (246 頁)
調酒用飲料：可口可樂 (281 頁)
氣泡酒：阿斯提蜜思嘉 (128 頁)
威士忌：金盃蜂蜜香甜酒 (265 頁)
白葡萄酒：恭德里奧 (134 頁)

柑曼怡干邑橙酒 Grand Marnier

生嚼苦橙，臉應該會皺得像悲傷的哈巴狗，所以通常是用來做酒。我說的是苦橙，不是狗。苦橙皮其實是柑曼怡干邑橙酒的精髓，蒸餾師和調香師推崇苦橙皮持久而帶新鮮花香、彌漫香橙味的香氣，不像甜橙的香氣顯得那麼人工。柑曼怡干邑橙酒是白橙皮酒和庫拉索橙皮酒的混種，主要原料是干邑白蘭地、曬乾的苦橙皮和糖，經過短暫的木桶陳年，木頭帶來香草與奶油糖香氣。

如果你喜歡：

苦橙 & 奶油糖
（見果香，〈多汁果香〉，50 頁）

香草 & 苦橙
（見甜香，〈鮮奶油甜香〉，62 頁）

試試：

阿瑪羅：艾普羅氣泡飲（239 頁）
波本酒：曼哈頓（271 頁）、古典雞尾酒（272 頁）
白蘭地：側車（188 頁）
咖啡：盧安達（222 頁）
加烈酒：布爾馬德拉酒（178 頁）
水果利口酒：君度橙酒（195 頁）、庫拉索橙皮酒（195 頁）
調酒用飲料：可口可樂（281 頁）

德國

可喜櫻桃酒 Kirsch

可喜的原文全名 Kirschwasser 是櫻桃水之意，但可喜是酒不是水。我吃過苦頭才學到教訓。可喜櫻桃酒是櫻桃白蘭地，在原產地德國通常純飲，他們的口腔上顎顯然都失去知覺了。苯甲醛（見詞彙表，15頁）是風味巨頭，打破櫻桃核，就會出現這種櫻桃兼杏仁味的物質。櫻桃壓碎，果泥發酵、蒸餾成透明的烈酒，完全不增甜或陳年。櫻桃中的花香成分增添了花香和果香調。

如果你喜歡：

接骨木花 & 紅櫻桃
（見花香，〈花果香〉，25 頁）

歐洲酸櫻桃 & 杏仁
（見果香，〈花果香〉，49 頁）

試試：

白蘭地：雅瑪邑白蘭地（188 頁）
水果利口酒：馬拉斯加櫻桃酒（193 頁）
草本利口酒：臨別一語（232 頁）
調酒用飲料：櫻桃可樂（280 頁）
堅果利口酒：杏仁利口酒（273 頁）
紅酒：阿瑪羅內（161 頁）、薄酒萊（155 頁）
粉紅酒：山吉歐維榭粉紅酒（150 頁）

桃子利口酒 Peach Schnapps

一旦湯姆・克魯斯公開提到你的名字，你在這星球上就功德圓滿了。桃子利口酒在

如果你喜歡

接骨木花 & 黃桃
（見花香，〈果花香〉，25 頁）

調酒中受到觀注，是劣質酒精飲料性感海灘 (Sex on the Beach) 的一個成分。噢，一九八〇年代啊。老實說，桃子利口酒那種甜利口酒其實不大時髦，表現卻好過禁果 (Fuzzy Navel) 和迷信 (Woo Woo)。正統的斯那普蒸餾酒 (schnapp) 是不加糖的水果蒸餾白蘭地。Schnapp 這字來自挪威文的 Snappen，意思是「喝一杯」。利口酒款中，桃子浸在中性烈酒裡，帶來大量的桃子內酯 (見詞彙表，18 頁)、糖和甘油 (見詞彙表，17 頁)。

扁桃 & 忍冬
（見果香，〈鮮奶油果香〉，45 頁）

試試：

甜點酒：托卡伊貴腐酒 (176 頁)
氣泡酒：貝里尼 (127 頁)、英國白中白 (122 頁)
白葡萄酒：阿爾巴利諾 (145 頁)、阿爾薩斯格烏茲塔明娜 (133 頁)、澳洲夏多內 (130 頁)、澳洲維歐尼耶 (131 頁)、索諾瑪海岸夏多內 (146 頁)

義大利

檸檬甜酒 Limoncello

沒來一瓶檸檬甜酒搭配就離開義式餐酒館，根本是不可能的任務。我沒抱怨，他們可以儘管給我一瓶那種冰鎮的金絲雀色、渾濁帶柑橘類花朵精油的膠體系統 (見詞彙表，16 頁)。酒精由於化學結構，而能在浸泡過程中，從超級豐富的果皮完整萃取檸檬的疏水風味分子 (見詞彙表，18 頁)，例如檸檬甜酒的柑橘類花朵與松樹般的風格。檸檬的精油帶苦甜八角的風味，靠著用糖漿水溶液稀釋來克服。

如果你喜歡：

接骨木花 & 檸檬雪酪
（見花香，〈果花香〉，24 頁）
八角 & 檸檬馬鞭草
（見辛香，〈芬芳辛香〉，106 頁）

試試：

茴香利口酒：死靈師調酒 (238 頁)、力加茴香酒 (234 頁)
花朵利口酒：聖傑曼 (225 頁)
水果利口酒：哈蜜瓜落球 (197 頁)、皮姆 (194 頁)
草本利口酒：臨別一語 (232 頁)、黃蕁麻利口酒 (230 頁)

日本

哈蜜瓜落球 Melon Ball Drop

除了外星人、猴子、哈洛德百貨的經典顏色、大自然和我眼睛的顏色（嚴格說來是淡褐色）之外，綠色究竟是指什麼？哈蜜

如果你喜歡：

接骨木花 & 洋香瓜
（見花香，〈果花香〉，24 頁）
接骨木花 & 檸檬雪酪
（見花香，〈果花香〉，24 頁）

瓜落球這種調酒完全不代表上述這些東西,不過誰想過這種科米青蛙色 (Kermit the Frog) 的調製品會讓我們那麼存在主義呢?蜜多麗 (midori) 是日文的綠色之意,代表了配方中超昂貴日本夕張甜瓜的萊姆色果皮。那是綠色調的風味跟班群,來自糖精草本味的哈蜜瓜,這種共通的成分也見於接骨木花的聖傑曼 (見花朵利口酒,225 頁) 和檸檬伏特加不可或缺的鼓舞。

試試:

茴香類口酒:死靈師調酒 (238 頁)
花朵利口酒:聖傑曼 (225 頁)
水果利口酒:檸檬甜酒 (197 頁)、蜜多麗 (198 頁)
調酒用飲料:接骨木花水 (278 頁)
清酒:純米吟釀 (261 頁)
白葡萄酒:巴克斯甜酒 (132 頁)

哈蜜瓜落球 (水果製飲料,水果利口酒)

調酒譜

- 蜜多麗　　　　40ml
- 伏特加　　　　30ml
- 聖傑曼　　　　15ml
- 現榨檸檬汁　　15ml
- 哈蜜瓜球 (裝飾用)

蜜多麗加伏特加、聖傑曼、檸檬和冰塊,搖盪之後,過濾到冰鎮的馬丁尼杯,杯緣抹一圈糖,用哈蜜瓜球裝飾。

蜜多麗 Midori

免責聲明:蜜多麗讓你狂熱,《週末夜狂熱》(*Saturday Night Fever*) 的那種狂熱,因為飾演該電影的約翰・屈伏塔 (John Travolta) 曾在五四俱樂部 (Studio 54) 慶祝蜜多麗推出。蜜多麗是女巫綠的利口酒,酒瓶質感如哈蜜瓜皮,誰能抗拒這種誘惑?我們還是設法抗拒了,不過我們對飲料的來源地有興趣,所以好奇蜜多麗有什麼祕密配方。現在祕密已不再神祕啦。蜜多麗是用高級火山土栽培的日本夕張哈蜜瓜製成,充滿草本、花香、蜂蜜與熱帶水果物質,壓成泥、和中性烈酒一同蒸餾,再和干邑白蘭地、蔗糖調和,用俗豔的綠色食用色素染色。

如果你喜歡:

柑橘類蜂蜜 & 夏朗德型甜瓜
(見花香,〈花香甜香〉,63 頁)

接骨木花 & 洋香瓜
(見花香,〈果花香〉,24 頁)

試試:

水果利口酒:哈蜜瓜落球 (197 頁)
調酒用飲料:接骨木花水 (278 頁)
清酒:純米吟釀 (261 頁)
氣泡酒:普羅賽克 DOCG (128 頁)
白葡萄酒:精選麗絲玲 (139 頁)、巴克斯甜酒 (132 頁)、恭德里奧 (134 頁)、南非白詩楠 (145 頁)

荷蘭

櫻桃白蘭地 Cherry Brandy

這樣講大概有點誇張，不過一想到氰化氫，我就焦慮。櫻桃核裡充滿氰化氫；問問懸疑小說家阿嘉莎・克莉絲蒂 (Agatha Christie) 就知道了，她用氰化氫讓不少角色領便當。要喝到氰化氫中毒，得喝不少櫻桃白蘭地，不過櫻桃白蘭地有著濃郁的黑櫻桃、紅櫻桃、玫瑰、烏荊子李、香草和肉桂風味，那樣走掉多有口福啊。銅製蒸餾器去除毒素，突顯複雜的分子，帶來櫻桃、溫暖辛香的丁香、肉桂、玫瑰與果渣糖漿 (見詞彙表，19 頁) 香調，就像畫龍點睛的那顆櫻桃。

如果你喜歡：

黑櫻桃 & 覆盆子果醬
(見果香，〈花果香〉，49 頁)

馬拉斯加櫻桃 & 烏荊子李皮
(見果香，〈花果香〉，49 頁)

玫瑰 & 黑櫻桃
(見花香，〈濃烈花香〉，26 頁)

試試：

咖啡：衣索比亞 (220 頁)
加烈酒：紅香艾酒 (187 頁)
水果利口酒：馬拉斯加櫻桃酒 (193 頁)、黑刺李琴酒 (194 頁)
紅酒：巴羅洛 (162 頁)、加州黑皮諾 (171 頁)、經典奇揚提 (162 頁)、老藤金芬黛紅酒 (171 頁)、金粉黛 (165 頁)

西班牙

帕恰蘭酒 Pacharán

我設法唸出巴斯克語的 patxaran 這個字的時候，聽起來像突然不舒服似的。Patxaran 其實是西班牙文的黑刺李琴酒，製作方式是把黑刺李漿果、咖啡豆、香草，浸在添加糖分的蒸餾茴香利口酒中。茴芹的主要成分和黑刺李的黑櫻桃與李子般風味特質完美契合，這要歸功於茴香利口酒中浸漬漿果，帶來一種櫻桃杏仁香的物質。乙醇、甜茴芹、香脂般的香草和溫暖肉桂味，緩和了黑刺李天生令人咂舌的大膽單寧。

如果你喜歡：

茴芹子 & 黑刺李漿果
(見辛香，〈果香辛香〉，107 頁)

甘草 & 黑櫻桃
(見甜香，〈辛香甜香〉，58 頁)

墨西哥香草 & 肉桂
(見甜香，〈鮮奶油甜香〉，221 頁)

試試：

咖啡：墨西哥 (221 頁)
甜點酒：皮諾甜酒 (174 頁)
加烈酒：布爾馬德拉酒 (178 頁)
草本利口酒：野格利口酒 (230 頁)
紅酒：陳年波爾多卡本內蘇維濃 (153 頁)、馬德拉酒 (178 頁)、黑阿沃拉 (165 頁)
龍舌蘭酒：微陳龍舌蘭酒 (206 頁)

蘋果酒 Cider

英國

木桶陳年蘋果酒 Cask-Aged

醋、楓糖漿、伍斯特醬（Worcestershire）、塔巴斯科辣椒醬（Tabasco）——這年頭什麼都能放進木桶裡了。蘋果酒廠（聽起來像杜撰的詞）讓蘋果酒藉著溫和的氧化來陳年，緩和所有稜角。木桶陳年的過程減少了鮮明、豐富、亮麗的水果風味，取而代之的是碰傷蘋果、辛香料、堅果、香草和太妃糖的複雜香調。只有某些蘋果適合慵懶地待在橡木木聚糖中（見詞彙表，18頁），「苦甜」和「苦酸」的祖傳品種顯現乳酸與單寧恰到好處的平衡，橡木浸出的物質帶來丁香與香草香氣。

祖傳蘋果酒 Heritage

為什麼英國釀酒蘋果聽起來像 J‧K‧羅琳（J. K. Rowling）的發明？釀酒蘋果都有著棕鼻子（Brown Snout）、薩莫塞特紅紋（Somerset Redstreak）、威克森酸蘋果（Wickson Crab）、哈利先生的球衣（Harry Master's Jersey）、幼狐（Foxwhelp）和阿什米德之核（Ashmead's Kernel）之類的名字，活像奇幻小說《哈利波特》（Harry Potter）裡獵場管理人海格的非法奇獸，或是新請來的黑魔法老師。一般來說，如果蘋果夠好吃，就適合做商業的蘋果酒款，但不夠格做精釀祖傳蘋果酒。金褐蘋果的產區是偽裝成著蘋果酒的蜂蜜與堅果中心，褐斑過

如果你喜歡：

烤栗子 & 碰傷蘋果
（見烘焙香，〈堅果烘焙香〉，78頁）

香草 & 丁香太妃糖蘋果
（見甜香，〈鮮奶油甜香〉，62頁）

試試：

白蘭地： VSOP 蘋果白蘭地（190頁）
加烈酒： 菲諾雪莉酒（184頁）、白波特酒（182頁）
穀物烈酒： 芋燒酒（276頁）
橘葡萄酒： 喬治亞橘葡萄酒（147頁）
紅酒： 加州黑皮諾（171頁）
茶： 南非國寶茶（218頁）
威士忌： 斯貝塞單一麥芽威士忌（266頁）
白葡萄酒： 黃葡萄酒（138頁）

如果你喜歡：

金褐蘋果 & 西洋梨
（見果香，〈爽脆果香〉，47頁）

夏威夷果 & 柑橘類蜂蜜
（見烘焙香，〈堅果烘焙香〉，78頁）

試試：

加烈酒： 優級特選瑪薩拉甜酒（179頁）
白葡萄酒： 阿爾薩斯灰皮諾（133頁）、安維利諾的菲亞諾（141頁）、綠維特利納（132頁）、梅索白葡萄酒（134頁）、普里尼－蒙哈榭（137頁）、胡珊（137頁）、古典索維亞（143頁）、索諾瑪海岸夏多內（146頁）

程透過氧化而增添風味，帶來土味、辛香的風味組成和苦味果香的勁道。

法國

布列塔尼不甜蘋果酒 Breton Brut Cidre

誰也不能阻止我在這一節把這種蘋果酒用法式拼音 cidre，就連拼字檢查也不例外。布列塔尼不甜蘋果酒以豐富花香、果香、飽滿、辛香與質樸 (rustic，法文就是 rustique 囉) 的風味組成聞名。布列塔尼主打的是「苦甜」、「酸」與「苦」的蘋果品種，軟木塞下帶來收斂性單寧、不甜的酸和苦甜的平衡，以類似香檳的軟木塞式 (bouché style) 瓶中發酵製作。捨棄商業酵母而偏好天然酵母，培養出樸實的烤麵包與熟蘋果風味，而發酵完成前把蘋果酒裝瓶，會造成瓶中發酵的氣泡酒 (fizz à la Champagne)。

如果你喜歡：

布里歐許 & 布拉姆利蘋果醬
（見烘焙香，〈酵母烘焙香〉，82 頁）
肉桂 & 祖傳蘋果
（見辛香，〈溫暖辛香〉，114 頁）

試試：

加烈酒： 曼薩尼亞雪莉酒 (185 頁)
氣泡酒： 單一葡萄園卡瓦 (129 頁)、阿爾薩斯氣泡酒 (125 頁)、白詩楠自然氣泡酒 (126 頁)

西洋梨酒 Perry

英國

年分西洋梨酒 Vintage

如果我們覺得釀酒蘋果很適合《哈利波特》中的魔法學校霍格華茲，就準備好分類帽，迎接釀酒西洋梨吧。那些西洋梨有著屁股 (Butt)、哈利樹膠 (Harley Gum)、快樂腿 (Merrylegs)、含糊頭 (Mumblehead)、棕色貝絲 (Brown Bess)、喇叭手 (Trumper)、製釘匠 (Nailer)、捕蛇夾 (Snake Pole)、

如果你喜歡：

佛卡夏 & 西洋梨皮
（見烘焙香，〈酵母烘焙香〉，83 頁）
金褐蘋果 & 西洋梨
（見果香，〈爽脆果香〉，47 頁）
菊苣 & 西洋梨
（見草本，〈苦味草本〉，35 頁）

泰騰豪迪克 (Tettenhall Dick)、清澈之水 (Water Lugg) 和熱情燈芯 (Zealous Wick) 之類的名字。西洋梨酒的製作方式和蘋果酒一樣，不過釀酒西洋梨和蘋果比起來，芳香物質天生比較少，較多單寧、酸味、苦鹹的物質，收斂性較強，此外還有自己獨特的西洋梨成分。西洋梨最明顯的山梨醇這種醣類不大容易被酵母菌發酵，溫和的殘糖 (見詞彙表，19 頁) 軟化了西洋梨酒的收斂性。

試試：

蘋果酒：英國祖傳蘋果酒 (200 頁)
橘葡萄酒：喬治亞橘葡萄酒 (147 頁)
氣泡酒：特選凡嘉果塔 (127 頁)
白葡萄酒：綠維特利納 (132 頁)、胡珊 (137 頁)、古典索維亞 (143 頁)、索諾瑪海岸夏多內 (146 頁)

水果製
Fruit-produced

植物製
Plant-produced

草本製
Herb-produced

穀類製
Grain-produced

調酒用
Mixers

飲品 Drinks

龍舌蘭酒 Tequila

墨西哥

陳年龍舌蘭酒 Añejo

捉蛾特攻隊警報：龍舌蘭酒裡沒有蟲子，
Comadia 這屬蠹蛾的幼蟲是加在梅斯卡
爾酒裡。這部分稍晚再談。至於龍舌蘭
酒，多肉植物藍龍舌蘭的心（piña，又稱
鱗莖）在高壓滅菌機（見詞彙表，16 頁）
裡蒸烤，用滾筒去皮，發酵，二次蒸餾，
在橡木桶裡熟成一到三年。就這樣釀成了
陳年龍舌蘭，這種金黃老酒充滿來自木桶
的辛香物質，在胡椒味的萜類風味組成中
加入草本香草、堅果和辛香調，強化烘烤
帶來的物質那種焦糖化香調，使陳年龍舌
蘭嚐起來像陳年威士忌。

如果你喜歡：

焦化黑奶油 & 黑糖
（見鮮奶油香，〈奶油鮮奶油香〉，70 頁）

椰糖 & 粉紅胡椒
（見鮮奶油香，〈熱帶鮮奶油香〉，73 頁）

新割草味 & 太妃糖
（見草本，〈草味草本〉，38 頁）

試試：

阿瑪羅：吉那朝鮮薊利口酒（241 頁）
白蘭地：VS 干邑白蘭地（189 頁）
草本利口酒：綠蕁麻利口酒（230 頁）
蘭姆酒：莫西多（212 頁）、農業白蘭姆酒（214
頁）、年分蘭姆酒（213 頁）
龍舌蘭酒：微陳年龍舌蘭酒（206 頁）

咖啡龍舌蘭酒 Coffee Tequila

誰知道酒和咖啡豆那麼合拍呢？愛爾蘭
人就知道，他們把威士忌汩汩倒進熱騰騰
的茶裡，好啦，愛爾蘭威士忌紅了起來，
是「烈性咖啡」的一員，已經不算是和咖
啡利口酒同一國了。這下子，我們可以花
整個早上清醒地重溫前一晚，眼前還是有
重影。龍舌蘭和咖啡都是興奮劑，而咖啡
那種烘烤、土味、花香、焦糖化的風味組
成，仰賴咖啡豆處理過程產生的數百種芳
香化合物。煮過的龍舌蘭糖漿有種過焦太
妃糖和苦巧克力的勁道，厚厚裹在龍舌蘭
中莎草薁酮（見詞彙表，19 頁）這種胡椒
般物質的白胡椒風味上。

如果你喜歡：

苦巧克力 & 過焦太妃糖
（見甜香，〈烘烤甜香〉，64 頁）

墨西哥咖啡 & 白胡椒
（見烘焙香，〈焙烤香〉，79 頁）

試試：

茴香利口酒：杉布卡茴香酒（236 頁）
啤酒：棕色波特啤酒（257 頁）、咖啡斯陶特啤酒
（258 頁）
咖啡：墨西哥（221 頁）
加烈酒：優級特選瑪薩拉甜酒（179 頁）、佩德
羅希梅內斯雪莉酒（186 頁）
紅酒：艾米達吉（158 頁）

瑪格麗特 Margarita

健康小祕訣：你曾經在墨西哥脫水嗎？雞尾酒杯杯緣抹上一圈鹽，是讓在飲食裡添加鈉的聰明辦法。鹽是調酒的一個成分，增加水溶液的離子強度，讓揮發性分子脫離液體，直衝該去的地方——我們的鼻腔。瑪格麗特融合了甜甜的龍舌蘭糖漿和龍舌蘭酒苦苦的胡椒風味，被檸檬的酸和沾鹽的杯緣中和，滿足了酸、甜、苦、鹹四種主要風味，稱得上是均衡飲食了。

如果你喜歡：

檸檬 & 鹽
（見果香，〈活潑果香〉，55 頁）

檸檬花 & 海霧
（見花香，〈柔和花香〉，29 頁）

白胡椒 & 楊桃
（見辛香，〈胡椒辛香〉，113 頁）

試試：

白蘭地：皮斯可酸酒（192 頁）
龍舌蘭酒：地獄龍舌蘭（207 頁）
白葡萄酒：阿爾巴利諾（145 頁）、格里洛（142 頁）、佩薩克－雷奧良（135 頁）、古典索維亞（143 頁）、綠酒（144 頁）

瑪格麗特（植物製飲料，龍舌蘭酒）

調酒譜

- 萊姆角
- 鹽（可省略）
- 白龍舌蘭酒　50ml
- 現榨萊姆汁　25ml
- 君度橙酒　　15ml
- 龍舌蘭糖漿　1 茶匙

把萊姆角沿著小雞尾酒杯抹一圈，沾上鹽（可省略）。雪克杯中裝滿冰塊，加入白龍舌蘭酒、萊姆汁和君度橙酒，搖盪後，倒進預先準備的酒杯，用萊姆角裝飾，加入龍舌蘭糖漿增添甜味。

帕洛瑪 Paloma

「來杯白帕洛瑪……我會快樂似神仙。」這歌詞出自我出生很久之前的曲目。以廣告詞而言，這種色調粉紅的飲料並不適用，話說回來，這種墨西哥最受歡迎的調酒確實令人振奮。既然比瑪格麗特更清涼，有著帶氣泡、苦酸辛香的龍舌蘭、紅寶石葡萄柚、蘇打水、萊姆和鹽，誰還需要廣告詞啊？紅寶石葡萄柚不如黃葡萄柚那麼像苦澀的變裝皇后，而鹽有種阻隔苦味的特性會讓飲料變甜，又偏向萊姆的木質、青味、柑橘類酸味。

如果你喜歡：

血橙 & 芝麻葉
（見辛香，〈苦味辛香〉，104 頁）

紅寶石葡萄柚 & 波斯萊姆
（見果香，〈苦味果香〉，44 頁）

黃葡萄柚 & 海洋氣息
（見果香，〈苦味果香〉，45 頁）

試試：

阿瑪羅：金巴利（241 頁）
琴酒：鹹狗（244 頁）
伏特加：柯夢波丹（254 頁）
白葡萄酒：魯埃達維岱荷（146 頁）、維蒙蒂諾（143 頁）

調酒譜

帕洛瑪（植物製飲料，龍舌蘭酒）

- 鹽（可省略）
- 白龍舌蘭酒　　　50ml
- 糖漿　　　　　　15ml
- 萊姆汁　　　　　10ml
- 紅寶石葡萄柚汁　40ml
- 粉紅葡萄柚角（裝飾用）
- 蘇打水或普羅賽克

高球杯杯緣抹上一圈鹽（可省略）。雪克杯加進冰塊，混合白龍舌蘭、糖漿、萊姆汁和紅寶石葡萄柚汁，過濾至預先準備的杯中，用粉紅葡萄柚角裝飾，添上蘇打水，加普羅賽克更好。

微陳年龍舌蘭酒 Reposado

說龍舌蘭酒「陳年過」（rested），是指被悄悄塞進無障礙生活設施中。我開玩笑的。微陳年是指酒在桶裡擱置幾個月，讓這些無色透明的烈酒變成蜂蜜琥珀色，增添一些太妃糖和辛香料的複雜香調。微陳年的風格介於草本的白龍舌蘭和焦糖味的陳年款式之間，保留蒸餾龍舌蘭糖漿中胡椒般物質那種舌頭發麻的辛辣爽口與泥土、草味風味，靠著木桶滲出的分子讓這些風味更柔和，帶來香草和肉桂風味。

如果你喜歡：

新割草味 & 太妃糖
（見草本，〈草味草本〉，38 頁）

西非豆蔻 & 冬青
（見辛香，〈胡椒辛香〉，112 頁）

墨西哥香草 & 肉桂
（見甜香，〈鮮奶油甜香〉，61 頁）

鳳梨 & 紅糖
（見果香，〈熱帶果香〉，54 頁）

試試：

阿瑪羅：吉那朝鮮薊利口酒（241 頁）
茴香利口酒：亞力酒（236 頁）
白蘭地：VS 干邑白蘭地（189 頁）
咖啡：墨西哥（221 頁）
甜點酒：皮諾甜酒（174 頁）
加烈酒：布爾馬德拉酒（178 頁）
水果利口酒：帕恰蘭酒（199 頁）
草本利口酒：綠蕁麻利口酒（230 頁）
梅斯卡爾：梅斯卡爾新酒（108 頁）
調酒用飲料：胡椒博士（282 頁）
蘭姆酒：莫西多（212 頁）、鳳梨可樂達（214 頁）、鳳梨蘭姆酒（211 頁）、農業白蘭姆酒（214 頁）
威士忌：陳年日本單一麥芽威士忌（264 頁）

地獄龍舌蘭 Slammer

你是指我們喝太多之後醒來的那個地方嗎？貓王也是愛好者，應該稱之為「監獄龍舌蘭」才對。我們說的不是那種「舔舔鹽、吮口檸檬」的槍手，而是墨西哥那種滋滋冒泡的龍舌蘭入門飲料「布偶」(muppet)。龍舌蘭酒倒在氣泡酒上，用手掌蓋著，重重砸在吧檯面上，一飲而盡。那種熱烈、果香的泡沫充滿我們的胃，把酒精逼進我們血流中，讓我們加速喝醉。提醒一下，別浪費上好的木桶熟成陳年龍舌蘭和香檳；用白龍舌蘭和便宜的氣泡酒就行了。

如果你喜歡：

檸檬 & 鹽
（見果香，〈活潑果香〉，55 頁）

打發鮮奶油 & 檸檬蘇打
（見鮮奶油香，〈墮落鮮奶油香〉，72 頁）

試試：

氣泡酒：微甜香檳（123 頁）、麗絲玲氣泡酒（126 頁）
龍舌蘭酒：瑪格麗特（205 頁）
伏特加：桃子馬丁尼（252 頁）

調酒譜

地獄龍舌蘭（植物製飲料，龍舌蘭酒）

• 白龍舌蘭
• 氣泡酒

在烈酒杯裡裝滿三分之二的白龍舌蘭酒，然後小心疊上氣泡酒。拿著杯子上端，緊抓杯緣，重重砸向檯面（別砸碎酒杯）。然後一乾而盡。

梅斯卡爾 Mezcal

墨西哥

陳年梅斯卡爾 Añejo

改寫美國諧星狄恩・馬丁（Dean Martin）對歌手法蘭克・辛納屈（Frank Sinatra）的調侃——這世界是梅斯卡爾當道，龍舌蘭酒只是存在其中。好吧，梅斯卡爾的意思確實是「熟龍舌蘭」，也難怪所有龍舌蘭酒都是梅斯卡爾，但不是所有梅斯卡爾都是

如果你喜歡：

南非國寶茶 & 煙燻香草
（見草本，〈乾燥草本〉，36 頁）

潮溼泥土 & 尤加利蜂蜜
（見煙燻味，〈泥土煙燻味〉，87 頁）

試試：

阿瑪羅：蘇茲龍膽香甜酒（239 頁）

龍舌蘭酒。我們滔滔不絕地說老套格言，但是把「態度造就不凡」改寫成「煙燻造就梅斯卡爾，以及花香、果香、泥土和烘烤香調」，卻沒那麼順口。梅斯卡爾酒師明白我的意思；陳年梅斯卡爾融合了龍舌蘭的辛香、果香、蜂蜜、煙燻物質，帶來焦土、烤木材和橡木煙燻香草的味道。

梅斯卡爾新酒 Joven

梅斯卡爾新酒不只是木炭和蟲子、點燃的木聚糖（見詞彙表，18 頁）和幼蟲、焦炭煙與毛蟲。話是如此，但營火和醃過的蟲蛹卻仍是梅斯卡爾的重要風味；該死，梅斯卡爾甚至被冠上「蟲子酒」之名。梅斯卡爾中的蛾類幼蟲懶懶地漂在瓶底，其中含有葉醇這種物質。葉醇存在於昆蟲和葉子裡，帶來草本茴芹香氣，和龍舌蘭與其中植物味、香草風味物質很搭，而烘烤、發酵帶來煮沸紅糖、蜂蜜和鳳梨酒（見詞彙表，19 頁）的風味，充滿柴火味的分子則有泥土煙燻味。

微陳年梅斯卡爾 Reposado

誰不想當飲料界的切奇和鍾搞笑雙人組（Cheech and Chong）？梅斯卡爾和龍舌蘭酒當之無愧，梅斯卡爾扮演的是切奇・馬林（Cheech Marin），只因為他如果還在世，會是活生生的梅斯卡爾愛好者。烤龍舌蘭的坑下方墊的石頭，要用悶燒的木材加熱，較強的煙燻味正是源自於此。

草本利口酒：傳統蜂蜜酒（228 頁）
梅斯卡爾：梅斯卡爾新酒（208 頁）、微陳年梅斯卡爾（208 頁）
茶：南非國寶茶（218 頁）
威士忌：鏽釘子（267 頁）

如果你喜歡：

茴香 & 香草
（見草本，〈植物草本〉，42 頁）

鳳梨 & 紅糖
（見果香，〈熱帶果香〉，54 頁）

潮濕泥土 & 尤加利蜂蜜
（見煙燻味，〈泥土煙燻味〉，87 頁）

試試：

阿瑪羅：蘇茲龍膽香甜酒（239 頁）
茴香利口酒：加利安諾香甜酒（235 頁）、哈維撞牆（237 頁）
草本利口酒：傳統蜂蜜酒（228 頁）
梅斯卡爾：陳年梅斯卡爾（207 頁）
蘭姆酒：鳳梨可樂達（214 頁）、鳳梨蘭姆酒（211 頁）
龍舌蘭酒：微陳年龍舌蘭酒（206 頁）
威士忌：陳年日本單一麥芽威士忌（264 頁）

如果你喜歡：

牧豆樹 & 小豆蔻
（見煙燻味，〈木質煙燻味〉，89 頁）

松香 & 煙燻紅椒
（見煙燻味，〈木質煙燻味〉，90 頁）

潮溼泥土 & 尤加利蜂蜜
（見煙燻味，〈泥土煙燻味〉，87 頁）

試試：

超過四十個龍舌蘭品種緩慢燒烤，釋出呋喃，呈現出紅椒、牧豆樹和小豆蔻的土味辛香煙燻香調，隨著梅斯卡爾倒回桶裡存放最多一年而進一步發展，得到香醇樹脂味的微陳年風格。

阿瑪羅：蘇茲龍膽香甜 (239 頁)、索卡阿瑪羅餐前酒 (243 頁)
草本利口酒：傳統蜂蜜酒 (228 頁)
梅斯卡爾：陳年龍舌蘭酒 (204 頁)
茶：正山小種茶 (216 頁)

巴西甘蔗酒 Cachaça

巴西

卡琵莉亞 Caipirinha

巴西甘蔗酒雖然和蘭姆酒系出同源，卻不算蘭姆酒。還真可惜，這下子甘蔗酒不能放在蘭姆酒那區了。甘蔗酒和蘭姆酒都來自甘蔗；蘭姆酒是糖蜜做的，巴西甘蔗酒則是現榨的甘蔗汁，所以比較帶青味、有稜角植物味、草味的鋒芒，展露在代表巴西的調酒中。卡琵莉亞可以算是一種莫西多，讓甘蔗酒扛起某酒的職責，只是沒加薄荷。卡琵莉亞 (caipirinha) 的字源 caipira 是鄉巴佬之意，原來是指發明這種粗獷帶花香、柑橘類香氣、草味、植物味又帶一陣松樹檸檬萊姆與蘋果花香調酒的人。

如果你喜歡：

萊姆乾 & 黏果酸漿
(見辛香，〈芬芳辛香〉，106 頁)
翠玉蘋果 & 檸檬
(見果香，〈爽脆果香〉，48 頁)

試試：

咖啡：肯亞 (220 頁)
粉紅酒：山吉歐維榭粉紅酒 (150 頁)
氣泡酒：卡瓦氣泡酒 (129 頁)、英國無年分氣泡酒 (123 頁)、麗絲玲氣泡酒 (126 頁)
茶：綠茶康普茶 (216 頁)
伏特加：蘋果丁尼 (252 頁)、血腥瑪麗 (253 頁)
白葡萄酒：克萊爾谷麗絲玲 (131 頁)、摩塞爾卡本內麗絲玲乾葡萄酒 (139 頁)、皮內‧皮普 (136 頁)、綠酒 (144 頁)

調酒譜

卡琵莉亞（植物製飲料，巴西甘蔗酒）

• 萊姆　　　　　1 顆
• 巴西甘蔗酒　　60ml
• 糖漿　　　　　20ml
• 冰塊
• 方糖（可省略）

萊姆切小塊，放進高腳杯，用調酒棒之類的東西輕壓。加進巴西甘蔗酒、糖漿和冰塊，用湯匙攪拌，過濾加入盛有萊姆汁的杯裡。用另一塊萊姆裝飾，嗜甜的人可加上方糖。

蘭姆酒 Rum

百慕達

月黑風高 Dark 'n' Stormy

調酒和法庭通常沒交集，唯一的例外是刑案和深色蘭姆酒、薑汁啤酒和萊姆有關的情況。說到暴烈，月黑風高被封為「世上最愛提起訴訟的調酒」，受到五個商標保護，比薑汁啤酒調酒飲料中的刺激物質還要凶狠。倒一杯戈斯林的黑海豹蘭姆酒（Goslings Black Seal Bermuda Rum），以免被調酒糾察隊盯上。這種英國風的烈酒經過重烤桶陳年，帶來煙燻酚類（見詞彙表，18 頁）的辛香和深色。這種調酒以胡椒味著稱，其中中薑的綠柑橘類香調和萊姆的樹脂味果皮和辛香柑橘類風味組成十分契合。

如果你喜歡：

澳洲薑 & 小豆蔻
（見辛香，〈活潑辛香〉，115 頁）

乾薑 & 萊姆
（見辛香，〈活潑辛香〉，116 頁）

茴香 & 薑
（見草本，〈植物草本〉，42 頁）

試試：

草本利口酒：國王薑汁香甜酒（228 頁）
調酒用飲料：薑汁啤酒（279 頁）
蘭姆酒：香料黑蘭姆酒（210 頁）
伏特加：莫斯科騾子（255 頁）

調酒譜

月黑風高（植物製飲料，蘭姆酒）

- 戈斯林黑海豹蘭姆酒　50ml
- 新鮮萊姆汁　　　　　20ml
- 糖漿　　　　　　　　10ml
- 安格斯圖拉苦精　　　甩 2 下
- 薑汁啤酒

搖盪戈斯林的黑海豹蘭姆酒（既然我不適合進監牢）、萊姆汁、糖漿和安格斯圖拉苦精，過濾到盛滿冰塊的高球杯，添上薑汁啤酒、攪拌。

加勒比海

香料黑蘭姆酒 Black Spiced

我愛開發新功能，尤其是改造升級的飲料加冰，嚐起來焦糖化，帶有果香和辛香。

如果你喜歡：

肉桂 & 糖漬迷迭香
（見辛香，〈溫暖辛香〉，114 頁）

或許是糖蜜蒸餾出的東西—知道吧,又甜又糊的蔗糖精煉副產物,完全沒任何營養價值的那種東西?在化腐朽為神奇,至少是化腐朽為高級的情況下,加勒比海香料蘭姆酒經過輕微的木桶陳年,風味來自浸泡植物成分和辛香料—溫暖的肉桂和丁香、令人嘴唇發麻的薑、小豆蔻的柑橘類–巴薩米克香調、甜茴芹和清涼的樟腦,加上蘭姆酒豐富果香、奶油糖的基準風味。

椰子蘭姆酒 Coconut Rum

蘭姆死忠的純粹主義者就別看了;這一節沒什麼好看的。椰子原本就在木桶陳年蘭姆酒的風味清單裡,來自烤美國橡木桶桶板而產生的威士忌內酯(見詞彙表,19頁),所以加進真正的椰子還算理所當然的下一步。整體而言是各種產地的蘭姆齊聚一堂,浸泡椰子、加入混釀之中,發酵時間較長,造成更厚重的蘭姆酒風格。而焦糖化的橡木提高了香草風味,此外還有發酵產生的奶油味成分,這其實是可可脂的做法,想不到吧。

鳳梨蘭姆酒 Pineapple Rum

《加勒比海的鳳梨》這電影續集聽起來有點牽強,不過我一定會去看,因為傑克船長還是會拿著他那壺蘭姆酒跟蹌地走來走去,老天保佑他。鳳梨就像醉醺醺的傑克‧史派羅(Jack Sparrow),奉承蘭姆酒核心的果香成分帶來的紅糖、白草莓和熟薑風味。把新鮮水果趁鮮浸在陳年蘭姆酒

植物製
Plant-produced

茴香 & 薑
(見草本,〈植物草本〉,42頁)

甘草根 & 黑豆蔻
(見辛香,〈藥味辛香〉,111頁)

試試:

茴香利口酒:烏佐茴香酒(235頁)

波本酒:曼哈頓(271頁)、小麥波本(273頁)

草本利口酒:野格利口酒(230頁)

紅酒:格拉西亞諾(167頁)、老藤金芬黛紅酒(171頁)、烏拉圭塔納紅酒(170頁)

如果你喜歡:

椰漿 & 鳳梨
(見鮮奶油香,〈熱帶鮮奶油香〉,73頁)

椰子水 & 白巧克力
(見鮮奶油香,〈熱帶鮮奶油香〉,74頁)

試試:

調酒用飲料:冰淇淋汽水(281頁)

蘭姆酒:鳳梨可樂達(214頁)

氣泡酒:微甜香檳(123頁)

威士忌:日本陳年單一麥芽威士忌(264頁)

如果你喜歡:

丁香 & 白草莓
(見辛香,〈果香辛香〉,108頁)

鳳梨乾 & 熟薑
(見甜香,〈辛香甜香〉,67頁)

鳳梨 & 紅糖
(見果香,〈熱帶果香〉,54頁)

試試:

裡，果皮和白蘭姆酒一同蒸餾，再混合這兩種酒，就會得到鳳梨與紅糖鳳梨酒（見詞彙表，19 頁）刺激而辛香的衝擊。

白蘭姆酒 White Rum

我不看《星際爭霸戰》(Star Trek)，不過既然我們宇宙中有白蘭姆酒的一種分子—甲酸乙酯，《星際爭霸戰》應該會有蘭姆酒品牌的周邊產品吧。他們可以把白蘭姆酒當作電影中藍色飲料的一個成分，稱之為羅穆蘭姆淡啤酒。不用太感謝我。甲酸乙酯順水推舟，也是覆盆子的一個基本組成，賦予覆盆子蘭姆般的要素；我個人是沒注意過啦。西班牙款的白蘭姆酒未陳年、比較純，是經過木炭過濾的果花香版本，充滿來自酵母的物質，但沒有木桶浸泡物的外來風味影響，例如椰子和香草般的威士忌內酯（見詞彙表，19 頁）。

古巴

莫西多 Mojito

龐德對他點的馬丁尼十分挑剔，希望《007：誰與爭鋒》(Die Another Day) 裡的調酒師調製龐德的莫西多時，沒搞錯比例。要是落入不對的人手裡，這種草本調酒可能引發古巴莫西多危機—失衡而粗糙，迅速偏離亞里斯多德的黃金比例，成了笨拙的科學實驗。白蘭姆酒少了陳年蘭姆的一整套

甜點酒：維岱爾冰酒 (173 頁)
梅斯卡爾：梅斯卡爾新酒 (208 頁)
紅酒：法帕多 (163 頁)
蘭姆酒：鳳梨可樂達 (214 頁)
龍舌蘭酒：微陳年龍舌蘭酒 (206 頁)
威士忌：陳年日本單一麥芽威士忌 (264 頁)
白葡萄酒：陳年白利奧哈 (146 頁)

如果你喜歡：

椰糖 & 粉紅胡椒
（見鮮奶油香，〈熱帶鮮奶油香〉，73 頁）
紫羅蘭 & 覆盆子
（見花香，〈豐富花香〉，28 頁）

試試：

紅酒：阿根廷馬爾貝克 (151 頁)、薄酒萊 (155 頁)、羅第丘 (157 頁)
粉紅酒：紐西蘭黑皮諾粉紅酒 (151 頁)
龍舌蘭酒：陳年龍舌蘭酒 (204 頁)

如果你喜歡：

新割草味 & 太妃糖
（見草本，〈草味草本〉，38 頁）
萊姆乾 & 黏果酸漿
（見辛香，〈芬芳辛香〉，106 頁）
薄荷 & 萊姆
（見草本，〈薄荷草本〉，39 頁）

試試：

複雜成分，提供了中性的舞臺，平衡薄荷那種口齒清新的薄荷腦，並有著萊姆的松樹般檸檬酸刺激和紅糖的甜焦糖糖蜜；用搗壓而不是攪拌的。

阿瑪羅：吉那朝鮮薊利口酒 (241 頁)

白蘭地：VS 干邑白蘭地 (189 頁)

巴西甘蔗酒：卡琵莉亞 (209 頁)

咖啡：肯亞 (220 頁)

草本利口酒：綠蕁麻利口酒 (230 頁)

粉紅酒：山吉歐維榭粉紅酒 (150 頁)

蘭姆酒：農業白蘭姆酒 (214 頁)

茶：綠茶康普茶 (216 頁)

龍舌蘭酒：陳年龍舌蘭酒 (204 頁)、微陳年龍舌蘭酒 (206 頁)

伏特加：血腥瑪麗 (253 頁)

白葡萄酒：摩塞爾卡本內麗絲玲乾葡萄酒 (139 頁)

調酒譜

莫西多（植物製飲料，蘭姆酒）

• 薄荷枝	1 支
• 白蘭姆酒	50ml
• 萊姆汁	20ml
• 糖漿	20ml
• 蘇打水	

把薄荷葉排在高球杯杯底，加進蘭姆酒、萊姆汁和糖漿。用長攪拌匙用力攪拌，在杯中倒滿碎冰。最後加入一抖振 (dash) 的蘇打水，攪拌後飲用。

牙買加

年分蘭姆酒 Vintage Rum

有時候最好別知道某些東西是怎麼做出來的，不過我還是要告訴你。歡迎來到「濾渣坑」。濾渣坑是牙買加蘭姆酒蒸餾師用養酸麵團的方式，培養自家細菌的地方。從蒸餾的殘餘物、爛香蕉到蝙蝠屍都堆在那裡腐爛，產生細菌，加入發酵和快速提升風味的酯類 (見詞彙表，17 頁) 行列中。尖銳的牙買加風格正是源自於此，相當於蘭姆界的專業艾雷島麥芽，在不同領域獨樹一幟。這裡說的是唯有這些過度活化的

如果你喜歡：

香蕉 & 焦化奶油

（見果香，〈熱帶果香〉，53 頁）

焦化黑奶油 & 黑糖

（見鮮奶油香，〈奶油鮮奶油香〉，70 頁）

金黃焦糖 & 無花果乾

（見甜香，〈焦甜〉，60 頁）

試試：

啤酒：巴伐利亞小麥啤酒 (259 頁)

波本酒：肯塔基純波本威士忌 (270 頁)

白蘭地：VSOP 干邑白蘭地 (190 頁)

加烈酒：陳年棕色波特酒 (179 頁)、單一年分

酯類物質（見詞彙表，17 頁）能賦予美酒的過熟香蕉香調。

棕色波特酒（180 頁）、奶油雪莉（183 頁）
馬德拉酒： 馬爾瓦西馬德拉酒（178 頁）
龍舌蘭酒： 陳年龍舌蘭酒（204 頁）

馬丁尼克

農業白蘭姆酒 Rhum Agricole Blanc

說到風味警察，馬丁尼克對於烈酒中的香氣物質含量有嚴格的最低要求。要是沒達到標準會怎樣，關進飲料監牢嗎？也難怪他們那款蘭姆酒要以法文拼寫（rhum），風格強烈，而且用新鮮的甘蔗汁而不是糖蜜蒸餾而成。天然酵母菌產生比較精緻、風味刺鼻的最終產物，菇醇賦予了土味雞油菌的風格。加上少許木桶接觸，白蘭姆酒恣意活出了最理想的草味、堅果、鮮明果香、乾酪味人生。

如果你喜歡：

雞油菌 & 杏桃
〈見鹹香，〈泥土鹹香〉，94 頁〉

新割草味 & 太妃糖
〈見草本，〈草味草本〉，38 頁〉

烤栗子 & 碰傷蘋果
〈見烘焙香，〈堅果烘焙香〉，78 頁〉

試試：

阿瑪羅： 吉那朝鮮薊利口酒（241 頁）
白蘭地： VS 干邑白蘭地（189 頁）
蘋果酒： 木桶陳年蘋果酒（200 頁）
加烈酒： 菲諾雪莉酒（184 頁）
穀物烈酒： 芋燒酒（276 頁）
草本利口酒： 綠蕁麻利口酒（230 頁）
橘葡萄酒： 喬治亞橘葡萄酒（147 頁）
蘭姆酒： 莫西多（212 頁）
龍舌蘭酒： 陳年龍舌蘭酒（204 頁）、微陳年龍舌蘭酒（206 頁）
白葡萄酒： 黃葡萄酒（138 頁）

波多黎各

鳳梨可樂達 Pina Colada

想到鳳梨可樂達，渾合唱團（Wham）的〈熱帶俱樂部〉（Club Tropicana）就在我腦中揮之不去，這應該是某種未診斷出的疾患吧。鳳梨可樂達（pina colada）可以翻譯成「過濾過的鳳梨」，正是每次我上小號時的念頭。鳳梨可樂達體現了蘭姆、鳳梨、

如果你喜歡：

椰漿 & 鳳梨
〈見鮮奶油香，〈熱帶鮮奶油香〉，73 頁〉

鳳梨 & 紅糖
〈見果香，〈熱帶果香〉，54 頁〉

試試：

梅斯卡爾： 梅斯卡爾新酒（208 頁）

椰子三位一體的熱帶島嶼要素，名稱中的鳳梨帶來紅糖焦糖、棉花糖和蜂蜜香調，仿肖蘭姆酒富含酯類（見詞彙表，17 頁）的風味元素，尤其是近似鳳梨的風味。椰子的鮮奶油香內酯（見詞彙表，18 頁）中和了刺激的鳳梨酵素（見詞彙表，17 頁）——鳳梨蛋白酶，因為共通的椰子風味而相處融洽。

蘭姆酒：椰子蘭姆酒（211 頁）、鳳梨蘭姆酒（211 頁）

龍舌蘭酒：微陳年龍舌蘭酒（206 頁）

威士忌：陳年日本單一麥芽威士忌（264 頁）

鳳梨可樂達（植物製飲料，蘭姆酒）

- 白蘭姆酒　　　60ml
- 鳳梨酒　　　　120ml
- 椰漿　　　　　20ml
- 低脂鮮奶油　　10ml
- 鹽　　　　　　1 撮
- 新鮮鳳梨（裝飾用）

把白蘭姆酒、鳳梨汁、椰醬、低脂鮮奶油和一撮鹽加進一勺碎冰，用果汁機打過，倒進高瘦的杯子，用鳳梨角裝飾。

茶 Tea

中國

綠茶 Green Tea

說老實話，綠茶有點「為自己沖泡熱飲」的風情。綠茶之所以是草坪綠，是因為製茶過程中，用蒸氣殺菁或按中國的作法在大炒鍋裡炒菁，中斷茶葉的氧化過程。有種強烈的草味貫串綠茶，這種風味來自葉醛這種物質，有剪斷草葉、葉芽和奇異果的味道。這種化學物質在海葡萄也很常見。海葡萄中也有芳香化合物帶來的一股鹽味和青味、奶油香調，引入互補的柑橘類要素。

如果你喜歡：

沸騰奶油 & 綠茶
（見鮮奶油香，〈奶油鮮奶油香〉，71 頁）

綠茶 & 蘋果酒醋
（見草本，〈乾燥草本〉，36 頁）

海葡萄 & 奇異果
（見礦物味，〈植物礦物味〉，102 頁）

試試：

茶：綠茶康普茶（216 頁）、抹茶（218 頁）
白葡萄酒：皮內·皮普（136 頁）、綠酒（144 頁）

綠茶康普茶 Green Tea Kombucha

茶裡沒有真菌和發酵容身之處,除非我幾個月來一直忘了把馬克杯放進洗碗機。那麼一來,就是真菌和發酵的天下了——康普茶流行起來,其實是加甜的茶,靠著細菌和酵母共生菌體而發酵,形成漂浮的茶菇(見詞彙表,19 頁)。名字很可愛,我知道,但我想到就有點作嘔。細菌攝取糖分,產生蘋果酒醋味的醋酸(見詞彙表,16 頁),那是康普茶的主要風味,而副產物是無酒精的氣泡。康普茶可能甜而有果香、花香、草本風味、酸而有氣泡,用薑到芒果等各式各樣的東西調味。

如果你喜歡:

萊姆乾 & 黏果酸漿
(見辛香,〈芬芳辛香〉,106 頁)

綠茶 & 蘋果酒醋
(見草本,〈乾燥草本〉,36 頁)

試試:

巴西甘蔗酒:卡琵莉亞(209 頁)
咖啡:肯亞(220 頁)
粉紅酒:山吉歐維榭粉紅酒(150 頁)
蘭姆酒:莫西多(212 頁)
茶:綠茶(215 頁)
伏特加:血腥瑪麗(215 頁)
白葡萄酒:摩塞爾卡本內麗絲玲乾葡萄酒(139 頁)

正山小種茶 Lapsang Souchong

牛飲威士忌的重金屬樂手沒一口咬掉蝙蝠頭的時候,就會啜飲這種酒。我猜啦。正山小種茶屬於紅茶,被封為「茶界之酒」,強烈的煙燻風味不那麼容易習慣。正山小種茶又名立山小種茶(Lapsang Souchong),是小葉品種的紅茶,用松煙燻過,製作方式是在松柴堆上讓茶葉萎凋,放進桶裡,用另一輪煙燻中止氧化。這個激烈的過程造成刺鼻的菸草、紅椒和類似黑橄欖、煙燻帶來的松香香氣物質,以及另一種有著木質、柑橘類、豆蔻般香調的物質。這兩種物質都是正山小種茶獨有。

如果你喜歡:

深火灼菸 & 黑橄欖
(見煙燻味,〈辛香煙燻味〉,88 頁)

牧豆樹 & 小豆蔻
(見煙燻味,〈木質煙燻味〉,89 頁)

松香 & 煙燻紅椒
(見煙燻味,〈木質煙燻味〉,90 頁)

試試:

阿瑪羅:索卡阿瑪羅餐前酒(243 頁)
梅斯卡爾:微陳年梅斯卡爾(208 頁)
紅葡萄酒:克羅茲－艾米達吉(158 頁)、華盛頓州希哈(172 頁)

烏龍茶 Oolong

擦傷膝蓋或送去寄宿學校,怎麼會有「人格養成」的效果呢?那可能是我下一次心理療程的內容。烏龍茶葉應該感同身受;

如果你喜歡:

新割草味 & 金合歡蜂蜜
(見草本,〈草味草本〉,37 頁)

茉莉花 & 焦糖
(見花香,〈甜美花香〉,31 頁)

那些茶葉經過攪拌、浪菁、揉捻、壓擠、氧化、萎凋——要多慘就有多慘。不過對茶而言,這叫「風味養成」,編入新成分,痛苦過程的每一步驟都能增添複雜度。部分發酵和氧化會產生介於草味和麥芽焦糖味的風味,也帶來蜂蜜香調和烏龍茶獨特的招牌花香。

埃及

胡椒薄荷 Peppermint

堪稱木乃伊最愛的花草茶——幾千年歷史的埃及金字塔裡,曾找到乾燥的薄荷葉。風味以胡椒薄荷的精油為中心,主成分是薄荷腦,這種物質會擾亂我們口中的冷覺受器,讓人感到一股冰涼的衝擊。胡椒薄荷茶通常會混合綠薄荷,加入綠薄荷偏向柑橘類香氣的香茅般物質來平衡。桉油醇也扮演很重要的化學角色,發揮清涼、樟腦(見詞彙表,16 頁)、藥味芳香的魔法,以及打拋和歐白芷的泥土香氣。

英國

伯爵茶 Earl Grey

如果有哪種飲料要以我為名,最好是比茶更時髦的東西。不過對十九世紀的英國首相而言,茶包大概夠上道了。伯爵茶這東西也夠古怪;主要是紅茶葉浸泡香檸檬皮的精油,一系列的芳香化合物(包括香檸檬素,見詞彙表,16 頁)帶來明顯的花香柑橘類風味組成。香檸檬本身酸溜溜,

油桃 & 烏龍茶

(見果香,〈鮮奶油果香〉,46 頁)

試試:

白蘭地:秘魯 / 智利皮斯可 (192 頁)
咖啡:衣索比亞 (220 頁)
草本利口酒:黃蓍麻利口酒 (230 頁)
橘葡萄酒:南非白詩楠 (148 頁)

如果你喜歡:

糖漬歐白芷 & 打拋葉
(見辛香,〈藥味辛香〉,110 頁)
胡椒薄荷茶 & 香茅
(見草本,〈乾燥草本〉,36 頁)

試試:

阿瑪羅:芙內布蘭卡 (242 頁)
茴香利口酒:加利安諾香甜酒 (235 頁)
草本利口酒:廊酒 (229 頁)、薄荷香甜酒 (229 頁)、綠蓍麻利口酒 (230 頁)

如果你喜歡:

伯爵茶 & 藍莓
(見草本,〈乾燥草本〉,35 頁)
龍膽根 & 柚子皮
(見辛香,〈苦味辛香〉,104 頁)

試試:

阿瑪羅:蘇茲龍膽香甜酒 (239 頁)
調酒用飲料:印度通寧水 (279 頁)

令人難以消受（不過我收過更糟糕的批評），散發混合了玫瑰和薰衣草的香氣，以及柚子皮和龍膽根般的苦味。

紅酒：國產多瑞加（166 頁）
香艾酒：公雞美國佬（187 頁）

日本

抹茶 Matcha

由於抹茶和嗡─冥想的關聯，應該唸作「嗡─抹茶」，加上「嗡─正念」的鐘聲，磨響頌缽。我「嗡」到停不下了。抹茶的綠色茶葉上覆蓋竹蓆，以免直接日曬，增加葉綠色含量；正是這些葉綠素賦予抹茶粉那種鮮豔豆子湯色的色素。遮蔭也強化了抹茶中大量的胺基酸，帶來抹茶那種海洋鮮味的風格，和鮮奶油味的物質十分諧調，酷似沸騰海藻奶油。

如果你喜歡：

海灘卵石 & 百里香
（見礦物味，〈海洋礦物味〉，98 頁）
沸騰奶油 & 綠茶
（見鮮奶油香，〈奶油鮮奶油香〉，71 頁）

試試：

紅酒：內雷洛馬斯卡雷瑟（164 頁）
茶：綠茶（215 頁）
白葡萄酒：阿希爾提可（140 頁）、夏布利（134 頁）、格列哥圖佛（142 頁）、蜜斯卡得賽弗爾與緬恩河不過濾熟成（135 頁）

南非

南非國寶茶 Rooibos

聽起來可能很虛榮，不過你知道曬黑以後，穿衣服會變好看吧？野草似的南非國寶茶也一樣，在非洲陽光下度過一段優質的時光，能觸發酵素的氧化過程，帶來南非國寶茶的獨特風味。這是指蜂蜜甜味、木質與芬芳、草本花香、香草、丁香與太妃糖蘋果香調，加上酚類（見詞彙表，18 頁）一股令人噘嘴的收斂性。葉片發酵帶來聞起來像煙燻香草的物質，加上麥芽醇（見詞彙表，18 頁）這種名副其實的天然物質帶來植物、幾乎像啤酒的麥芽蜂蜜香氣。

如果你喜歡：

麥芽餅乾 & 石楠蜂蜜
（見烘焙香，〈麥芽烘焙香〉，76 頁）
南非國寶茶 & 煙燻香草
（見草本，〈乾燥草本〉，36 頁）
香草 & 丁香太妃糖蘋果
（見甜香，〈鮮奶油甜香〉，62 頁）

試試：

白蘭地：VSOP 蘋果白蘭地（190 頁）
蘋果酒：木桶陳年蘋果酒（200 頁）
加烈酒：白波特酒（182 頁）
梅斯卡爾：陳年梅斯卡爾（207 頁）
紅酒：加州黑皮諾（171 頁）

威士忌：金盃蜂蜜香甜酒（265 頁）、日本單一麥芽威士忌（264 頁）、鏽釘子（267 頁）、斯貝塞單一麥芽威士忌（266 頁）

美國

紫錐花 Echinacea

紫錐花是芳香植物界的多工瑞士刀，基本上是偽裝成花茶的急救箱。從嗅到蛇咬，紫錐花都能四兩撥千金，不過最好還是先尋求專業醫療協助。紫錐花茶是由同名植物的根和地下莖（見詞彙表，19 頁）搗碎製成，舌頭苦得刺痛，就知道生效了。主要的風味是花香與樟腦（見詞彙表，16 頁）薰衣草、迷迭香的香調，接著是木質辛香的規格、胡椒和綠薄荷柑橘味物質，以及杜松也含有的一種近似尤加利物質。

如果你喜歡：

紫錐花 & 麥芽餅乾

（見草本，〈乾燥草本〉，36 頁）

迷迭香 & 英國薰衣草

（見辛香，〈草本辛香〉，109 頁）

綠薄荷 & 杜松

（見草本，〈薄荷草本〉，39 頁）

試試：

琴酒：荷蘭琴酒（246 頁）
草本利口酒：女巫利口酒（231 頁）
紅酒：高比耶（157 頁）、門西亞（168 頁）
白葡萄酒：托隆蒂斯（130 頁）

咖啡 Coffee

巴西

法蘭克・辛納屈（Frank Sinatra）說得對，巴西確實有不少咖啡，必竟那裡是世上最大的阿拉比卡咖啡產地。不論法蘭克在 Dunkin' Donuts 或某個奢華的著名勝地嚐過，他應該都會注意到巴西咖啡獨特的風味組成——花生醬、低酸度和麥芽、苦甜、焦爆米花的香調。巴西豆的堅果與巧克力風味的比例，取決於烘豆產生的吡類物質（見詞彙表，19 頁），可能近乎苦味。不過巴西豆種植於低海拔種植，因此酸味若有似無。

如果你喜歡：

黑巧克力 & 糖蜜

（見甜香，〈烘烤甜香〉，65 頁）

麥芽麵包 & 花生醬

（見烘焙香，〈麥芽烘焙香〉，76 頁）

盧安達咖啡 & 爆米花

（見烘焙香，〈烤麵包烘焙香〉，80 頁）

試試：

啤酒：巧克力斯陶特啤酒（257 頁）
咖啡：盧安達（222 頁）
堅果利口酒：富蘭葛利（274 頁）
氣泡酒：年分香檳（124 頁）

衣索比亞

衣索比亞和英國一樣，對我來說是阿拉比卡咖啡的搖籃；阿拉比卡咖啡是世上最受歡迎的咖啡品種。發現阿拉比卡咖啡的是十九世紀的牧羊人卡爾迪 (Kaldi)，他的羊群吃完那種植物的「漿果」之後，舉止怪異；咖啡成癮的人應該都能感同身受。上等的衣索比亞阿拉比卡咖啡應該帶著茉莉、焦糖香氣和明確的果香，最強烈的是覆盆子味。覆盆子酮這種物質在木質果香黑櫻桃味之外，帶來覆盆子果醬的香氣，而種植在高海拔造成高酸度的藍莓刺激，以及紅酒般的香檸檬黏稠度。

如果你喜歡：

黑櫻桃 & 覆盆子果漿
（見果香，〈花果香〉，49 頁）

伯爵茶 & 藍莓
（見草本，〈乾燥草本〉，36 頁）

茉莉 & 焦糖
（見花香，〈甜美花香〉，31 頁）

試試：

水果利口酒：櫻桃白蘭地 (199 頁)
紅酒：巴羅洛 (162 頁)、加州黑皮諾 (171 頁)、經典奇揚提 (162 頁)、老藤金芬黛紅酒 (171 頁)、金粉黛 (165 頁)、國產多瑞加 (166 頁)
茶：伯爵茶 (217 頁)、烏龍茶 (216 頁)

肯亞

我受夠了咖啡行話。我是說，誰知道有「杯中存在感」(cup presence) 這種說法？拜託，我剛才想通「扭曲龜裂」(twisty crack) 咧。為不是「咖啡家」(咖啡專家) 的人解釋一下，這話的意思是不協調的混豆。如果杯中存在感是指「咖啡魅力」這種東西，那肯亞咖啡的杯中存在感想必驚人。種植在最低海拔二千公尺的地方，沖煮成鮮明而幾乎像酒的飲料，瀰漫著各式各樣的藍莓香調。火山土壤提高了肯亞咖啡的蘋果般酸度，帶來黏果酸漿的鮮味、微微鹽味香調，有著萊姆乾的柑橘類木質傾向。

如果你喜歡：

蘋果花 & 咖啡
（見花香，〈柔和花香〉，29 頁）

萊姆乾 & 黏果酸漿
（見辛香，〈芬芳辛香〉，106 頁）

肯亞咖啡 & 藍莓
（見烘焙香，〈焙烤香〉，79 頁）

試試：

啤酒：咖啡斯陶特啤酒 (258 頁)
巴西甘蔗酒：卡琵莉亞 (209 頁)
紅酒：金粉黛 (165 頁)
粉紅酒：山吉歐維榭粉紅酒 (150 頁)
蘭姆酒：莫西多 (212 頁)
茶：綠茶康普茶 (216 頁)
伏特加：血腥瑪麗 (253 頁)
白葡萄酒：摩塞爾卡本內麗絲玲乾葡萄酒 (139 頁)

墨西哥

成功人士在高中有沒有作弊過？墨西哥顯然不曾作弊，年紀漸長（十八世紀）才發現墨西哥咖啡的能耐，在咖啡豆的圈子裡是相對的菜鳥。墨西哥咖啡的主調是酚類（見詞彙表，18 頁）帶來巧克力、糖蜜、白胡椒與肉桂的泥土香調，和墨西哥的咖啡沖煮方式正搭。點一杯墨西哥咖啡，你會拿到相當於愛爾蘭咖啡的東西，有著肉桂、紅糖、融化香草冰淇淋和龍舌蘭酒的轉折。我是說，在墨西哥是這樣啦⋯⋯

如果你喜歡：

黑巧克力 & 糖蜜
（見甜香，〈烘烤甜香〉，65 頁）

墨西哥咖啡 & 白胡椒
（見烘焙香，〈焙烤香〉，79 頁）

墨西哥香草 & 肉桂
（見甜香，〈鮮奶油甜香〉，61 頁）

試試：

茴香利口酒：杉布卡茴香酒（236 頁）
啤酒：巧克力斯陶特啤酒（257 頁）
甜點酒：皮諾甜酒（174 頁）
加烈酒：布爾馬德拉酒（178 頁）
水果利口酒：帕恰蘭酒（199 頁）
堅果利口酒：胡桃利口酒（274 頁）
紅酒：艾米達吉（158 頁）
龍舌蘭酒：咖啡龍舌蘭酒（204 頁）、微陳年龍舌蘭酒（206 頁）

尼加拉瓜

平行時空的人生算什麼呢——國家和咖啡豆經歷的鬧劇，終於產生了美妙的東西。尼加拉瓜的內戰、獨裁者、龍捲風、貧窮與貿易制裁反映在挑剔的發酵、去殼、烘焙上，賦予咖啡豆複雜的堅果、香草、深色焦糖、仁果和柑橘類的特質。尼加拉瓜咖啡的醇香酸度和風味純淨度之間的關聯沒那麼薄弱。尼加拉瓜咖啡源於波旁咖啡，這種溫和的阿拉比卡咖啡品種耐蔭，生長在高海拔，產生的漿果需要縮短烘焙時間，換取更乾淨、清新、微微芬芳的一杯咖啡。

如果你喜歡：

檸檬 & 新鮮西洋梨
（見果香，〈活潑果香〉，54 頁）

尼加拉瓜咖啡 & 深色焦糖
（見烘焙香，〈焙烤香〉，80 頁）

香草莢 & 烤山胡桃
（見甜香，〈鮮奶油甜香〉，62 頁）

試試：

啤酒：咖啡斯陶特啤酒（258 頁）
白蘭地：秘魯／智利皮斯可（224 頁）
咖啡利口酒：濃縮咖啡馬丁尼（224 頁）
加烈酒：馬爾瓦西馬德拉酒（178 頁）
紅酒：特級陳年利奧哈（169 頁）

雪莉酒：歐洛羅梭 (185 頁)

氣泡酒：羅亞爾河氣泡酒 (125 頁)

白葡萄酒：南非白詩楠 (145 頁)、維蒙蒂諾 (143 頁)

秘魯

你家有個世界七大奇蹟的時候，要端出一流咖啡的壓力就大了。那是馬丘比丘而不是星巴克，不過星巴克有一年倒是推出季節性的調豆，讓秘魯出現在我們一般的早晨咖啡雷達上。話說回來，我們想到早晨的提神劑時，腦中不會浮現秘魯咖啡，還真可惜了，因為秘魯咖啡的風味光譜囊括了蜂蜜和黑巧克力、麥芽牛奶，到李子與橙花。咖啡豆發酵帶來麥芽與水果香調，黑巧克力風味則來自烘焙產生的物質，賦予類似巴西咖啡的風味組成。

如果你喜歡：

黑巧克力慕斯 & 李子

(見甜香，〈烘烤甜香〉，65 頁)

橙花 & 蜂蜜

(見花香，〈柔和花香〉，29 頁)

秘魯咖啡 & 麥芽牛奶

(見烘焙香，〈焙烤香〉，80 頁)

試試：

啤酒：棕色艾爾啤酒 (256 頁)、巧克力斯陶特啤酒 (257 頁)、咖啡斯陶特啤酒 (258 頁)、不甜斯陶特啤酒 (260 頁)

白蘭地：梅塔莎 (191 頁)

甜點酒：黑月桂甜葡萄酒 (175 頁)

水果利口酒：庫拉索橙皮酒 (195 頁)

琴酒：櫻花蜂之膝調酒 (246 頁)

調酒用飲料：可口可樂 (281 頁)

紅酒：阿根廷馬爾貝克 (151 頁)、波美侯 (156 頁)、烏拉圭塔納紅酒 (170 頁)

氣泡酒：阿斯提蜜思嘉 (128 頁)

威士忌：金盃蜂蜜香甜酒 (265 頁)

白葡萄酒：恭德里奧 (134 頁)

盧安達

以一個仍在復原中的國家而言，這個千丘之國確實生產出不得了的咖啡豆。口感綿密、絲滑，帶著柳橙、白巧克力和紅糖的香調，給我來杯盧安達咖啡，謝謝。* 噢，

如果你喜歡：

盧安達咖啡 & 爆米花

(見烘焙香，〈焙烤香〉，80 頁)

香草 & 苦橙

(見甜香，〈鮮奶油甜香〉，62 頁)

擁有近乎完美的咖啡生長環境，真有福氣 —— 高海拔使得咖啡較慢成熟，降雨頻繁，山丘起伏，火山土壤肥沃，還有大量的奶油香波旁 —— 我是說咖啡品種，不是波本酒。乳製品一般的白巧克力香調是咖啡豆烘焙過程的副產物，而咖啡的另一種主成分也是爆米花的重要風味組成。

* 譯注：mine's a Rwandan coffee, please，改自俗語 mine's a pint，後者通常意指當有一輪請客，你想確定得到的是一品脫而非半品脫。

白巧克力 & 抹茶
〈見甜香，〈烘烤甜香〉，65 頁〉

試試：

波本酒：蛋酒（269 頁）、曼哈頓（271 頁）、古典雞尾酒（272 頁）
咖啡：巴西（219 頁）
咖啡利口酒：白色俄羅斯（208 頁）
水果利口酒：柑曼怡干邑橙酒（196 頁）
調酒用飲料：可口可樂（281 頁）
堅果利口酒：富蘭葛利（274 頁）
氣泡酒：年分香檳（124 頁）
威士忌：貝禮詩奶酒（262 頁）

咖啡利口酒 Coffee Liqueur

比利時

白色俄羅斯 White Russian

不提到九〇年代的保齡球電影，就沒有白色俄羅斯的這一節。就這麼簡單。白色俄羅斯是《謀殺綠腳趾》（The Big Lebowski）主角督爺（the Dude）最愛的酒精飲料，一次滿足所有主要的食物類別 —— 酒精、糖、咖啡因和油脂。平衡的不只是飲食；風味方面，咖啡利口酒軟化了伏特加的鋒芒，不過原本還是黑俄羅斯，如果你是身體力行的督爺，倒進低脂鮮奶油或奶精粉才會變白色俄羅斯。卡魯哇的主調是墨西哥咖啡中的蜜糖和肉桂香調，在白巧克力與抹茶般的調酒中，注入香草精。

如果你喜歡：

盧安達咖啡 & 爆米花
〈見烘焙香，〈烤麵包烘焙香〉，80 頁〉
白巧克力 & 抹茶
〈見甜香，〈烘烤甜香〉，65 頁〉

試試：

波本酒：蛋酒（269 頁）
咖啡：巴西（219 頁）、盧安達（222 頁）
堅果利口酒：富蘭葛利（274 頁）
氣泡酒：年分香檳（124 頁）
威士忌：貝禮詩奶酒（262 頁）

調酒譜

白色俄羅斯（植物製飲料，咖啡利口酒）

• 伏特加	40ml
• 咖啡利口酒	30ml
• 低脂鮮奶油（打過）	30ml

伏特加和咖啡利口酒加在一起攪拌，過濾倒入盛滿冰塊的高腳杯，小心地把鮮奶油加在頂上，適度攪拌鮮奶油。

英國

濃縮咖啡馬丁尼 Espresso Martini

一名模特兒走進酒吧，跟服務生點了「讓我醒來再昏過去」的東西。這是濃縮咖啡馬丁尼誕生的浪漫小故事，不過我想那是八〇年代在蘇活區的事了。濃縮咖啡馬丁尼原本稱為「藥物刺激物」，成分是伏特加、糖漿、一分短萃的濃縮咖啡和兩種咖啡利口酒——添萬利（Tia Maria）和卡魯哇（Kahlua）。短萃濃縮咖啡使用的咖啡粉比濃縮咖啡細，水量較少，減少烘烤苦味，強化酸味和深色焦糖香調，用酒精重新校正咖啡與早餐的關聯。

如果你喜歡：

尼加拉瓜咖啡 & 焦化焦糖
（見烘焙香，〈焙烤香〉，80 頁）

秘魯咖啡 & 麥芽牛奶
（見烘焙香，〈焙烤香〉，80 頁）

試試：

啤酒：巧克力斯陶特啤酒（257 頁）、咖啡斯陶特啤酒（258 頁）、不甜斯陶特啤酒（260 頁）
咖啡：尼加拉瓜（221 頁）、秘魯（222 頁）
威士忌：愛爾蘭咖啡（263 頁）

調酒譜

濃縮咖啡馬丁尼（植物製飲料，咖啡利口酒）

• 伏特加	50ml
• 濃縮咖啡 / 短萃濃縮咖啡	30ml
• 糖漿	10ml
• 咖啡利口酒	10ml
• 咖啡豆（裝飾用）	3 顆

伏特加、濃縮咖啡／短萃濃縮咖啡和咖啡利口酒加冰搖盪，過濾到馬丁尼杯，用咖啡豆裝飾。

花朵利口酒 Flower Liqueur

法國

紫羅蘭香甜酒 Crème de Violette

提起紫羅蘭香甜酒，大家就會叨唸起「飛行」雞尾酒，這也合情合理，因為紫羅蘭香甜酒是飛行的重點成分，此外還有琴酒、馬拉斯加櫻桃酒和檸檬汁。不過我叨唸的是這種南法利口酒的風味組成。紫羅蘭香甜酒是把紫羅蘭花瓣浸在中性烈酒或白蘭地而製成，有著理直氣壯的花香，不過令人不解的是，香甜酒的原文雖然是「crème」，卻不含鮮奶油，其實是指添加糖分造成的油脂感。紫羅蘭酮（見詞彙表，18頁）提供了紫羅蘭那種爽身粉粉味、木質、甜香、玫瑰香調，有著平衡的苦味——這些風味在覆盆子中也差不多喧鬧。

如果你喜歡：

玫瑰 & 紫羅蘭
（見花香，〈濃烈花香〉，27頁）
紫羅蘭 & 覆盆子
（見花香，〈豐富花香〉，28頁）

試試：

加烈酒：裝瓶波特酒（181頁）
紅酒：阿根廷馬爾貝克（151頁）、薄酒萊（155頁）、羅第丘（157頁）、黑阿沃拉（165頁）
粉紅酒：紐西蘭黑皮諾粉紅酒（151頁）
蘭姆酒：白蘭姆酒（212頁）
白葡萄酒：托隆蒂斯（130頁）

聖傑曼 St Germain

調酒師在任何東西裡都會倒點聖傑曼，這種接骨木花利口酒名副其實是「調酒師的番茄醬」；這別名取得天才。聖傑曼是高山接骨木花製成，在晚春採摘，立即浸泡，保留芒果與甜美花香和松樹柑橘類的風味，同時避免產生苦味。此外還有「祕傳」的 家傳做法，是浸泡在葡萄白蘭地中加入糖漿，增添黏稠性、減緩液體流動，讓風味更持久。那樣正好；我們本來就眷戀接骨木花的玫瑰與荔枝香氣。

如果你喜歡：

接骨木花 & 檸檬雪酪
（見花香，〈果花香〉，24頁）
芒果 & 接骨木花
（見花香，〈熱帶果香〉，53頁）
鹽焦糖 & 荔枝
（見甜香，〈焦甜〉，60頁）

試試：

茴香利口酒：死靈師調酒（238頁）
甜點酒：麗維薩特琥珀酒（174頁）
水果利口酒：哈蜜瓜落球（197頁）、檸檬甜酒（197頁）

飲品 Drinks

水果製
Fruit-produced

植物製
Plant-produced

草本製
Herb-produced

穀類製
Grain-produced

調酒用
Mixers

草本利口酒 Herb Liqueur

英國

國王薑汁香甜酒 King's Ginger

看來薑一向是指高貴的特徵；我可不是指英國皇室的髮色，我指的是那種辛香料。國王薑汁香甜酒是因為「愛撫王」愛德華在戴姆樂 (Daimler) 打赤膊出遊，為了替國王保暖而製作的。不過希望他喝酒時有人代駕。時髦的貝瑞兄弟與洛德酒商 (Berry Brothers & Rudd) 為國王調製了生氣勃勃的利口酒，把薑和檸檬皮浸在單一麥芽威士忌中，再用蔗糖增甜。薑有著近似辣椒的成分，化身為地獄犬，呲牙裂嘴，但是被威士忌帶薑味呢喃的麥芽香調和柑橘類的平衡撥弦音鎮住了。

如果你喜歡：

澳洲薑 & 小豆蔻
（見辛香，〈活潑辛香〉，115 頁）
嫩薑 & 椴樹蜂蜜
（見辛香，〈活潑辛香〉，115 頁）
乾薑 & 萊姆
（見辛香，〈活潑辛香〉，116 頁）

試試：

甜點酒：索甸 (175 頁)
調酒用飲料：薑汁啤酒 (279 頁)
蘭姆酒：月黑風高 (210 頁)
伏特加：莫斯科騾子 (255 頁)
白葡萄酒：精選麗絲玲 (139 頁)、晚摘麗絲玲 (140 頁)

傳統蜂蜜酒 Traditional Mead

我從沒想過羅賓漢傳說中塔克修士的事，所以或許因為是修士製作的飲料，我才把他和蜂蜜酒聯想在一起。先別提綠林好漢，這種飲料有種原始的氛圍，是人類最早飲用的酒類，歷史比啤酒和葡萄酒更悠久，據說「蜜月」(honeymoon) 這個詞就是從這裡演變來的。蜂蜜酒的風味光譜取決於原料的來源植物，有花香與果香，也有煙燻與辛香料風味。發酵會保留蜂蜜香的酒類物質，觸發帶果香的酯類發酵（見詞彙表，17 頁），而泥土、尤加利、藥味與香草香氣，則是蜜蜂背上花粉為主的物質落入蜂蜜帶來的。

如果你喜歡：

松紅梅蜂蜜 & 釋迦
（見甜香，〈甜美花香〉，64 頁）
潮溼泥土 & 尤加利蜂蜜
（見煙燻味，〈泥土煙燻味〉，87 頁）

試試：

阿瑪羅：蘇茲龍膽香甜酒 (239 頁)
梅斯卡爾：陳年梅斯卡爾 (207 頁)、梅斯卡爾新酒 (208 頁)、微陳年梅斯卡爾 (208 頁)
橘葡萄酒：南非白詩楠 (148 頁)

法國

廊酒 Bénédictine

又是修士幹的好事。別想歪了。修士在晨禱和彌撒之間辛勤工作，釋出這種成分不公開的烈酒；十足的《達文西密碼》調調。就連層析儀也無法解讀廊酒那些嚴加隔絕的成分，這下就要仰賴老練的眼、耳、口、鼻了。廊酒確定含有酒精和大約二十五種芳香植物與辛香料，包括肉荳蔻花、肉豆蔻、檸檬香蜂草、歐白芷、牛膝草、小豆蔻、羅勒和肉桂。蜂蜜和番紅花帶來甜味、色素和平衡的苦藥味，而我感覺是整整八個月的木桶熟成，使之更加醇美。

如果你喜歡：

糖漬歐白芷 & 打拋
（見辛香，〈藥味辛香〉，110 頁）

薰衣草蜂蜜 & 乾燥迷迭香
（見甜香，〈甜美花香〉，63 頁）

試試：

加烈酒：不甜白香艾酒（186 頁）
草本利口酒：綠蕁麻利口酒（230 頁）、女巫利口酒（231 頁）
茶：胡椒薄荷茶（217 頁）

薄荷香甜酒 Crème de Menthe

不會有人為了治療胃灼熱而啜飲利口酒，所以十九世紀藥師發明一種酒精飲料時，感覺有點自討沒趣。不過薄荷味的薄荷腦能放鬆我們腸胃道的肌肉，有助於消化油膩食物，因此是「甜點酒」，至於對括約肌的影響，就更不用說了。所以說，薄荷香甜酒比胡椒薄荷茶還要甜，比餐後的薄荷糖還要微醺——馬上給我來一杯！把科西嘉薄荷葉浸在穀物烈酒中，讓電影裡鬼靈精（Grinch）色的色素帶入黏稠的加糖「香甜酒」（crème de' liqueur），此外還有一股平衡的松樹與萊姆香調。

如果你喜歡：

耶誕樹 & 醃漬萊姆
（見辛香，〈果味辛香〉，108 頁）

胡椒薄荷茶 & 香茅
（見草本，〈乾燥草本〉，36 頁）

試試：

阿瑪羅：芙內布蘭卡（242 頁）
茴香利口酒：加利安諾香甜酒（235 頁）
白蘭地：皮斯可酸酒（192 頁）
草本利口酒：臨別一語（232 頁）
茶：胡椒薄荷茶（217 頁）
白葡萄酒：松香酒（140 頁）

綠蕁麻利口酒 Green Chartreuse

我拒絕在開頭這麼寫:「蕁麻利口酒好到
他們拿來給顏色命名。」相反的,就像一
杯俐落的標誌性高山利口酒(高山芳香植
物的利口酒),我會先談談快沖花草茶、
木質、薄荷腦對味蕾那股意外衝擊,只有
一百三十種芳香植物、辛香料和花朵辦
得到。聽起來或許像啜飲芳香植物園般的
酒;確實沒錯。植物成分乾燥之後壓碎,
在修道院的「芳香植物室」由兩名修道士
混合(只有這兩人知道配方),要是問起
來,他們會說那是「漢堡和山羊奶」做的
來誤導你,我可警告過了喔。

如果你喜歡:

糖漬歐白芷 & 打拋
(見辛香,〈藥味辛香〉,110 頁)

新割草味 & 太妃糖
(見草本,〈草味草本〉,38 頁)

試試:

阿瑪羅:吉那朝鮮薊利口酒(241 頁)
白蘭地:VS 干邑白蘭地(189 頁)
草本利口酒:廊酒(229 頁)
蘭姆酒:莫西多(212 頁)、農業白蘭姆酒(214 頁)
茶:胡椒薄荷茶(217 頁)
龍舌蘭酒:陳年龍舌蘭酒(204 頁)、微陳年龍
舌蘭酒(206 頁)

黃蕁麻利口酒 Yellow Chartreuse

「祕密圈」讓我想到狗戴的那種塑膠頭套,
不過那是不是叫羞恥圈?總之,蕁麻利口
酒可忙了——我說的是配方的祕密,不是
羞恥。調酒師通常會用黃蕁麻利口酒,幾
乎當成調酒中糖漿的複雜版,因為黃蕁麻
利口酒調和一百多種芳香植物與辛香料,
賦予甜而醇美的芳香植物風味組成,增甜
的金合歡蜂蜜帶有微微的尤加利傾向。黃
蕁麻利口酒也有討喜的綠薄荷柑橘類衝
擊。好吧,即使修道士也得討生活。

如果你喜歡:

新割草味 & 金合歡蜂蜜
(見草本,〈草味草本〉,37 頁)

八角 & 檸檬馬鞭草
(見辛香,〈芬芳辛香〉,106 頁)

試試:

茴香利口酒:力加茴香酒(234 頁)
白蘭地:秘魯 / 智利皮斯可(192 頁)
水果利口酒:檸檬甜酒(197 頁)、皮姆(194 頁)
草本利口酒:臨別一語(232 頁)
茶:烏龍茶(216 頁)

德國

野格利口酒 Jägermeister

把草本利口酒倒進能量飲料裡,沒什麼
好處。我是說,負責任的派對常客不該窩
在舞池裡睡覺,任大家在周圍像痛苦的
老鷹嗑了興奮劑一樣手舞足蹈吧?我們

如果你喜歡:

茴芹子 & 黑刺李漿果
(見辛香,〈果香辛香〉,107 頁)

甘草根 & 黑豆蔻
(見辛香,〈藥味辛香〉,111 頁)

暫時忘掉野格炸彈一下下（如果說的是失去意識的話，就一小時）野格利口酒把基酒、水、糖和焦糖與五十六種「祕密」辛香料、根類和芳香植物的精油混在一起。肉桂、番紅花、甘草、杜松、茴芹、小豆蔻、薑和橙柳都是應該有的成分，加在一起產生那種黑色的利口酒，被德國人暱稱為 leberkleister，意思是「肝膠水」。

試試：

茴香利口酒：烏佐茴香酒（235 頁）
水果利口酒：帕恰蘭酒（199 頁）
紅酒：格拉西亞諾（167 頁）、老藤金芬黛紅酒（171 頁）、烏拉圭塔納紅酒（170 頁）
蘭姆酒：香料黑蘭姆酒（210 頁）

義大利

女巫利口酒 Strega

「精油、精油、辛勞麻煩」* 應當是女巫利口酒的廣告詞，據說女巫利口酒的名字取自十九世紀的女巫，女巫提供的酒譜沿用至今。草本利口酒的行銷團隊從來不討厭「祕密配方」的行銷策略，我就收下你們的感謝了。大黃蜂那種黃的餐後酒用七十種祕密配方製成，據說主要是杜松和綠薄荷的精油，有著苦味蜂蜜、藥味的香氣，和番紅花柱頭浸在芳香植物餾出物帶來的黃色色素。杜松的柑橘類、樹脂調性和綠薄荷的檸檬傾向很搭，牛膝草和鳶尾根則加強了女巫利口酒的薄荷苦味組成。

* 譯注：Essential oil, toil and trouble，改寫自名句 Double double toil and trouble（不怕辛勞麻煩）。

如果你喜歡：

鳶尾草脂 & 牛膝草
（見辛香，〈藥味辛香〉，111 頁）
綠薄荷 & 杜松
（見草本，〈薄荷草本〉，39 頁）
八角 & 檸檬馬鞭草
（見辛香，〈芬芳辛香〉，106 頁）

試試：

茴香利口酒：力加茴香酒（234 頁）
加烈酒：不甜白香艾酒（186 頁）
水果利口酒：檸檬甜酒（197 頁）、皮姆（194 頁）
草本利口酒：廊酒（229 頁）、臨別一語（232頁）、黃蕁麻利口酒（230 頁）
茶：紫錐花茶（219 頁）
白葡萄酒：托隆蒂斯（130 頁）

挪威

阿夸維特酒 Aquavit

波濤起伏的海上航程之後，我們走起路來大多像喝醉的老牌西部片男星約翰·韋

如果你喜歡：

葛縷子 & 蒔蘿
（見辛香，〈藥味辛香〉，110 頁）

草本製
Herb-produced

恩 (John Wayne) 一樣搖搖晃晃，不過阿夸維特酒在狂風暴雨中卻如魚得水，而且是愈激烈愈好。雖然我光是寫這些就頭暈目眩，但是把酒載去新市場的貨船飄來盪去的動態，加上溫度起伏，使得橡木桶膨脹收縮，讓更多風味溶入芳香植物的餾出物中。斯堪的那維亞獨特的烈酒以馬鈴薯伏特加為中心，浸泡了葛縷子和少許的蒔蘿。這兩種芳香植物都含有 R–香芹酮這種物質 (見詞彙表，16 頁)，有著裸麥麵包和柑橘類香氣，蒔蘿也帶來與枝葉神似的家族成員——茴香的那種茴芹草本風格。

茴香 & 香茅

(見草本，〈蔬菜草本〉，42 頁)

試試：

茴香利口酒：苦艾酒 (233 頁)、佩諾茴香酒 (234 頁)、死靈師調酒 (238 頁)
啤酒：冷泡啤酒花 (258 頁)
波本酒：高裸麥波本酒 (270 頁)

美國

臨別一語 The Last Word

萬萬沒想到，這不是我的臨別一語。不好意思，我並不遺憾。我終於能問出縈繞心中的問題，例如：你看過別人是怎麼拿兩顆馬拉斯加櫻桃和萊姆角，把這禁酒時期的調酒變成《星際大戰》系列裡的尤達寶寶，改稱之為「尤達寶寶的最初一語」嗎？你用谷歌查查。至於風味，我們面對的是琴酒為基底的烈酒、綠蕁麻利口酒、馬拉斯加櫻桃酒和新鮮萊姆汁，做成和諧的茴芹甜、柑橘類酸、櫻桃核松樹杜松與芳香植物風味，用浸過白蘭地的馬拉斯加櫻桃來裝飾，前提是櫻桃沒拿來當尤達寶寶的眼睛。

如果你喜歡：

耶誕樹 & 醃萊姆

(見辛香，〈果香辛香〉，108 頁)

歐洲酸櫻桃 & 杏仁

(見果香，〈花果香〉，49 頁)

八角 & 檸檬馬鞭草

(見辛香，〈芬芳辛香〉，106 頁)

試試：

茴香利口酒：力加茴香酒 (234 頁)
白蘭地：雅瑪邑白蘭地 (188 頁)、皮斯可酸酒 (192 頁)
水果利口酒：可喜櫻桃酒 (196 頁)、檸檬甜酒 (197 頁)、馬拉斯加櫻桃酒 (193 頁)、皮姆 (194 頁)
草本利口酒：薄荷香甜酒 (229 頁)、黃蕁麻利口酒 (230 頁)
調酒用飲料：櫻桃可樂 (280 頁)
堅果利口酒：杏仁利口酒 (273 頁)
紅酒：阿瑪羅內 (161 頁)
粉紅酒：山吉歐維榭粉紅酒 (150 頁)
白葡萄酒：松香酒 (140 頁)

臨別一語（草本製飲料，茴香利口酒）

- 倫敦不甜琴酒　　　20ml
- 綠蕁麻利口酒　　　20ml
- 馬拉斯加櫻桃酒　　20ml
- 新鮮萊姆汁　　　　20ml
- 馬拉斯加櫻桃（裝飾用）

搖盪倫敦不甜琴酒、綠蕁麻利口酒、馬拉斯加櫻桃酒和萊姆汁，過濾盛到馬丁尼杯，把馬拉斯加櫻桃沉入杯底作裝飾。

茴香利口酒 Anise Liqueur

法國

苦艾酒 Absinthe

這一節不會提到割耳朵、綠色仙子、黃金時代的巴黎美心餐廳（Maxim）和羅特列克（Toulouse-Lautrec）的畫。說來喪氣，法國美好年代波希米亞人背景裡苦艾酒的精神病惡名其實已經推翻了，糟糕的行為其實歸咎於當時苦艾酒的酒精含量超高。苦艾是苦艾酒的關鍵成分，這種地中海芳香植物有著苦味的風味組成，含有側柏酮（見詞彙表，19頁）這種成分，可能有精神作用、致幻甚至致命，不過苦艾酒裡的劑量微乎其微，其實沒有影響。「聖三一」（the trinity）賦予苦艾酒關於心靈的聯想，但其實是指苦艾酒的主要風味——茴芹、歐洲艾和佛羅倫斯茴香。

如果你喜歡：

茴香 & 香茅
（見草本，〈蔬菜草本〉，42頁）

甘草 & 檸檬百里香
（見甜香，〈辛香甜香〉，58頁）

苦艾 & 接骨木花
（見辛香，〈苦味辛香〉，105頁）

試試：

茴香利口酒： 亞力酒（236頁）、烏佐茴香酒（235頁）、佩諾茴香酒（234頁）、土耳其茴香酒（237頁）、法國茴香酒（233頁）、死靈師調酒（238頁）

啤酒： 冷泡啤酒花（258頁）

加烈酒： 公雞美國佬（187頁）、不甜白香艾酒（186頁）

草本利口酒： 阿夸維特酒（231頁）、加利安諾香甜酒（235頁）

威士忌： 賽澤瑞克調酒（267頁）

法國茴香酒 Pastis

刻板印象警告：我想到法國茴香酒，腦海中就閃現鄉間法國老男人在村中廣場玩滾球的畫面。有人也是嗎？法國茴香酒這種

如果你喜歡：

菊苣 & 甘草
（見草本，〈草味草本〉，34頁）

甘草 & 檸檬百里香

強勁的開胃酒是以反式茴香腦為中心（見詞彙表，16 頁），帶來毫不妥協的苦甜茴芹子體驗。不然你以為是怎樣？主成分是八角和當地的甘草根，以及一些普羅旺斯的芳香植物，包括柑橘味的檸檬百里香和香蜂草。法國茴香酒的原文 pastis 來自方言 pastisson，是「搗糊」之意。法國茴香酒會附上瓶裝自來水，倒在疏水的反式茴香腦上，讓酒變得像雪球擺飾般渾濁。

（見甜香，〈辛香甜香〉，58 頁）

試試：

阿瑪羅：索卡阿瑪羅餐前酒（243 頁）
茴香利口酒：苦艾酒（233 頁）、亞力酒（236 頁）、烏佐茴香酒（235 頁）、佩諾茴香酒（234 頁）、土耳其茴香酒（237 頁）、力加茴香酒（234 頁）
加烈酒：紅香艾酒（187 頁）
威士忌：賽澤瑞克調酒（267 頁）

佩諾茴香酒 Pernod

先把話講清楚，佩諾是巴黎花柳界咖啡文化裡苦艾酒原本的品牌，之後因為遭懷疑引發不良行為而被禁；這才改推出不含苦艾的版本，也就是我們今日所知的佩諾，甘草風味相比其他的茴香利口酒清淡。你說這算「類型顛覆」嗎？我想這種事一定有個商業用語——或許叫玉石俱焚的策略吧？佩諾茴香酒的生產方式是蒸餾茴香和八角，之後混合另外十四種芳香植物和辛香料的蒸餾物，包括洋甘菊、芫荽和婆婆納（veronica），增添柑橘草本和檸檬草的陪襯。

如果你喜歡：

茴香 & 香茅
（見草本，〈蔬菜草本〉，42 頁）
甘草 & 檸檬百里香
（見甜香，〈辛香甜香〉，58 頁）

試試：

茴香利口酒：苦艾酒（233 頁）、亞力酒（236 頁）、死靈師調酒（238 頁）、烏佐茴香酒（235 頁）、法國茴香酒（233 頁）、土耳其茴香酒（237 頁）
啤酒：冷泡啤酒花 IPA（258 頁）
草本利口酒：阿夸維特酒（231 頁）
威士忌：賽澤瑞克調酒（267 頁）

力加茴香酒 Ricard

法國茴香酒如果不是佩諾茴香酒，還會是什麼呢？就是力加茴香酒啦。有些人有異議，不過基本上佩諾和力加都是法國茴香酒——佩諾來自巴黎，力加來自馬賽；二者像是可口可樂和百事可樂的瑜亮情結（多塞點品牌名進來，嘿嘿）。這兩個品牌在七〇年代合併了，於是誕生了酒界龍頭——保樂力加集團（Pernod Ricard）。

如果你喜歡：

菊苣 & 甘草
（見草本，〈苦味草本〉，34 頁）
八角 & 檸檬馬鞭草
（見辛香，〈芬芳辛香〉，106 頁）

試試：

阿瑪羅：索卡阿瑪羅餐前酒（243 頁）
茴香利口酒：法國茴香酒（233 頁）
加烈酒：紅香艾酒（187 頁）

力加所浸漬的甘草根明顯較多，可以作為區別，成品偏黃色調（佩諾相較之下偏綠），風味較複雜，主要是甜味物質——反式茴香腦（trans-anethole，見詞彙表，16頁），以及細緻柑橘香受茴香影響後表現出的一絲檸檬味。

水果利口酒：檸檬甜酒（197頁）、皮姆（194頁）

草本利口酒：女巫利口酒（231頁）、臨別一語（232頁）、黃蓍麻利口酒（230頁）

希臘

烏佐酒 Ouzo

我們都去過希臘度假，早上倒了一大杯礦泉水，接著才意識到我們咕嚕灌下的是純烏佐酒，對吧？這是我朋友的經驗啦。烏佐的酒精濃度超高，這是基於化學需求：酒精濃度高，能防止其中主要醇溶性（alcohol-soluble），一種可溶於酒精的甘草風味酚類化合物（見詞彙表，18頁）從清澈的溶液中逃出來。水會使以茴香油為基底的酒精飲料乳化，這作用又稱作「烏佐效應」，而乳化字面上的意思是變得不澄清或朦朧。烏佐酒吧會把烏佐酒倒進一種名為「kanoakia」的高球杯，讓小豆蔻、丁香、茴香這些配角，和清涼的檸檬百里香風味有大放異彩的空間。

如果你喜歡：

茴香 & 丁香
（見草本，〈蔬菜草本〉，41頁）

甘草 & 檸檬百里香
（見甜香，〈辛香甜香〉，58頁）

甘草根 & 黑豆蔻
（見辛香，〈藥味辛香〉，111頁）

試試：

茴香利口酒：苦艾酒（233頁）、亞力酒（236頁）、法國茴香酒（233頁）、佩諾茴香酒（234頁）、土耳其茴香酒（237頁）

啤酒：巴伐利亞小麥啤酒（259頁）

草本利口酒：野格利口酒（230頁）

紅酒：格拉西亞諾（167頁）、老藤金芬黛紅酒（171頁）、烏拉圭塔納紅酒（170頁）

蘭姆酒：香料黑蘭姆酒（210頁）

威士忌：賽澤瑞克調酒（267頁）

義大利

加利安諾香甜酒 Galliano

我該拿漂亮的酒瓶怎麼辦？對加利安諾香甜酒那種細長酒瓶有這種反應，很正常。加利安諾的酒瓶對一般酒櫃而言太高，所以不用擔心會卡在酒櫃後面。這策略很聰明，但我們該怎麼用這種主要風味是香草

如果你喜歡：

茴香 & 香茅
（見草本，〈蔬菜草本〉，42頁）

胡椒薄荷茶 & 香茅
（見草本，〈乾燥草本〉，36頁）

綠薄荷 & 杜松
（見草本，〈薄荷草本〉，39頁）

和茴芹的螢光黃利口酒呢？要拿來當擀麵棍、懷舊雕塑，還是熔岩燈？暫且打住，我們可以再創經典調酒，從賽澤瑞克到古典雞尾酒，都會因為加利安諾香甜酒的香草、八角、杜松、薰衣草、肉桂和胡椒薄荷茶風味組而改頭換面。

試試：

阿瑪羅：芙內布蘭卡（242 頁）
茴香利口酒：哈維撞牆（237 頁）
草本利口酒：薄荷香甜酒（229 頁）、女巫利口酒（231 頁）
梅斯卡爾：梅斯卡爾新酒（208 頁）
茶：紫錐花茶（219 頁）、胡椒薄荷茶（217 頁）
白葡萄酒：托隆蒂斯（130 頁）

杉布卡茴香酒 Sambuca

記得醒來時手肘黏黏的、燒眉毛正流行的時候嗎？噢，擴充教育啊（Further Education）。出於善意的「朋友」拿著塑膠托盤迅速上前來，托盤裡裝滿烈酒杯，你只希望杯裡不是龍舌蘭。那種好東西的喝法是「con la mosca」（搭配蒼蠅，意指深色的咖啡豆），嚼咖啡豆能中和甜味，不過除非你喜歡焦黑的咖啡粉，不然別玩火焰秀。杉布卡茴香酒是用蒸氣萃取茴芹精油，其中含有大量的反式茴香腦（見詞彙表，16 頁）。杉布卡常混合接骨木漿果（Sambucus nigra，來自西洋接骨木），形成苦味果香、黏稠、木質樹脂風味的甘草與胡椒為基礎的體驗，也在咖啡店做成咖啡除味飲（ammazzacaffè）。

如果你喜歡：

甘草 & 李子乾
（見甜香，〈苦甜〉，59 頁）
墨西哥咖啡 & 白胡椒
（見烘焙香，〈焙烤香〉，79 頁）

試試：

茴香利口酒：烏佐茴香酒（235 頁）
咖啡：墨西哥（221 頁）
堅果利口酒：胡桃利口酒（274 頁）
紅酒：瓦波里切拉阿瑪羅內（161 頁）、阿根廷馬爾貝克（151 頁）、艾米達吉（158 頁）
龍舌蘭酒：咖啡龍舌蘭酒（204 頁）

黎巴嫩

亞力酒 Arak

別和亞美尼亞伏特加（aragh）或啜飲純亞力酒時發出的聲音（aaarghh）混淆了。唉，亞力酒的名字甚至來自阿拉伯文的「蒸散」；亞力酒有一半是純酒精，取這名字也是情有可原。主原料是發酵葡萄汁，未必像指甲那麼粗糙，比較高檔的版本採

如果你喜歡：

西非豆蔻 & 冬青
（見辛香，〈胡椒辛香〉，112 頁）
甘草 & 檸檬百里香
（見甜香，〈辛香甜香〉，58 頁）

試試：

茴香利口酒：苦艾酒（233 頁）、烏佐茴香酒（235

用品質較佳的默華（Merwah）葡萄，表現不像名字那麼令人無語。葡萄酒加入茴芹子，緩慢地三次蒸餾，增加風味提取，之後在陶土瓶裡陳年，得到甘草、胡椒和薄荷的啜飲盛宴。

頁）、法國茴香酒（233 頁）、佩諾茴香酒（234 頁）、土耳其茴香酒（237 頁）

調酒用飲料： 胡椒博士（282 頁）
龍舌蘭酒： 微陳年龍舌蘭酒（206 頁）
威士忌： 賽澤瑞克調酒（267 頁）

土耳其

土耳其茴香酒 Raki

我沒替獅子擠過奶；根本不可能靠得夠近。所以土耳其茴香酒才會暱稱為「獅子奶」吧。土耳其茴香酒讓我們一窺土耳其頭牌烈酒的風格，茴香酒的原文 Raki 聽起來有點「辛辣」，也是理所當然。說到純粹的茴芹風味，土耳其茴香酒可沒開玩笑，生產方法幾乎類似白蘭地，是把葡萄和日曬葡萄乾（suma）輾碎，不只是浸泡茴芹子，而是加入茴芹子二次蒸餾，萃取出精華。這過程強化了兩種極為接近甘草的物質，一種是茴香的主成分，另一種是龍蒿的主成分。

如果你喜歡：

菊苣 & 甘草
（見草本，〈苦味草本〉，34 頁）

甘草 & 檸檬百里香
（見甜香，〈辛香甜香〉，58 頁）

試試：

阿瑪羅： 索卡阿瑪羅餐前酒（243 頁）
茴香利口酒： 苦艾酒（233 頁）、亞力酒（236 頁）、烏佐茴香酒（235 頁）、法國茴香酒（233 頁）、佩諾茴香酒（234 頁）
加烈酒： 紅香艾酒（187 頁）
威士忌： 賽澤瑞克調酒（267 頁）

美國

哈維撞牆 Harvey Wallbanger

該怎麼知道調酒在媚俗？如果是仿照螺絲起子（橙汁伏特加）製作的，那就是了。七〇年代其實並是創造調酒的美好年代；我是說，倒進龍舌蘭酒，我們就做出一杯連鎖餐飲店的調酒了。認了吧，加利安諾香甜酒加柳橙汁，再用醃櫻桃裝飾，會喝得人人想撞牆，更不用說據傳是這命名由

如果你喜歡：

茴香 & 香草
（見草本，〈植物草本〉，42 頁）

甜橙 & 肉桂
（見果香，〈多汁果香〉，51 頁）

試試：

水果利口酒： 皮姆（194 頁）
草本利口酒： 加利安諾香甜酒（235 頁）

來的衝浪客——爛醉如泥、緋聞纏身的湯姆・哈維（Tom Harvey）了。加利安諾香甜酒的行銷部門或許編造了那個故事，不過哈維撞牆的風味組合確實恰到好處，展現了共通的香草要素，同時襯托了柳橙精油中類似茴芹和肉桂的物質。

梅斯卡爾： 梅斯卡爾新酒（208 頁）
紅酒： 香料酒／熱紅酒（160 頁）

哈維撞牆（草本製飲料，茴香利口酒）

- 伏特加　　　　　　50ml
- 柳橙汁（含果粒）　100ml
- 糖漿　　　　　　　5ml
- 柳橙苦精　　　　　2 抖振
- 加利安諾香甜酒

伏特加、果粒柳橙汁、糖漿和柳橙苦精加入玻璃杯中攪拌，小心倒上一層加利安諾香甜酒。

死靈師 Necromancer

這基本上是苦艾酒為基底的亡者復甦（Corpse Reviver），烈到可以喚醒死者，所以點這種調酒之前恐怕要三思。苦艾酒的調酒向來冠上死亡的頭銜，從午後之死（Death in the Afternoon）、沾染到蒼白的色彩（Obituary）到斷頭谷（Sleepy Hollow），像交通椎上黑黃相間的警告標誌，結果卻更令人垂涎。喝下胡蜂是糟糕的選擇，尤其是死靈師調酒裡有白麗葉酒、聖傑曼、琴酒和檸檬汁，為苦艾酒中茴香味強烈的茴芹風味帶來飛揚的花香、芳香植物風格的水果、松香與檸檬雪酪撥弦音。

如果你喜歡：

接骨木花 & 檸檬雪酪
（見花香，〈果花香〉，24 頁）
茴香 & 香草
（見草本，〈植物草本〉，42 頁）

試試：

茴香利口酒： 苦艾酒（233 頁）、佩諾茴香酒（234 頁）
啤酒： 冷泡啤酒花（258 頁）
花朵利口酒： 聖傑曼（225 頁）
水果利口酒： 檸檬甜酒（197 頁）、哈蜜瓜落球（197 頁）
草本利口酒： 阿夸維特酒（231 頁）

死靈師（草本製飲料，茴香利口酒）

調酒譜

- 苦艾酒（若有使用琴酒）
- 琴酒　　　　20ml
- 聖傑曼　　　20ml
- 白麗葉酒　　20ml
- 現榨檸檬汁　20ml

如果使用琴酒，先用苦艾酒潤過碟型香檳杯，然後把琴酒、聖傑曼、白麗葉酒和檸檬汁加冰塊搖盪，倒入杯中。

阿瑪羅 Amaro

法國

蘇茲龍膽香甜酒 Suze

警告：下次你在法國奧文尼（Auvergne）出門採龍膽的時候，別弄混龍膽和它邪惡的表親白藜蘆（Veratrum album）；我們可不想要除了苦，還有毒。龍膽根採取之後，切成磁帶狀，也就是薄薄的帶狀，在高酒精度的烈酒裡浸漬一年，壓榨之後，混入糖和其他芳香植物。那是市面上最強勁的苦味飲料，嚴格說來可以歸類為「龍膽開胃酒」而不是阿瑪羅。蘇茲龍膽香甜酒有個很有創意的形容──「土糖果」，有淌著蜜的溼泥土、柑橘類和尤加利那種令人噘嘴的風味；這是稱讚的意思。

如果你喜歡：

龍膽根 & 柚子皮
（見辛香，〈苦味辛香〉，104 頁）

潮溼泥土 & 尤加利蜂蜜
（見煙燻味，〈泥土煙燻味〉，87 頁）

試試：

草本利口酒：傳統蜂蜜酒（228 頁）
梅斯卡爾：陳年梅斯卡爾（207 頁）、梅斯卡爾新酒（208 頁）、微陳年梅斯卡爾（208 頁）
調酒用飲料：印度通寧水（279 頁）
茶：伯爵茶（217 頁）
香艾酒：公雞美國佬（187 頁）

義大利

艾普羅氣泡飲 Aperol Spritz

誰管他是開胃酒還是阿瑪羅啊，我要把艾普羅歸類為罪惡感的喜悅；本該如此。艾

如果你喜歡：

苦橙 & 奶油糖
（見果香，〈多汁果香〉，50 頁）

普羅氣泡飲也以隱藏東西起家，這種利口酒坦然的柳橙香調掩蓋了陪襯的入門款氣泡酒，本身倒在飲料頂上，抵消艾普羅浸泡的橙皮、龍膽、大黃、金雞納（奎寧）苦味。何必有罪惡感呢？好吧，艾普羅類似奶油糖的網美柳橙輔助輪相對於吉那朝鮮薊利口酒和索卡這些苦味大魔王，有點「新手的第一杯苦味飲料」的味道，不過我是很愛啦（別說出去）。

苦茞 & 柳橙
（見草本，〈苦味草本〉，35 頁）

試試：

阿瑪羅： 亞維納（240 頁）、金巴利（241 頁）
白蘭地： 側車（188 頁）
加烈酒： 布爾馬德拉酒（178 頁）
水果利口酒： 君度橙酒（195 頁）、柑曼怡干邑橙酒（196 頁）
調酒用飲料： 安格斯圖拉苦精（278 頁）

艾普羅氣泡飲（草本製飲料，阿瑪羅）

- 艾普羅　　　50ml
- 普羅賽克　　90ml
- 蘇打水　　　30ml
- 半圓柳橙片（裝飾用）

艾普羅、普羅賽克和蘇打水倒進盛滿冰塊的球型玻璃杯，輕輕攪拌，用柳橙片裝飾。

亞維納 Averna

我尊敬阿瑪羅的喧囂，由芳香植物酊劑轉為誠懇的主流酒飲；可說是最苦者的生存。這可不簡單——人類根深蒂固地厭惡任何苦而可能有毒的東西，這種本能早在我們早期祖先在林地採集每日五蔬果時就養成了。西西里亞維納利口酒這樣的飲料，體現了「由我改變起」這句話，改變我們的口味，接受他們舌頭打結的複雜苦味。酒吧裡仍在上演一種「戰或逃」的情境，不過亞維納那種不為人知的苦甜植物成分風味途徑（包括石榴、百里香與柳橙），正是由這裡切入。

如果你喜歡：

苦茞 & 柳橙
（見草本，〈苦味草本〉，35 頁）
野地百里香 & 石榴
（見辛香，〈草本辛香〉，109 頁）

試試：

阿瑪羅： 艾普羅氣泡飲（239 頁）
調酒用飲料： 安格斯圖拉苦精（278 頁）
紅酒： 智利卡門內爾（152 頁）、高比耶（157 頁）
粉紅酒： 邦多粉紅酒（148 頁）

金巴利 Campari

我不想讓人驚慌，不過你知道金巴利的紅色色素嗎？沒錯，那種色素從前是把胭脂蟲碾碎，製成深紅色的胭脂紅。現在是用人工色素，老實說，酒體沒那麼實在。金巴利常常可以和艾普羅混著用，酒精含量遠比較高，也比較苦，有著血橙皮、丁香、肉桂和櫻桃的鮮活香調。成分祕而不宣，不過可能含有近似苦橙的厚葉橙（chinotto），因為有著苦香木樹皮那種奎寧和胡椒、松樹般的芝麻葉香調。

如果你喜歡：

血橙 & 芝麻葉
（見辛香，〈苦味辛香〉，104 頁）

肉桂 & 血橙
（見辛香，〈溫暖辛香〉，113 頁）

粉紅胡椒 & 杜松
（見辛香，〈胡椒辛香〉，112 頁）

紅櫻桃 & 白胡椒
（見果香，〈花果香〉，49 頁）

試試：

阿瑪羅：艾普羅氣泡飲（239 頁）、內格羅尼（242 頁）
加烈酒：紅香艾酒（187 頁）
調酒用飲料：蔓越莓汁（281 頁）
紅酒：克羅茲－艾米達吉（158 頁）、法帕多（163 頁）、加雅客（158 頁）、格拉西亞諾（167 頁）、香料酒／熱紅酒（160 頁）、桑格利亞（170 頁）
粉紅酒：邦多粉紅酒（148 頁）、希哈粉紅酒（149 頁）
龍舌蘭酒：帕洛瑪（205 頁）

草本製 Herb-produced

吉那朝鮮薊利口酒 Cynar

根據瓶身語言來看，吉那其實不希望我們去喝——酒標上武裝的朝鮮薊、名字聽起來彷彿氰化物，到瓶裡深褐色苦甜、帶著植物味的利口酒，再再傳達相同的訊息。Cynar 其實唸作奇那，源於無毒的主成分——洋薊素（cynarin，見詞彙表，17 頁）。洋薊素存在於泡軟的朝鮮薊葉子裡，暫時重設我們對其他成分的感知，嚐了覺得比較甜。雖然吉那阿瑪羅仰賴可食的薊作為植物臺柱，卻也浸泡了其他十二種植物成分，包括番紅花，其實有點像焦糖化微燻的芳香植物藥草茶。

如果你喜歡：

新割草味 & 太妃糖
（見草本，〈草味草本〉，38 頁）

朝鮮薊 & 番紅花
（見辛香，〈苦味辛香〉，104 頁）

試試：

白蘭地：VS 干邑白蘭地（189 頁）
草本利口酒：綠蕁麻利口酒（230 頁）
蘭姆酒：莫西多（212 頁）、農業白蘭姆酒（214 頁）
龍舌蘭酒：陳年龍舌蘭酒（204 頁）、微陳年龍舌蘭酒（206 頁）

芙內布蘭卡 Fernet-Branca

灌下芙內布蘭卡,被暱稱為「調酒師握手」,這種業界的示意,代表地位相等者對彼此致意。甚至有芙內布蘭卡烙印的「挑戰幣」,決定誰是中堅的芙內角鬥士。調酒師可能是一群施虐狂,陶醉於芙內那種侵略性的苦味風味組成令人眉頭深鎖、要人痛苦得擠出笑容。這飲料相當於點餐時沒選菜單上的雞,而是選了內臟,有著龍膽和雪松帶來的苦味風味組成,沒藥的急救箱風味,和番紅花的一股薄荷腦氣味,把一切薄荷般的東西變得更加濃縮。

如果你喜歡:

雪松 & 番紅花
(見煙燻味,〈木質煙燻味〉,89 頁)

甘草根 & 黑豆蔻
(見辛香,〈藥味辛香〉,111 頁)

胡椒薄荷茶 & 香茅
(見草本,〈乾燥草本〉,36 頁)

試試:

茴香利口酒:加利安諾香甜酒 (235 頁)、烏佐茴香酒 (235 頁)

草本利口酒:薄荷香甜酒 (229 頁)、野格利口酒 (230 頁)

紅酒:格拉西亞諾 (167 頁)、老藤金芬黛紅酒 (171 頁)、烏拉圭塔納紅酒 (170 頁)

蘭姆酒:香料黑蘭姆酒 (210 頁)

茶:胡椒薄荷茶 (217 頁)

內格羅尼 Negroni

難怪我們像飢渴的貪婪狂飲之徒一樣,把內格羅尼輸進身體裡;這是有科學根據的。龍膽是金巴利等等苦味阿瑪羅的主要根類成分,其中的物質已知能促進唾液分泌、產生消化液。呼,不是我們的問題。苦甜對決的香氣,是內格羅尼風味能量的關鍵,由琴酒的杜松柑橘類跨接催動,而紅香艾酒的糖漬濃郁和金巴利的苦味衝擊伴著一股粉紅胡椒,環繞在橙皮精油的氣泡酒中。這其實是給尋酒獵犬的美國調酒,把蘇打水換成了琴酒。

如果你喜歡:

苦苣 & 柳橙
(見草本,〈苦味草本〉,35 頁)

粉紅胡椒 & 杜松
(見辛香,〈胡椒辛香〉,112 頁)

塞維亞苦橙醬 & 葡萄柚
(見果香,〈多汁果香〉,50 頁)

試試:

阿瑪羅:艾普羅氣泡飲 (239 頁)、亞維納 (240 頁)

甜點酒:麥桿甜酒 (175 頁)

加烈酒:紅香艾酒 (187 頁)

琴酒:粉紅琴酒 (244 頁)

調酒用飲料:安格斯圖拉苦精 (278 頁)

白葡萄酒:格里洛 (142 頁)

調酒譜

> **內格羅尼**（草本製飲料，阿瑪羅）
>
> - 倫敦不甜琴酒　30ml
> - 金巴利　　　　30ml
> - 紅香艾酒　　　30ml
> - 扭轉柳橙皮／柳橙片（裝飾用）
>
> 在盛滿冰塊的高腳杯裡注入倫敦不甜琴酒、金巴利和紅香艾酒，攪拌後用柳橙皮裝飾。

索卡阿瑪羅餐前酒 Zucca Rabarbaro

下《陰陽魔界》（*Twilight Zone*）的主題曲──「嘟、嘟、嘟、嘟」，這是大黃，但和我們所知的不一樣。要我說，聽起來既邪惡，又像和《星際爭霸戰》的混合體；其實我總是搞混那些七〇年代的科幻節目。大黃的義大利文是 Rabarbaro，看你敢不敢唸唸看，能不能別顯得像你喝多了。其實是乾燥的掌葉大黃的地下莖（見詞彙表，19 頁），用在這種超苦的飲料中，與中國醫學智慧、小豆蔻、柑橘類果皮和義大利阿瑪羅的技術相結合，帶來所有的煙燻牧豆樹風味。

如果你喜歡：

菊苣 & 甘草
（見草本，〈苦味草本〉，34 頁）

牧豆樹 & 小豆蔻
（見煙燻味，〈木質煙燻味〉，89 頁）

試試：

茴香利口酒：法國茴香酒（233 頁）、土耳其茴香酒（237 頁）、力加茴香酒（234 頁）

加烈酒：紅香艾酒（187 頁）

茶：正山小種茶（216 頁）

琴酒 Gin

英國

琴通寧 Gin & Tonic

我不是史蒂芬・霍金（Steven Hawking），不過我們可一板一眼上起琴通寧的化學（前提是我明白背後的科學）。這麼說吧，吸引力法則適用於這個經典配對──琴酒與通

如果你喜歡：

檸檬 & 杜松
（見果香，〈活潑果香〉，55 頁）

奎寧 & 檸檬油
（見辛香，〈苦味辛香〉，105 頁）

寧水彼此吸引，而這飲料吸引了我。琴酒是浸泡了植物根部、漿果、柑橘類、芳香植物、種子和辛香料的伏特加，杜松這種植物成分是其中的黑馬，因此得名 *。這混合飲料香氣豐富，其中的分子酷似通寧水以苦奎寧為主的化學組成，結合而成一種新風味的總合，和個別成分截然不同。

* 譯注：gin 來自荷蘭文 genever，字源是拉丁文 juniperus，也就是杜松。

黃葡萄柚 & 杜松

（見果香，〈苦味果香〉，44 頁）

試試：

加烈酒：不甜白香艾酒（186 頁）
琴酒：鹹狗（244 頁）、湯姆柯林斯（248 頁）
調酒用飲料：印度通寧水（279 頁）

調酒譜

琴通寧（草本製飲料，琴酒）

- 倫敦不甜琴酒　50ml
- 通寧水
- 檸檬角（裝飾用）

高球杯盛滿冰塊，倒入倫敦不甜琴酒，添上通寧水，用檸檬角裝飾，再用長攪拌棒從底部向上攪動。

粉紅琴酒 Pink Gin

提到粉紅琴酒的概念，琴酒的純粹主義者聽了會踩著類似色調的芭蕾舞鞋轉身（其實比較接近火紅色，耳朵還會噴氣）。粉紅琴酒就像即可喝的調酒，被琴酒教徒嗤之以鼻，視為飲料公司培育的網美拉布拉多貴賓狗。一般琴酒的風味來自紅通通的成分，從覆盆子、草莓到粉紅葡萄柚和玫瑰花瓣；不過那是比較高檔的版本。粉紅琴酒比較偏視覺系，所以要倒進巨大的的白蘭地杯，至於琴酒純粹主義者的看法，就別提了。

如果你喜歡：

粉紅葡萄柚 & 草莓

（見果香，〈苦味果香〉，44 頁）

粉紅胡椒 & 杜松

（見辛香，〈胡椒辛香〉，112 頁）

試試：

阿瑪羅：金巴利（241 頁）、內格羅尼（242 頁）
加烈酒：紅香艾酒（187 頁）
粉紅酒：紐西蘭黑皮諾粉紅酒（151 頁）、普羅旺斯粉紅酒（149 頁）

鹹狗 Salty Dog

瑪丹娜形容女神卡卡的音樂是「化約」

如果你喜歡：

黃葡萄柚 & 杜松

(reductive)，她啜口茶，說：「查查字典吧」。我們查過了，然後意識到這個詞也可以用來形容調酒。鹹狗其實是經典的灰狗調酒，含有琴酒和葡萄柚汁，只是杯緣有一圈鹽巴。聽起來像小改版，不過別忘了，鹽不只有調味功能。鹽會減弱我們感知苦味的能力，鹽離子（見詞彙表，18頁）阻斷我們舌頭的苦味受器，讓葡萄柚令人表情扭曲的成分變得比較平衡而……化約。

（見果香，〈苦味果香〉，44頁）

黃葡萄柚 & 海洋氣息

（見果香，〈苦味果香〉，45頁）

試試：

加烈酒： 不甜白香艾酒（186頁）
琴酒： 琴通寧（243頁）
龍舌蘭酒： 帕洛瑪（205頁）
白葡萄酒： 魯埃達維岱荷（146頁）、維蒙蒂諾（143頁）

調酒譜

鹹狗（草本製飲料，琴酒）

- 鹽
- 倫敦不甜琴酒（London Dry Gin）　50ml
- 粉紅葡萄柚汁
- 蘇打水　　　　　　　　　　　　少許
- 檸檬片
- 迷迭香（裝飾用）　　　　　　　一枝

用鹽抹一圈高球杯的杯緣，盛滿冰塊，加進倫敦不甜琴酒，最後添滿粉紅葡萄柚汁和少許蘇打水。攪拌後，用檸檬片和迷迭香裝飾。

白內格羅尼 White Negroni

不記得我上次是什麼時候意外調出世界級的調酒了。其實要是每次我不成功就得到一塊錢，我已經發財了。調酒師韋恩・柯林斯（Wayne Collins）倒是成功了，他在法國時，找不到金巴利或甜香艾酒來調製一般的內格羅尼，於是改用苦龍膽為基底的蘇茲龍膽香甜酒和葡萄酒為基底的開胃酒——麗葉酒。法國為靈感的即興風味帶來沒那麼衝的苦味，風味以蘇茲龍膽香甜酒的野花、泥土、草本傾向為中心，彷彿一整口的角狀蒲公英（Taraxacum ceratophorum）。

如果你喜歡：

蒲公英 & 牛蒡

（見辛香，〈藥味辛香〉，111頁）

苦苣 & 忍冬

（見草本，〈苦味草本〉，34頁）

龍膽根 & 柚子皮

（見辛香，〈苦味辛香〉，104頁）

試試：

阿瑪羅： 蘇茲龍膽香甜酒（239頁）
啤酒： 澳洲艾爾淡啤酒（255頁）
調酒用飲料： 胡椒博士（282頁）、印度通寧水（279頁）、麥根沙士（282頁）
茶： 伯爵茶（217頁）
香艾酒： 公雞美國佬（187頁）

白內格羅尼（草本製飲料，琴酒）

- 倫敦不甜琴酒　　30ml
- 蘇茲龍膽香甜酒　30ml
- 白麗葉酒　　　　30ml
- 扭轉檸檬皮／檸檬片（裝飾用）

把倫敦不甜琴酒、蘇茲和白麗葉酒倒進盛滿冰塊的高腳杯，攪拌之後用扭轉檸檬皮或檸檬片裝飾。

荷蘭

荷蘭琴酒 Genever

沒人問，但我偏要答：荷蘭琴酒是威士忌和琴酒之間失落的橋樑。解答你的疑惑了吧。現代琴酒的前身，是芳香植物與麥芽的混種，用一種葡萄酒麥芽烈酒而不是中性的穀物烈酒製成。荷蘭琴酒的原文 genever 其實就是杜松 (juniper)。杜松是荷蘭琴酒中主要的植物調味，此外還有芫荽子等辛香料，帶來穀物、樟腦（見詞彙表，16 頁）、樹脂和木質的土味平衡。荷蘭琴酒也造就了「荷蘭人的勇氣」（藉酒壯膽）這種說法，因為十六世紀英荷戰爭期間，荷蘭人會喝這種酒；這可是值得一問的問題。

如果你喜歡：

紫錐花 & 麥芽餅乾
（見草本，〈乾燥草本〉，36 頁）
接骨木花 & 穀物
（見花香，〈果花香〉，24 頁）
黃葡萄柚 & 杜松
（見果香，〈苦味果香〉，44 頁）

試試：

啤酒：比利時小麥啤酒（256 頁）
加烈酒：不甜白香艾酒（186 頁）
琴酒：琴通寧（243 頁）、鹹狗（244 頁）
茶：紫錐花茶（219 頁）
龍舌蘭酒：帕洛瑪（205 頁）
白葡萄酒：魯埃達維岱荷（146 頁）、維蒙蒂諾（143 頁）

美國

蜂之膝 Bee's Knees

「花見」（hanami，賞櫻）記得找我；我最愛這種為花瘋狂的日式歡聚，尤其還能一邊啜飲櫻花蜂之膝調酒。甚至還有個詞形容搶到最佳位置，預防可能用到先說一下，是「場所取り」（basho-tori，佔

如果你喜歡：

櫻花 & 檸檬
（見花香，〈柔和花香〉，29 頁）
橙花 & 蜂蜜
（見花香，〈柔和花香〉，29 頁）

試試：

位子）。不確定紐約州的水牛城是什麼情形。美國最盛大的櫻花慶典就辦在水牛城的各公園，他們會收集掉落的花瓣，和玫瑰與柑橘類果皮拌在一起，製成櫻花琴酒。這是禁酒時代酸甜調酒的酒飲，加入蜂蜜，讓發苦的自製「浴缸琴酒」（Bathtub Gin）比較能入口。

白蘭地：梅塔莎（191 頁）
咖啡：秘魯（222 頁）
水果利口酒：庫拉索橙皮酒（195 頁）
調酒用飲料：可口可樂（281 頁）
清酒：大吟釀（260 頁）
氣泡酒：阿斯提蜜思嘉（128 頁）
威士忌：金盃蜂蜜香甜酒（265 頁）
白葡萄酒：恭德里奧（134 頁）

調酒譜

櫻花蜂之膝（草本製飲料，琴酒）

• 櫻花琴酒	60ml
• 現榨檸檬汁	25ml
• 蜂蜜糖漿	25ml
• 蜂蜜（製作蜂蜜糖漿）	90ml
• 剛煮沸的水	60ml

櫻花琴酒、現榨檸檬汁、蜂蜜糖漿（把蜂蜜溶進剛煮沸的水中、放涼）加入冰塊搖盪。過濾盛進碟形香檳杯。

混濁馬丁尼 Dirty Martini

說到馬丁尼，就讓人想到 007 情報員，所以馬丁尼是行雲流水的刺客，也不奇怪。馬丁尼是純酒精，香艾酒加琴酒；難怪會有人睡倒在高檔酒吧廁所、在香港迷路，然後在旅館房間醒來時，身邊都是麥當勞的包裝紙——聽說有這麼回事。不像 007 系列的《皇家夜總會》（*Casino Royale*），倒像《醉後大丈夫》（*The Hangover*），不過琴酒和香艾酒的風味都來自果香的酯類（見詞彙表，17 頁）和酒中植物成分裡的芳香化合物。加冰塊搖盪釋放出的風味，和橄欖浸液的鹽味配送中心與檸檬皮的苦柑橘類精油融合一氣。

如果你喜歡：

菊苣 & 綠橄欖
（見草本，〈苦味草本〉，34 頁）

檸檬 & 杜松
（見果香，〈活潑果香〉，55 頁）

檸檬 & 鹽
（見果香，〈活潑果香〉，55 頁）

試試：

加烈酒：菲諾雪莉酒（184 頁）
琴酒：琴通寧（243 頁）、湯姆柯林斯（248 頁）
龍舌蘭酒：瑪格麗特（205 頁）、地獄龍舌蘭（207 頁）

調酒譜

混濁馬丁尼（草本製飲料，琴酒）

- 倫敦不甜琴酒　　　60ml
- 不甜香艾酒　　　　15ml
- 扭轉檸檬皮／橄欖浸液和綠橄欖
　（裝飾用）　　　　10ml

一般的馬丁尼做法：小壺（最好是金屬瓶）裡盛滿冰塊，倒進倫敦不甜琴酒、不甜香艾酒，然後攪拌。過濾到冰鎮的馬丁尼杯，用扭轉檸檬皮裝飾。也可用橄欖浸液把飲料變得渾濁，把扭轉檸檬皮換成插著牙籤的綠橄欖。

湯姆柯林斯 Tom Collins

「你看過湯姆柯林斯嗎？喔，他剛離開，他說了些嚴厲攻擊你的話。」十九世紀湯姆柯林斯惡作劇時，大家會對彼此這麼說，這是捉弄人的手法，想讓受害者跑過一間又一間的酒吧，尋找湯姆柯林斯；就連報紙都冒稱有人目擊他。這惡作劇惡名昭彰，受捉弄的人忙著詢問不存在的鬧事者，調酒師就能為他們準備飲料。換作今天，來個「黎明時筆戰一場」的社交媒體戰，就擺平了。幾乎不過是有酒味的檸檬水，但由於柯林斯太粗陋，讓琴酒大放光采，最好是老湯姆的風格，也就是這款調酒名的靈感來源。

如果你喜歡：

檸檬 & 杜松
（見果香，〈活潑果香〉，55 頁）
打發鮮奶油 & 檸檬蘇打
（見鮮奶油香，〈墜落鮮奶油香〉，72 頁）

試試：

琴酒：混濁馬丁尼（247 頁）、琴通寧（243 頁）
氣泡酒：微甜香檳（123 頁）、麗絲玲氣泡酒（126 頁）
龍舌蘭酒：地獄龍舌蘭（207 頁）
伏特加：桃子馬丁尼（252 頁）

調酒譜

湯姆柯林斯（草本製飲料，琴酒）

- 倫敦不甜／老湯姆琴酒　50ml
- 現榨檸檬汁　　　　　　25ml
- 糖漿　　　　　　　　　25ml
- 冰蘇打水
- 檸檬角（裝飾用）

不甜（老湯姆）琴酒、現榨檸檬汁和糖漿倒進盛滿冰塊的高球杯，添滿蘇打水，攪拌後用新鮮檸檬角來裝飾。

飲品 Drinks

水果製
Fruit-produced

植物製
Plant-produced

草本製
Herb-produced

穀類製
Grain-produced

調酒用
Mixers

伏特加 Vodka

加拿大

血腥凱薩 Bloody Caesar

我 不 知 道 有 誰 會 唸 伍 斯 特 醬 的 原 文（Worssessstersheeere sauce），聽起來不像喝了太多血腥凱薩；我自己也不例外。我說的是事實，不是什麼繞口令挑戰。這款加拿大版的血腥瑪麗據說靈感來自蛤蜊義大利麵的風味組合，用蛤蜊番茄汁 (Clamato) 混合的蛤蜊高湯與番茄汁來模仿這道麵食。血腥凱薩幾乎是加拿大的國飲，番茄汁中的麩胺酸提供鹹香鮮味的香氣，蛤蜊番茄汁有著蛤蜊巧達香調，伍斯特醬以羅望子為基底的辛香料帶著一陣塔巴斯科辣椒醬的衝擊，辣根令鼻竇清新，還有檸檬裝飾的活力與伏特加的中性風味後座力。

如果你喜歡：

菊苣 & 綠橄欖
（見草本，〈苦味草本〉，34 頁）

太平洋大牡蠣 & 梅爾檸檬
（見礦物味，〈海洋礦物味〉，98 頁）

伍斯特醬 & 番茄子
（見鹹香，〈高湯鹹香〉，93 頁）

試試：

加烈酒： 菲諾雪莉酒 (184 頁)
琴酒： 混濁馬丁尼 (247 頁)
伏特加： 血腥瑪麗 (253 頁)
白葡萄酒： 赫伊白蘇維濃 (137 頁)

調
酒
譜

血腥凱薩（穀物製飲料，伏特加）

• 伏特加	60ml
• 蛤蜊番茄汁	120ml
• 辣醬	幾抖振
• 伍斯特醬	10ml
• 紅椒	1 撮
• 黑胡椒	
• 西洋芹切塊和檸檬角（裝飾用）	

伏特加、蛤蜊番茄汁和檸檬汁倒入雪克杯，加進辣醬、伍斯特醬、西芹籽鹽、紅椒和少許現磨黑胡椒。滾動雪克杯，不要搖盪，過濾到盛滿冰塊的玻璃杯，用切塊的西洋芹和檸檬角裝飾。

英國

豔星馬丁尼 Pornstar Martini

慢慢愛（Slow Comfortable Screw）、性感

如果你喜歡：

接骨木花 & 洋香瓜

海灘 (Sex on the Beach)……什麼撩人的調酒名字我們都見識過了。過分矜持的傢伙稱之為百香果馬丁尼，發明的倫敦調酒師偏愛點心裡的香草和百香果風味組合。香草伏特加為基底，用百香果泥增添口感，百香果利口酒 (Passoã) 使之更明亮。我們應當用茶匙噴噴吃下百香果子，然後配著「貴貴的那一小杯」香檳，啜飲調酒。風味光譜、儀式、戲劇感和有違善良風俗的名字，使得豔星馬丁尼成為午餐時用來說嘴的傳奇。

（見花香，〈果花香〉，24 頁）

百香果 & 香草
（見果香，〈熱帶果香〉，54 頁）

桃花 & 冰淇淋汽水
（見花香，〈柔和花香〉，30 頁）

黃椒 & 百香果
（見草本，〈甜美草本〉，41 頁）

試試：

水果利口酒：哈蜜瓜落球 (197 頁)、蜜多麗 (198 頁)
調酒用飲料：接骨木花水 (278 頁)
清酒：純米吟釀 (261 頁)
氣泡酒：貝里尼 (127 頁)
伏特加：桃子馬丁尼 (252 頁)
白葡萄酒：巴克斯甜酒 (132 頁)、馬爾堡白蘇維濃 (144 頁)

豔星馬丁尼（穀物製飲料，伏特加）

調酒譜

• 香草伏特加	50ml
• 百香果利口酒	20ml
• 百香果泥	25ml
• 糖漿	10ml
• 百香果（裝飾用）	1/2 顆
• 冰鎮香檳／氣泡酒	1 小杯

把香草伏特加、百香果利口酒、百香果泥和糖漿倒進盛滿冰塊的雪克杯，用力搖盪。過濾到碟型香檳杯中，用百香果裝飾，搭配一杯冰鎮香檳或氣泡酒。

法國

小麥伏特加 Wheat Vodka

不好意思，我覺得我的伏特加裡不能有大象便便，也不能有誰的眼淚。我是比較老派的穀物派，或者馬鈴薯、糖蜜、葡萄、米或油精煉副產品也行。伏特加和其他烈酒不同，重點是消去風味，去除雜質，讓

如果你喜歡：

櫻花 & 檸檬
（見花香，〈柔和花香〉，29 頁）

接骨木花 & 穀物
（見花香，〈果花香〉，24 頁）

薄脆土司 & 穀物奶
（見烘焙香，〈烤麵包烘焙香〉，81 頁）

伏特加像大鬍子歌手巴利‧懷特在 (Barry White) 吉列刮鬍刀大會一樣光溜滑順。小麥伏特加有著中性風味、乙醇與水的簡單結構，很容易忽視法國小麥帶來的殘餘甜味和烤穀物味、裸麥的辛香或玉米伏特加充斥的鮮奶油香。

試試：

啤酒：澳洲艾爾淡啤酒 (255 頁)、比利時小麥啤酒 (256 頁)
琴酒：荷蘭琴酒 (246 頁)、櫻花蜂之膝調酒 (246 頁)
清酒：大吟釀 (260 頁)
威士忌：美國小麥威士忌 (269 頁)

美國

桃子馬丁尼 Peach Martini

你不會逮到我在酒吧裡點桃子馬丁尼。才不要咧，這位太太，妳看過倫敦的調酒價格嗎？要是有人請客，就另當別論了；很難不去品嚐桃子馬丁尼的魅力。桃子馬丁尼是以香草伏特加為基礎，從甜點風味偏向更多的堅果香，不過總是有著類似冰淇淋蘇打的風味。香草莢價格昂貴得要命，所以香草調味劑大多來自石化成分人工合成的物質。桃子中含有內酯 (見詞彙表，18 頁)，有著天然的動物性鮮奶油元素，而檸檬汁和迷迭香糖漿的衝擊則減少了黏膩。

如果你喜歡：

桃花 & 冰淇淋汽水
(見花香，〈柔和花香〉，30 頁)
打發鮮奶油 & 檸檬蘇打
(見鮮奶油香，〈墮落鮮奶油香〉，72 頁)

試試：

琴酒：湯姆柯林斯 (248 頁)
氣泡酒：貝里尼 (127 頁)、微甜香檳 (123 頁)、麗絲玲氣泡酒 (126 頁)
龍舌蘭酒：地獄龍舌蘭 (207 頁)
伏特加：豔星馬丁尼 (250 頁)

調酒譜

桃子馬丁尼 (穀物製飲料，伏特加)

• 桃子塊	2 塊
• 香草伏特加	50ml
• 現榨檸檬汁	15ml
• 迷迭香糖漿	10ml
• 香檳 (可省略)	1 小杯

雪克杯裡加入桃子塊，搗爛，倒入香草伏特、檸檬汁和迷迭香糖漿，加冰塊搖盪，過濾到冰鎮的馬丁尼杯裡。想時髦一下，可以搭配香檳啜飲。

蘋果丁尼 Appletini

影集《醫院狂想曲》(Scrubs) 裡，姊妹會和札克‧布拉夫 (Zach Braff) 角色的最

如果你喜歡：

翠玉蘋果 & 檸檬
(見果香，〈爽脆果香〉，48 頁)

愛——蘋果丁尼，原本稱為喉結 (Adam's Apple)，改名真是明智之舉。原版是螢光棒綠的調酒，宛如高譚市生化植物做出來的東西。噢，九〇年代的西好萊塢啊。蘋果丁尼嚴格說來不是馬丁尼，酸蘋果利口酒混合了普普通通的伏特加，酒上漂著一片浸過檸檬汁的青蘋果片。這年頭，用蘋果利口酒潤杯，還是會得到草本與新鮮青蘋果香調，蘋果白蘭地或蘋果酒增添深度，加上少許平衡但刺激的野生酸蘋果味和未成熟葡萄調味品——酸葡萄汁。

百里香蜂蜜 & 翠玉蘋果

（見甜香，〈甜美花香〉，64 頁）

試試：

巴西甘蔗酒：卡琵莉亞 (209 頁)
氣泡酒：卡瓦氣泡酒 (129 頁)、英國無年分氣泡酒 (123 頁)、麗絲玲氣泡酒 (126 頁)
白葡萄酒：精選麗絲玲 (139 頁)、克萊爾谷麗絲玲 (131 頁)、皮內·皮普 (136 頁)、綠酒 (144 頁)

蘋果馬丁尼（穀物製飲料，伏特加）

調酒譜

- 伏特加　　　　　50ml
- 酸蘋果利口酒　　20ml
- 新鮮萊姆汁　　　15ml
- 糖漿　　　　　　10ml
- 青蘋果片（裝飾用）

伏特加、酸蘋果利口酒、萊姆汁和糖漿加冰塊搖盪，過濾倒入冰鎮的馬丁尼杯，用蘋果片裝飾。

血腥瑪麗 Bloody Mary

我覺得血腥瑪麗被嚴重低估了，有點像美國影星兼發明家海蒂·拉瑪 (Hedy Lamarr)，她身兼多職，是好萊塢最美的女星，而且在閒暇時發明了 Wi-Fi。血腥瑪麗的風味突觸散發數以百計的物質，遍及熱、灼燒、酸、鹹、鮮這些反應範圍。塔巴斯科辣椒醬中來自辣椒的化學物質會帶來熱度，伏特加帶來灼燒感，黑胡椒刺激的萜類成分和伍斯特醬的鹹味黑色辛香料相輔相成。番茄汁提供無所不包的鮮味果香風味舞臺，完全為檸檬汁的柑橘類刺激而存在，而西洋芹令人麻木的特質能舒緩那種柑橘類的刺激。

如果你喜歡：

萊姆乾 & 黏果酸漿
（見辛香，〈芬芳辛香〉，106 頁）

醬油 & 乾烤花生
（見鹹香，〈高湯鹹香〉，92 頁）

伍斯特醬 & 番茄子
（見鹹香，〈高湯鹹香〉，93 頁）

試試：

巴西甘蔗酒：卡琵莉亞 (209 頁)
咖啡：肯亞 (220 頁)
穀物烈酒：醬香白酒 (275 頁)
粉紅酒：山吉歐維榭粉紅酒 (150 頁)
清酒：古酒 (262 頁)
茶：綠茶康普茶 (216 頁)
伏特加：血腥凱薩 (250 頁)

血腥瑪麗 (穀物製飲料，伏特加)

調酒譜

- 伏特加   50ml
- 番茄汁   60ml
- 阿蒙提雅多雪莉酒   5ml
- 新鮮檸檬汁   10ml
- 伍斯特醬   10ml
- 塔巴斯科辣醬   2.5ml
- 西芹籽鹽
- 紅椒
- 胡椒西洋菜棒 (裝飾用)

把一大匙冰放進酒壺裡，倒進伏特加、番茄汁、阿蒙提雅多雪莉酒、新鮮檸檬汁、伍斯特醬、塔巴斯科辣椒醬、西芹籽鹽、紅椒與胡椒，然後攪拌到酒壺觸感變得冰涼。過濾盛入高杯，用一根西洋菜棒裝飾。要分享的話，就把分量加倍。

柯夢波丹 Cosmopolitan

我給自己一個挑戰，別提那部影集，所以就這樣啦。影集女主角最愛的調酒，主要是蔓越莓和萊姆，柑橘、酒與糖的酒吧主飲——酸酒的演進過程。女主角說得好，「別人都開始喝柯夢波丹」，她就不喝了。調酒師為了是誰發明這種現代經典而爭論不休，但我們只要沉醉其中就好——蔓越莓汁帶來的紅色水果收斂性和柑橘類活潑氣息，又受到萊姆的苦味刺激而進一步強化。這樣聽起來已經好過他們在《慾望城市》攝影棚裡喝的無酒精調酒 (水加食用色素) 了……廢話！

如果你喜歡：

蔓越莓 & 萊姆
(見果香，〈甜美果香〉，52 頁)

粉紅葡萄柚 & 草莓
(見果香，〈苦味果香〉，44 頁)

紅寶石葡萄柚 & 波斯萊姆
(見果香，〈苦味果香〉，44 頁)

試試：

琴酒： 粉紅琴酒 (244 頁)
粉紅酒： 紐西蘭黑皮諾粉紅酒 (151 頁)、普羅旺斯粉紅酒 (149 頁)
龍舌蘭酒： 帕洛瑪 (205 頁)

柯夢波丹 (穀物製飲料，伏特加)

調酒譜

- 檸檬伏特加   40ml
- 白橙皮酒   20ml
- 蔓越莓汁   40ml
- 新鮮萊姆汁   15ml
- 柳橙苦精   1 抖振
- 柳橙皮 (裝飾用)

檸檬伏特加、白橙皮酒、蔓越莓汁、新鮮萊姆汁和少許柳橙苦精加冰搖盪，過濾到冰鎮的馬丁尼杯，用柳橙皮裝飾。

莫斯科騾子 Moscow Mule

你知道有人在詛你的感覺嗎？這個嘛，莫斯科騾子是由好萊塢一家英國酒吧的調酒師發明的，他的薑汁啤酒庫存過多了。第一個警訊：那間酒吧的名字叫公雞與公牛（Cock & Bull）。第二個警訊：調酒師的女友據說繼承了一間銅器工廠，所以這款調酒才會用銅杯盛裝。伏特加一接觸到銅，就會開始氧化，進而增強伏特加的風味，讓氣泡更綿密，緩和萊姆的酸味。我確認過了，現在詞典裡還有「好騙」這個詞。

如果你喜歡：

澳洲薑 & 小豆蔻
（見辛香，〈活潑辛香〉，115 頁）

桂皮 & 萊姆
（見辛香，〈溫暖辛香〉，113 頁）

乾薑 & 萊姆
（見辛香，〈活潑辛香〉，116 頁）

試試：

草本利口酒：國王薑汁香甜酒（228 頁）
調酒用飲料：安格斯圖拉苦精（278 頁）、櫻桃可樂（280 頁）、可口可樂（281 頁）、薑汁啤酒（279 頁）

紅酒：桑格利亞（170 頁）
蘭姆酒：月黑風高（210 頁）

調酒譜

莫斯科騾子（穀物製飲料，伏特加）

- 伏特加　　　　50ml
- 新鮮萊姆汁　　15ml
- 糖漿　　　　　10ml
- 薑汁啤酒
- 苦精　　　　　1 抖振
- 薄荷枝

伏特加、新鮮萊姆汁和糖漿倒入銅酒杯並攪拌。在銅杯裡裝入三分之二的冰塊，添上薑汁啤酒，倒上碎冰，加入一抖振的苦精和薄荷枝。

啤酒 Beer

澳洲

艾爾淡啤酒 Pale Ale

一瓶矮胖的艾爾淡啤酒就像大熱天洗個冷水澡；啤酒最好塞在泡棉保冰袋裡，保持冰涼。我沒要針對品牌，不過這裡說的是庫珀酒廠（Coopers）的艾爾淡啤酒。啜飲第一口就能感受到直接的麥芽衝擊，淡淡

如果你喜歡：

大麥麥芽糖漿 & 烤大蕉
（見烘焙香，〈麥芽烘焙香〉，76 頁）

接骨木花 & 穀物
（見花香，〈果花香〉，24 頁）

苦苣 & 忍冬
（見草本，〈苦味草本〉，34 頁）

草本、苦味、花香的基底風味，一切都基於含有超高 α 酸的靈伍德榮耀 (Pride of Ringwood) 這個啤酒花品種。這樣帶來獨特的苦味，賦予澳洲與英國艾爾淡啤酒獨特的烤大蕉般植物口感，藉著少許大麥糖漿加以平衡。

試試：

啤酒：巴伐利亞小麥啤酒 (259 頁)、比利時小麥啤酒 (256 頁)

波本酒：肯塔基純波本威士忌 (270 頁)、古典雞尾酒 (272 頁)

琴酒：荷蘭琴酒 (246 頁)、白內格羅尼 (245 頁)

伏特加：法國小麥伏特加 (251 頁)

比利時

小麥啤酒 Wheat Beer

比利時人未必以機智 (wit) 聞名，他們的白啤酒卻聲名遠播，wit beer 中的 wit 其實就是「白」的意思。白啤酒堪稱釀酒師版的琴酒，源於中世紀，當時白啤酒會加入辛香料，例如芫荽、孜然、苦橙皮和當地一種叫作格魯特 (gruit) 的芳香植物來加味、保存。除了讓我想到電影《星際異攻隊》(*Guardians of the Galaxy*) 的樹人格魯特 (Groot)，我們也在豪格登 (Hoegaarden) 啤酒中認出這種格魯特、花香酸味的香調。之所以稱為「白」啤酒，是因為其中懸浮了小麥蛋白和酵母蛋白，使啤酒看起來霧霧或白白的。

如果你喜歡：

接骨木花 & 穀物
（見花香，〈果花香〉，24 頁）

橘子 & 檸檬
（見果香，〈多汁果香〉，50 頁）

試試：

啤酒：澳洲艾爾淡啤酒 (255 頁)、巴伐利亞小麥啤酒 (259 頁)

白蘭地：側車 (188 頁)

水果利口酒：君度橙酒 (195 頁)

琴酒：荷蘭琴酒 (246 頁)

伏特加：法國小麥伏特加 (251 頁)

英國

棕色艾爾啤酒 Brown Ale

顏色是棕色，不過不論是誰用那麼無趣的色調替艾爾啤酒的類別命名，都需要多創意思考一點。棕色艾爾啤酒和英國本土有著強烈的關聯，在極為乏味的掩護下，有著一整套招牌風格。整體而言傾向於強烈、麥芽與堅果味，有著明顯的巧克力、

如果你喜歡：

黑巧克力慕斯 & 李子
（見甜香，〈烘烤甜香〉，65 頁）

麥芽蜂巢 & 糖蜜
（見烘焙香，〈麥芽烘焙香〉，77 頁）

試試：

咖啡：秘魯 (222 頁)

蜂巢與糖蜜香調，不過別太期待啤酒花。北方風格的酒精含量較高，顏色較淡，南方則果香較濃，風味組成有更多酯類（見詞彙表，17頁），風格更麥芽，傾向比較甜的光譜那端。

棕色波特啤酒 Brown Porter

波特酒和斯陶特啤酒讓我想起托漢·哈特（Topham Hatt）爵士，他是《湯馬仕小火車》（Thomas & Friends）裡的胖總管；別問我為什麼有這種聯想。波特啤酒擁有溫和的棕色、以麥芽為基底的啤酒風格，比斯陶特啤酒更甜、更輕盈，像「苦巧克力和燒焦太妃糖鋪在烤榛子與消化餅乾上」。棕色波特啤酒在十八世紀很受倫敦河畔結實的搬運工（porter）和碼頭搬運工歡迎，因此得到波特之名。棕色艾爾啤酒的風格比棕色啤酒更厚重，但是比斯陶特啤酒輕盈；斯陶特啤酒是用烤大麥麥芽，得到大麥咖啡（barley coffee）的風格。

巧克力斯陶特啤酒 Chocolate Stout

套一句奧斯卡·王爾德（Oscar Wilde）說的話：「我無法控制的事，只有誘惑。」所以「巧克力斯陶特啤酒」這個詞精準地描述了我在復活節假期後的情形。我們全年都可以輕鬆喝到我們的甜點，這是把麥芽烘烤到產生不透明的色素和麥芽咖啡風味，形成比較深色而芬芳的「巧克力麥芽」而做出的風格。那些調皮的釀酒師很習慣放肆地加入可可粉和可可豆碎，早早混入酒醪中，得到深度和泥土風味，或之後加入發酵酒醪中，得到火力全開的巧克力大秀。

甜點酒：黑月桂甜葡萄酒（175頁）、路斯格蘭麝香甜酒（173頁）
紅酒：阿根廷馬爾貝克（151頁）、波美侯（156頁）、烏拉圭塔納紅酒（170頁）
威士忌：愛爾蘭咖啡（263頁）

如果你喜歡：

苦巧克力 & 過焦太妃糖
（見甜香，〈烘烤甜香〉，64頁）
烤榛果 & 消化餅乾
（見烘焙香，〈堅果烘焙香〉，78頁）

試試：

啤酒：棕色艾爾啤酒（256頁）、巧克力斯陶特啤酒（257頁）、咖啡斯陶特啤酒（258頁）
白蘭地：VSOP干邑白蘭地（190頁）
加烈酒：優級特選瑪薩甜酒（179頁）、佩德羅希梅內斯雪莉酒（186頁）
堅果利口酒：富蘭葛利（274頁）
氣泡酒：特選凡嘉果塔（127頁）、熟成香檳（123頁）、年分香檳（124頁）
龍舌蘭酒：咖啡龍舌蘭酒（204頁）

如果你喜歡：

黑巧克力 & 糖蜜
（見甜香，〈烘烤甜香〉，65頁）
秘魯咖啡 & 麥芽牛奶
（見烘焙香，〈焙烤香〉，80頁）

試試：

啤酒：不甜斯陶特啤酒（258頁）
咖啡：巴西（219頁）、秘魯（222頁）
威士忌：愛爾蘭咖啡（263頁）

咖啡斯陶特啤酒 Coffee Stout

我們早上那杯是酒裡的固定班底,從龍舌蘭酒和調酒,到我們下工後的那杯啤酒。九〇年代,釀酒師開始用咖啡豆和啤酒做實驗,因為咖啡豆和啤酒有著相似的烘烤、麥芽、果香風格,因此自然在風味上有親和性。斯陶特啤酒是顏色較深的啤酒,適合搭配咖啡,在較高溫度烘烤麥芽,帶來苦味烘烤、焦香焦糖的香調,因此有較強的風味品味。咖啡粉強化了已有的濃縮咖啡香調,其下有發酵帶來的果香成分,有著蘋果花的迷人香氣。

如果你喜歡:

蘋果花 & 咖啡
(見花香,〈柔和花香〉,29 頁)

尼加拉瓜咖啡 & 深色焦糖
(見烘焙香,〈焙烤香〉,80 頁)

秘魯咖啡 & 麥芽牛奶
(見烘焙香,〈焙烤香〉,80 頁)

試試:

啤酒:巧克力斯陶特啤酒 (257 頁)、不甜斯陶特啤酒 (258 頁)

咖啡:肯亞 (220 頁)、尼加拉瓜 (221 頁)、秘魯 (222 頁)

咖啡利口酒:濃縮咖啡馬丁尼 (224 頁)

威士忌:愛爾蘭咖啡 (263 頁)

冷泡啤酒花 IPA Dry-Hopped IPA

雖然「時機最重要」,但「最好的時機並不存在」。心理勵志書,還真感謝你喔。啤酒釀酒師在煮沸麥汁的開始、中間、結束時把啤酒花加進糖化桶 (brew kettle) 裡,產生不同的風味效應。啤酒花帶有奔放的香氣與天生的苦味,含有大量的酸類和精油,所以後期加入能使苦味較淡,強化果香。浸泡巨大茶包裡的乾燥啤酒花,稱為「冷泡啤酒花」,帶來芬芳的精油,趕走苦味。基本上是讓啤酒花香調跳出來,在麥芽風味之外疊上茴香、葡萄柚和香茅香調。

如果你喜歡:

茴香 & 香茅
(見草本,〈植物草本〉,42 頁)

黃葡萄柚 & 麥芽
(見果香,〈苦味果香〉,45 頁)

試試:

茴香利口酒:苦艾酒 (233 頁)、死靈師調酒 (238 頁)、佩諾茴香酒 (234 頁)

啤酒:印度艾爾淡啤酒 (259 頁)、葡萄柚 IPA (258 頁)

琴酒:荷蘭琴酒 (246 頁)

草本利口酒:阿夸維特酒 (231 頁)

葡萄柚 IPA Grapefruit IPA

我知道苦是會遺傳的,但還是覺得葡萄柚不加糖太苦了。原來某些人只是比較「苦味盲」,那為什麼葡萄柚出現在啤酒裡,我又喜歡了呢?這是反詰語句;我可不懂

如果你喜歡:

新割草味 & 日本柚子
(見草本,〈草味草本〉,38 頁)

黃葡萄柚 & 麥芽
(見果香,〈苦味果香〉,45 頁)

這問題的答案。不是所有苦味都透過同樣的神經途徑傳導，而 IPA 的麥芽甜味背景和烘烤的苦味襯托了葡萄柚的麝香柑橘類風味組成。IPA 中的葡萄柚香氣仿自特定啤酒花品種的硫醇（見詞彙表，19 頁），或在煮沸麥汁時加入葡萄柚皮。

試試：

啤酒：印度艾爾淡啤酒（259 頁）、冷泡啤酒花（258 頁）
加烈酒：不甜白香艾酒（186 頁）
琴酒：荷蘭琴酒（246 頁）

印度艾爾淡啤酒 India Pale Ale

「高比重」（high gravity）啤酒是怎麼回事？是在空中、另一個星球釀造的，還是繫著高空彈跳繩索釀造？其實都不是。高比重是指準備製醪、釀造而未發酵的麥汁富含糖分，有著大量的可溶糖類（糖分濃度，也就是比重）可供酵母攝取，發酵成酒精與風味提升的啤酒。這是宛如變裝皇后魯保羅（RuPaul）變裝秀的世界，風格誇張，各式各樣的風味呼喊著「看看我」。印度艾爾淡啤酒以「初始比重」高而聞名，通常有芒果那種熱帶松樹般特質和苦甜的啤酒花、接骨木花風味組成。

如果你喜歡：

芒果 & 接骨木花
（見果香，〈熱帶果香〉，53 頁）
黃葡萄柚 & 麥芽
（見果香，〈苦味果香〉，45 頁）

試試：

啤酒：印度艾爾淡啤酒（259 頁）、冷泡啤酒花IPA（258 頁）、葡萄柚 IPA（258 頁）
琴酒：荷蘭琴酒（246 頁）

穀物製
Grain-produced

德國

巴伐利亞小麥啤酒 Bavarian Wheat Beer

別會錯意，我喜歡柔韌的披薩餅皮，不過想釀啤酒時又是另一回事了。不論是披薩或啤酒，我都不常自己做，不過德國人倒是會 —— 例如 hefeweizen，也就是未過濾小麥啤酒。小麥這種穀物因為所含的蛋白質和澱粉會試圖結合，就像有筋性的麵包麵團，所以釀起來很棘手，很難提取出其中的糖分。小麥啤酒的招牌丁香般香調來自獨特品系的酵母產生的特定酚類（見

如果你喜歡：

香蕉 & 焦化奶油
（見果香，〈熱帶果香〉，53 頁）
接骨木花 & 穀物
（見花香，〈果花香〉，24 頁）
茴香 & 丁香
（見草本，〈植物草本〉，41 頁）

試試：

茴香利口酒：烏佐茴香酒（235 頁）
啤酒：澳洲艾爾淡啤酒（255 頁）、比利時小麥

詞彙表，18 頁），和發酵副產物散發的奶油香蕉風味結合。

啤酒（256 頁）
波本酒： 肯塔基波本威士忌（270 頁）
琴酒： 荷蘭琴酒（246 頁）
蘭姆酒： 年分牙買加蘭姆酒（213 頁）
伏特加： 法國小麥伏特加（251 頁）

愛爾蘭

不甜斯陶特啤酒 Dry Stout

「願意等待的人必有回報。」噢，健力士（Guinness）的廣告詞啊。從衝浪的馬到影星魯格‧哈爾（Rutger Hauer）「純粹天才」（Pure Genius）那些沒要讓我們看懂的九〇年代廣告。不甜斯陶特啤酒，也就是愛爾蘭斯陶特啤酒，有著最響亮的品牌化身──健力士那種不透明的色澤。其實是波特啤酒，但使用深焙的大麥麥芽，上層發酵（top-fermented）；大型的酵母菌會沉到底部，艾爾酵母則會浮到表面。或許看起來像一桶原油，不過這種酒體飽滿的艾爾淡啤酒有著烘烤咖啡和麥芽牛奶的香調，保留未發酵糖分的張揚甜味。

如果你喜歡：

苦巧克力 & 過焦太妃糖
（見甜香，〈烘烤甜香〉，64 頁）

秘魯咖啡 & 麥芽牛奶
（見烘焙香，〈焙烤香〉，80 頁）

試試：

啤酒： 巧克力斯陶特啤酒（257 頁）、咖啡斯陶特啤酒（258 頁）、不甜斯陶特啤酒（260 頁）
咖啡： 秘魯（222 頁）
加烈酒： 優級特選瑪薩拉甜酒（179 頁）、佩德羅希梅內斯雪莉酒（186 頁）
龍舌蘭酒： 咖啡龍舌蘭酒（204 頁）
威士忌： 愛爾蘭威士忌（263 頁）

清酒 Sake

日本

大吟釀 Daiginjo

我並不熱衷於酒標，不過知道清酒偏好的辭彙會很有用。所以說這算什麼，葡萄酒、啤酒還是烈酒呢？清酒的日文（Sake）是「酒」之意，所以其實是稻米發酵製成的酒精飲料，還不算太拗口啦。清酒和啤

如果你喜歡：

櫻花 & 檸檬
（見花香，〈柔和花香〉，29 頁）

檸檬 & 杏仁膏
（見果香，〈活潑果香〉，55 頁）

試試：

酒一樣釀造而成，風格的差異可以追溯到精米的程度和酵母品系。磨米磨掉愈多愈好，因為清酒的重點通常是純粹乾淨的風味，而不是複雜度。大吟釀是白金準則，穀粒磨到剩下一半，減少雜質，得到杏仁膏、櫻花和檸檬的鑽石切割般香調。

純米吟釀 Junmai Ginjo

我並不想太誇張，不過清酒有如日本生活的心跳，是由米、水、酵母和一種叫作「麴菌」（見詞彙表，18 頁）的真菌釀造而成，麴菌的日文發音（koji-kin）聽起來微妙地像網飛上的《小子難纏》（Karate Kid）續集。清酒的重點在於米粒中心的澱粉，這就要說到麴菌，也就是醬油到味噌等各種東西的主角了。麴菌在米粒上生長，產生酵素（見詞彙表，17 頁），把澱粉分解成糖分。麴米經過精米，賦予乾淨而富含酯類（見詞彙表，17 頁）的果香香氣——吟釀香（ginjo-ka），被比作新鮮瓜果和白花。

純米清酒 Junmai-Shu

放輕鬆，來杯傳統陶製小酒盅（お猪口，ochoko）裝的清酒，你醉心哪種風格都好。先別提我厲害的漢字語言學造詣，清酒社群中死心塌地的純米酒愛好者宣稱，純米酒是最純粹的風格。是沒錯，純米酒的「純」是「純粹」之意，不過對於供人享受的事物，這樣有點太政治化了。雖然本釀造（Honjozo）技術會提高酒精來強化芳香物質，但純米酒的成分其實只有精米、麴菌（催動發酵，見詞彙表，18 頁）、酵

琴酒：櫻花蜂之膝調酒（246 頁）
堅果利口酒：杏仁利口酒（273 頁）
伏特加：法國小麥伏特加（251 頁）
白葡萄酒：古典索維亞（143 頁）

如果你喜歡：

接骨木花 & 洋香瓜
（見花香，〈果花香〉，24 頁）
黃桃 & 八角
（見果香，〈鮮奶油果香〉，46 頁）

試試：

水果利口酒：哈蜜瓜落球（197 頁）、蜜多麗（198 頁）
調酒用飲料：接骨木花水（278 頁）
伏特加：豔星馬丁尼（250 頁）
白葡萄酒：巴克斯甜酒（132 頁）、魯埃達維岱荷（146 頁）

如果你喜歡：

海浪浪沫 & 麵包麵團
（見礦物味，〈海洋礦物味〉，99 頁）
豆腐 & 烤芝麻
（見鹹香，〈高湯鹹香〉，93 頁）

試試：

加烈酒：阿蒙提雅多雪莉酒（183 頁）、菲諾雪莉酒（184 頁）、曼薩尼亞雪莉酒（185 頁）
穀物烈酒：芝麻香白酒（275 頁）
白葡萄酒：赫伊白蘇維濃（137 頁）

母和水。純米酒或許不芬芳,卻有著豐潤(見詞彙表,17頁)而帶鹽味與鮮味的土味,會轉換為豆腐、麵團與芝麻的風味。

古酒 Koshu

真是了不起。古酒顧名思義是「老酒」的意思。叫「陳年老酒」是會死嗎?在酒槽或陶甕中儲藏三年以上,就有資格冠上古酒的頭銜,那我們又算什麼?話說回來,以清酒和史前的角度來看,三年很久了,清酒這種飲料通常需要趁鮮飲用。清酒所含的胺基酸比其他酒都要多,據說在清酒陳年時,複雜的化學反應會使清酒變得厚重、比較黏膩、渾濁、強勁、豐富;真是羨煞人。儲藏溫度較高時,陳年而產生的物質會帶來楓木煙燻培根、焦糖、高湯、鮮味、堅果、丁香、醬油般的風味。

如果你喜歡:

橄欖浸液 & 胡桃糖
(見鹹香,〈高湯鹹香〉,92頁)

煙燻培根 & 丁香
(見鹹香,〈肉脂鹹香〉,96頁)

醬油 & 乾烤花生
(見鹹香,〈高湯鹹香〉,92頁)

試試:

加烈酒:阿蒙提雅多雪莉酒(183頁)、帕洛科塔多雪莉酒(185頁)
穀物烈酒:醬香白酒(275頁)
紅酒:華盛頓州希哈(172頁)
伏特加:血腥瑪麗(253頁)

威士忌 Whisky

愛爾蘭

貝禮詩奶酒 Baileys Irish Cream

調酒師利用貝禮詩那種會讓鮮奶油凝結的傾向,混合萊姆汁調成引發嘔吐反射的混凝土攪拌車,或混合紅石榴糖漿調成腦溢血調酒。鮮奶油利口酒並不穩定,會添加化學物質,以免這種油加水的乳化飲料油水分離。貝禮詩的風味關乎威士忌、鮮奶油、椰子和香草的複雜成分與口感交互作用,是我前老闆的父親在實驗室裡發明的(只是想套一下關係啦)。他們的愛爾蘭威

如果你喜歡:

卡士達 & 堅果糖
(見鮮奶油香,〈墮落鮮奶油香〉,72頁)

白巧克力 & 摩卡咖啡
(見甜香,〈烘烤甜香〉,65頁)

試試:

波本酒:蛋酒(269頁)
白蘭地:蛋黃利口酒(192頁)
咖啡:盧安達(222頁)
咖啡利口酒:白色俄羅斯(223頁)

士忌滯銷，加上一間愛爾蘭乳品工廠有多餘的鮮奶油，他想發明出可以消耗這些東西的暢銷飲料。勤儉節約，吃穿不缺。

愛爾蘭咖啡 Irish Coffee

只要處理得當，愛爾蘭咖啡在鬱金香型杯裡，就像起泡的小島一樣；處理得差，本質上就是一杯看起來慘兮兮的拿鐵。秘魯咖啡的蜂蜜堅果香調、德梅拉拉紅蔗糖糖漿那種富含糖蜜與苦甜焦香焦糖的轉折、辣口的愛爾蘭威士忌那種麥芽的意外衝擊，再由充滿麥芽味的鮮奶油奶蓋的清涼香調來緩解，這和很平實的愛爾蘭咖啡擠上安佳噴式鮮奶油 (Anchor Squirty Cream) 有著好幾光年的差距。專家小祕訣：把鮮奶油倒在湯匙背，別再用薄荷香甜酒抖振做出愛爾蘭矮妖精氛圍的廉價技巧，還有別用「象徵愛爾蘭的三葉草藝術」。

堅果利口酒：富蘭葛利 (274 頁)
白葡萄酒：梅索白葡萄酒 (134 頁)、陳年白利奧哈 (146 頁)

如果你喜歡：

麥芽蜂巢 & 糖蜜
（見烘焙香，〈麥芽烘焙香〉，77 頁）

秘魯咖啡 & 麥芽牛奶
（見烘焙香，〈焙烤香〉，80 頁）

試試：

啤酒：棕色艾爾啤酒 (256 頁)、巧克力斯陶特啤酒 (257 頁)、咖啡斯陶特啤酒 (258 頁)、不甜斯陶特啤酒 (260 頁)
咖啡：秘魯 (222 頁)
甜點酒：路斯格蘭麝香甜酒 (173 頁)

穀物製
Grain-produced

愛爾蘭咖啡（穀物製飲料，威士忌）

調酒譜

- 重乳脂鮮奶油
- 愛爾蘭威士忌　　　　30ml
- 德梅拉拉紅蔗糖糖漿　15ml
- 手沖咖啡（熱）　　　60ml

把滾燙的熱水倒入拿鐵玻璃杯之後靜置，同時把鮮奶油加熱、打出奶泡。倒空玻璃杯，倒入愛爾蘭威士忌、德梅拉拉紅蔗糖糖漿、熱的手沖咖啡，攪拌後小心添上溫熱的鮮奶油奶泡，用湯匙背作緩衝。

愛爾蘭威士忌 Irish Whiskey

我愛廣告成痴，像是尊美醇 (Jameson) 創始人約翰・詹姆森 (John Jameson) 為了拯救他的桶裝威士忌，而和一隻巨大的烏賊搏鬥。另一段廣告裡，詹姆森和龐然巨鷹扭打；尊美醇威士忌想必值得他拼命。

如果你喜歡：

苜蓿草蜂蜜 & 薑餅
（見甜香，〈甜花香〉，63 頁）

麥芽餅乾 & 石楠蜂蜜
（見烘焙香，〈麥芽烘焙香〉，76 頁）

麥芽早餐穀片 & 柑橘醬
（見烘焙香，〈麥芽烘焙香〉，77 頁）

好啦，如果你喜歡愛爾蘭威士忌順口的特色（在封閉式窯裡乾燥麥芽，避免了蘇格蘭的煙燻風格），那麼，沒錯，和龐然巨怪角力大概值得吧。結合發芽大麥和比較醇美的未發芽穀粒，加上三次蒸餾，除去燻烤的痕跡，加入超級滑順的蜂蜜、發芽穀物和柑橘醬香調。

試試：

甜點酒： 麥桿甜酒（175 頁）
茶： 南非國寶茶（218 頁）
威士忌： 金盃蜂蜜香甜酒（265 頁）、日本單一麥芽威士忌（264 頁）、鏽釘子（267 頁）

日本

陳年單一麥芽威士忌 Aged Single Malt

其實是新酒的《小鬼集中營》（brat camp），酒桶陳年為威士忌帶來百分之六十的風味。酒桶萃出的複雜物質，去除了威士忌「新酒」不成熟的特質。這些複雜物質有哪些，取決於木桶的材質和處理方式。水楢木桶（Mizunara oak/ Quercus crispula）帶來獨特的日本寺廟焚香與東方辛香料（例如薑、肉桂和煙燻香草）的香調。鳳梨和紅糖香調出現在非常明確的二十七年標之後，威士忌內酯（見詞彙表，19 頁）也一樣，帶來的鮮奶油香椰子轉折會隨著陳放而持續增強。

如果你喜歡：

椰漿 & 鳳梨
（見鮮奶油香，〈熱帶鮮奶油香〉，73 頁）
薑餅 & 煙燻香草
（見烘焙香，〈酵母烘焙香〉，83 頁）
鳳梨 & 紅糖
（見果香，〈熱帶果香〉，54 頁）

試試：

穀物烈酒： 芋燒酒（276 頁）
梅斯卡爾： 梅斯卡爾新酒（208 頁）
紅酒： 教皇新堡（156 頁）
蘭姆酒： 椰子蘭姆酒（211 頁）、鳳梨可樂達（214 頁）、鳳梨蘭姆酒（211 頁）
氣泡酒： 熟成香檳（123 頁）
龍舌蘭酒： 微陳年龍舌蘭酒（206 頁）

單一麥芽威士忌 Single Malt

日本人了不起，居然滿足了三個T——美味（tasty）、流行（trendy）、高い（takai），也就是昂貴的意思。第四個 T 是少量（tiny amount），因為只有少量的威士忌真正生產於日本，其餘都是重新包裝的蘇格蘭威士忌、波本威士忌等等。真正產自日本的威士忌，原本的風格藍圖是以蘇格威士忌

如果你喜歡：

發酵奶油 & 牛奶糖
（見鮮奶油香，〈奶油鮮奶油香〉，70 頁）
麥芽餅乾 & 石楠蜂蜜
（見烘焙香，〈麥芽烘焙香〉，76 頁）
香草 & 丁香太妃糖蘋果
（見甜香，〈鮮奶油甜香〉，62 頁）

試試：

264

為基礎，因為泥煤不符合當地口味，又改良了泥煤的比例。現代的日本風格比較接近順口的低地 (Lowland) 和斯貝塞蘇格蘭單一麥芽 (Speyside Scotch)，嚐起來帶著油滑奶油、蜂蜜、餅乾與奶油糖的風味，加入少許的水啜飲最好。

白蘭地： VSOP 蘋果白蘭地 (190 頁)
蘋果酒： 木桶陳年蘋果酒 (200 頁)
加烈酒： 白波特酒 (182 頁)
紅酒： 加州黑皮諾 (171 頁)
茶： 南非國寶茶 (218 頁)
威士忌： 金盃蜂蜜香甜酒 (265 頁)、愛爾蘭威士忌 (263 頁)、鏽釘子 (267 頁)、斯貝塞單一麥芽威士忌 (266 頁)

蘇格蘭

海岸風格威士忌 Coastal

海灘派對看似絕妙的主意，直到你醒來時渾身僵硬，滿身海藻味、營火煙味，祕而不說的那些地方卡著沙。對我來說已經太遲了，不過欣賞威士忌中的海灘派對風味，是另一回事。海岸風格威士忌因為在面海的鋪地式酒窖 (見詞彙表，17 頁) 熟成，確實帶有海水、巨藻、富含碘的風味，而且大麥發麥時，也滲進帶鹽味的風。泥煤烘乾強化了海濱香調，帶來一絲海灘營火和海岸放克*的氣息。

* 譯注：seashore funk，二甲基硫帶來的刺激味道，由細菌分解將死的浮游植物時所產生的。

如果你喜歡：

牧豆樹 & 小豆蔻
(見煙燻味，〈木質煙燻味〉，89 頁)
泥煤 & 海岸
(見煙燻味，〈泥土煙燻味〉，86 頁)
羽狀內捲藻 & 炙燒柳橙
(見煙燻味，〈植物礦物味〉，101 頁)

試試：

阿瑪羅： 索卡阿瑪羅餐前酒 (243 頁)
梅斯卡爾： 微陳年梅斯卡爾 (208 頁)
茶： 正山小種茶 (216 頁)
威士忌： 艾雷島麥芽威士忌 (266 頁)

金盃蜂蜜香甜酒 Drambuie

託《英雄本色》(*A Better Tomorrow*) 他奶奶的福，他們把 an dram buidheach (蓋爾語「令人滿意的飲料」) 簡稱為金盃 (Drambuie)。否則在酒吧裡想酒名會想到頭痛。我是不會啦，因為除了調製鏽釘子調酒 (見詞彙表，267 頁)，一時還想不到可以拿金盃做什麼。加冰是正解，因為鏽釘子是啜飲的烈性甜酒，調和了穀物威士忌和

如果你喜歡：

麥芽餅乾 & 石楠蜂蜜
(見烘焙香，〈麥芽烘焙香〉，76 頁)
橙花 & 蜂蜜
(見花香，〈柔和花香〉，29 頁)

試試：

白蘭地： 梅塔莎 (191 頁)
咖啡： 秘魯 (222 頁)
水果利口酒： 庫拉索橙皮酒 (195 頁)

穀物製
Grain-produced

麥芽威士忌，浸泡茴芹、橙皮和香草等辛香料，此外還有蘇格蘭石楠蜂蜜，木質、花香、新鮮水果香氣抵消了本身的甜味。

琴酒：櫻花蜂之膝調酒（246 頁）
調酒用飲料：可口可樂（281 頁）
氣泡酒：阿斯提蜜思嘉（128 頁）
茶：南非國寶茶（218 頁）
威士忌：愛爾蘭威士忌（263 頁）、日本單一麥芽威士忌（264 頁）、鏽釘子（267 頁）
白葡萄酒：恭德里奧（134 頁）

艾雷島麥芽威士忌 Islay Malt

艾雷島威士忌就像高空跳傘或激流泛舟，總是令人措手不及。結束之後，若不是一心想再來一次，就是從願望清單上刪掉那一項，慢走不送。這種威士忌惡名昭彰的煙燻、焦油般、鹽味表現，來自在窯裡乾燥發芽大麥，燃料是分解的海洋植物——泥炭苔。泥炭苔富含的一種物質也賦予貝類強烈的海洋風味，而泥煤的煙充滿碘、瀝青、雜酚油、海草、焦油繩和防腐劑的香調，透過蒸餾，進入最後的調和酒中。

如果你喜歡：

牧豆樹 & 小豆蔻
（見煙燻味，〈木質煙燻味〉，89 頁）
泥煤 & 海岸
（見煙燻味，〈泥土煙燻味〉，86 頁）
烤紅椒 & 海蘆筍
（見草本，〈甜美草本〉，41 頁）

試試：

阿瑪羅：索卡阿瑪羅餐前酒（243 頁）
梅斯卡爾：微陳年梅斯卡爾（208 頁）
茶：正山小種茶（201 頁）
威士忌：海岸風格威士忌（265 頁）

斯貝塞單一麥芽威士忌
Speyside Single Malt

斯貝塞是威士忌版的參觀好萊塢名人之家。幾乎可以改名為「比佛利蒸餾莊」，像格蘭菲迪（Glenfiddich）、格蘭利威（Glenlivet）和麥卡倫（Macallan）都位在那裡，總共占整個單一麥芽蘇格蘭威士忌市場的三分之一以上。其實，半個蘇格蘭的威士忌都在斯貝塞這個三角形的高地地區，一般認為展現了最複雜的威士忌風格。蘇格蘭威士忌生產的中心，產生一種比較清淡、更甜美的風格，讓人想起香草、桃子罐頭、焦糖、橘橘類和香料蘋果。

如果你喜歡：

罐裝桃子 & 苦橙皮
（見果香，〈鮮奶油果香〉，46 頁）
香草 & 丁香太妃糖蘋果
（見甜香，〈鮮奶油甜香〉，62 頁）

試試：

白蘭地：VSOP 蘋果白蘭地（190 頁）
蘋果酒：木桶陳年蘋果酒（200 頁）
加烈酒：白波特酒（182 頁）
紅酒：加州黑皮諾（171 頁）
茶：南非國寶茶（218 頁）
威士忌：日本單一麥芽威士忌（264 頁）

美國

鏽釘子 Rusty Nail

吵鬧的客人最糟糕。蘇格蘭調酒師面對聒噪的美國客人，忍不住用鏽釘子來攪拌調酒，我可以感同身受。說實在，這樣只是便宜了他，而且在不知情下發明了經典老式調酒的名字。鏽釘子那種醇美、麥芽、蜂蜜、煙燻香草的風味要歸功於金盃蜂蜜香甜酒。威士忌加入金盃，以免有人無法接受火辣的威士忌。金盃蜂蜜香甜酒調和了穀物威士忌與麥芽威士忌、乾草般的石楠蜂蜜、芳香植物和辛香料，包括茴芹、橙皮和肉桂，滿足了裹著糖衣的調和威士忌的職責。

如果你喜歡：

麥芽餅乾 & 石楠蜂蜜
（見烘焙香，〈麥芽烘焙香〉，76 頁）

南非國寶茶 & 煙燻香草
（見草本，〈乾燥草本〉，36 頁）

試試：

梅斯卡爾：陳年梅斯卡爾（207 頁）
茶：南非國寶茶（218 頁）
威士忌：金盃蜂蜜香甜酒（265 頁）、愛爾蘭威士忌（263 頁）、日本單一麥芽威士忌（264 頁）

穀物製
Grain-produced

鏽釘子（穀物製飲料，威士忌）

調酒譜

- 蘇格蘭威士忌　　50ml
- 金杯蜂蜜香甜酒　20ml
- 檸檬皮（裝飾用）

把蘇格蘭威士忌和金盃蜂蜜香甜酒倒入盛滿冰塊的高腳杯，攪拌之後用檸檬皮裝飾。

賽澤瑞克 The Sazerac

任何需要兩個杯子、調酒技術，還要準備苦艾酒潤杯的調酒，我都交給專業的調酒師。有人以這維生，是有原因的；何況有太多東西要洗滌，還有，我究竟要上哪去找裴喬氏苦精（Peychaud's Bitters）啊？賽澤瑞克正是那種調酒。此外也要考慮賽澤瑞克身為紐西蘭官方調酒的額外心理壓力。雖然我做的不出所料嚐起來像嘉年華會，但做對的話，威士忌會帶來招牌

如果你喜歡：

肉桂 & 茴香花粉
（見辛香，〈溫暖辛香〉，114 頁）

甘草 & 檸檬百里香
（見甜香，〈辛香甜香〉，58 頁）

八角 & 檸檬馬鞭草
（見辛香，〈芬芳辛香〉，106 頁）

試試：

茴香利口酒：苦艾酒（233 頁）、亞力酒（236 頁）、烏佐茴香酒（235 頁）、法國茴香酒（233 頁）、佩

的辛香料和苦艾酒風味,有種茴芹的「輕
撫」,加上少許平衡的苦精和活潑芳香植
物氣息的檸檬精油。

諾茴香酒(234 頁)、土耳其茴香酒(237 頁)、力
加茴香酒(234 頁)

水果利口酒:檸檬甜酒(197 頁)、皮姆(194 頁)

草本利口酒:女巫利口酒(231 頁)、臨別一語
(232 頁)、黃蓍麻利口酒(230 頁)

調酒譜

賽澤瑞克(穀物製飲料,威士忌)

- 苦艾酒　　　　10ml
- 黑胡椒
- 干邑白蘭地　　20ml
- 西洋芹切塊和檸檬角(裝飾用)
- 裸麥威士忌　　40ml
- 糖漿　　　　　10ml
- 安格斯圖拉苦精　2 抖振／
  裴喬氏苦精　　　5 抖振
- 檸檬皮

在冰鎮的低球杯裡加入苦艾酒,涮杯
(Rinse)之後倒進烈酒杯,可當作醒酒
用烈酒(chaser)。干邑白蘭地、裸麥威
士忌、糖漿、安格斯圖拉苦精(若能找得
到裴喬氏苦精也可使用)倒入雪克杯,加
冰攪拌,不要搖盪,過濾到苦艾酒潤過
的杯中,用扭轉檸檬皮裝飾。

南方安逸香甜酒 Southern Comfort

聽著,JLo(歌手珍妮佛．羅培茲)、JLaw
(影星裘德洛)、BoJo(英國前首相鮑里
斯．強森)和 ScarJo(美國影星史嘉莉．喬
翰森)已經搞得我頭昏腦脹了,我可不想
把南方安逸香甜酒(Southern Comfort)簡
稱成 SoCo。難搞的不只是名字;原始的
酒譜是用威士忌和波本酒,後來變成伏
特加,現在的「原版新酒譜」又改回威士
忌。以紐奧良發明的東西而言,確實很難
記得來龍去脈。南方安逸香甜酒成分裡有
柑橘類果皮和丁香,所以原本稱為「手銬
與鈕釦」,以水果濃縮物的風味為中心,據
我所知用的水果是杏桃,不過現在可能改
成桃子了……

如果你喜歡:

香緹鮮奶油 & 黃桃
(見甜香,〈鮮奶油甜香〉,61 頁)

杏桃乾 & 糖漬橙皮
(見甜香,〈辛香甜香〉,66 頁)

試試:

甜點酒:麗維薩特琥珀酒(174 頁)、維岱爾冰
酒(173 頁)、聖酒(177 頁)

加烈酒:酒渣波特(180 頁)、帕洛科塔多雪莉
酒(185 頁)

氣泡酒:貝里尼(127 頁)

小麥威士忌 Wheat Whisky

誰不想一拳捶在董事會桌上，說「這間該死的公司我要五十一趴」？所以只有我想囉。小麥威士忌酒廠大概有共鳴，因為那數字也適用於威士忌的基本成分 —— 必須含有同樣的最低小麥比例。這比例對風味影響甚鉅，讓烈酒變柔和，比裸麥的胡椒辛香或玉米的焦糖豐裕更溫和而帶蜂蜜味。依規定在全新的烤橡木桶中陳年，在小麥那種「若有似無」的薄脆土司與鮮奶油般的穀物奶風味之外，注入烤椰子香調。

如果你喜歡：

肉桂 & 糖漬迷迭香
（見辛香，〈溫暖辛香〉，114 頁）

薄脆土司 & 穀物奶
（見烘焙香，〈烤麵包烘焙香〉，81 頁）

烤椰子 & 乾燥綠薄荷
（見鮮奶油香，〈熱帶鮮奶油香〉，74 頁）

試試：

波本酒： 曼哈頓（271 頁）、薄荷朱利普（271頁）、小麥波本酒（273 頁）
蘭姆酒： 香料黑蘭姆酒（210 頁）
伏特加： 法國小麥伏特加（251 頁）

波本酒 Bourbon

英國

蛋酒 Eggnog

蛋酒（eggnog）的「nog」是《哈利波特》小說裡奶油啤酒的麻瓜版，現在哈利波特的書迷年紀都大到能喝酒了，所以大肆加入波本酒。這種摻酒的卡士達粉成分是肪、糖和酒精，會觸怒所有崇尚健康生活的人。原料包括牛奶、蛋和糖，加上一抖振的肉豆蔻，帶來溫熱辛香料和芬芳烘烤的木質溫馨風味。乳脂肪是卡士達凝結的關鍵，乳脂肪含量愈高愈好，等於酪蛋白濃度低，一碰到酒裡的酸性影響就凝固。

如果你喜歡：

焦化奶油 & 肉豆蔻
（見鮮奶油香，〈奶油鮮奶油香〉，70 頁）

卡士達 & 堅果糖
（見鮮奶油香，〈墮落鮮奶油香〉，72 頁）

白巧克力 & 摩卡咖啡
（見甜香，〈烘烤甜香〉，65 頁）

試試：

白蘭地： 蛋黃利口酒（192 頁）、VS 干邑白蘭地（189 頁）、VSOP 蘋果白蘭地（190 頁）、XO干邑白蘭地（191 頁）
咖啡： 盧安達（222 頁）
咖啡利口酒： 白色俄羅斯（223 頁）
堅果利口酒： 富蘭葛利（274 頁）
威士忌： 貝禮詩奶酒（262 頁）
白葡萄酒： 梅索白葡萄酒（134 頁）、陳年白利奧哈（146 頁）

蛋酒（穀物製飲料，波本酒）

調酒譜

- 波本酒 50ml
- 糖漿 10ml
- 全脂鮮奶 25ml
- 蛋 1 顆
- 肉豆蔻

把波本酒、糖漿、鮮奶和一顆生蛋液倒進冰過的雪克杯。搖盪後，過濾到另一個容器中，舀去冰塊，倒回雪克杯，不加冰塊搖盪，然後濾進裝滿冰塊的玻璃杯磨上肉豆蔻，增添深度。

美國

高裸麥 High Rye

先不談高裸麥，來說說為什麼要裸麥吧？風格上，裸麥粒之於波本酒就像燉菜的辛香料，以烘焙辛香料般的俏皮，為玉米那種醇美的焦糖般甜香增添了調劑。就連裸麥仁的化學結構也獨一無二，細胞壁裡含有和肉桂、葛縷子、蒔蘿和茴芹共通的風味成分，在碾磨和製醪過程，與發酵過程透過酵母釋出。木桶的橡木反映了裸麥的辛香化學組態，以此為基礎逐步增添，注入橡木自身的椰子香調；這香調來自鮮奶油香的成分，威士忌內酯（見詞彙表，19 頁）。

如果你喜歡：

葛縷子 & 蒔蘿
（見辛香，〈藥味辛香〉，110 頁）

肉桂 & 糖漬迷迭香
（見辛香，〈溫暖辛香〉，114 頁）

肉桂 & 茴香花粉
（見辛香，〈溫暖辛香〉，114 頁）

紫羅蘭 & 椰子
（見花香，〈豐富花香〉，27 頁）

試試：

波本酒： 曼哈頓（271 頁）、小麥波本酒（273 頁）
草本利口酒： 阿夸維特酒（231 頁）
蘭姆酒： 香料黑蘭姆酒（210 頁）
威士忌： 賽澤瑞克調酒（267 頁）、小麥威士忌（269 頁）

肯塔基純波本威士忌 Kentucky Straight

藍草州肯塔基似乎是搖滾歌手搗亂飯店、暢飲古典雞尾酒和薄荷朱利普的熱門地點。先不提飽受煎熬的音樂人，波本酒的名字雖然來自肯塔基州的波本郡，但現在美國任一州都能生產波本酒了。不過就像蠻荒西部，純波本威士忌最少陳年兩年，是唯一奉公守法的風格。帶果香的酯類

如果你喜歡：

香蕉 & 焦化奶油
（見果香，〈熱帶果香〉，53 頁）

大麥麥芽糖漿 & 烤大蕉
（見烘焙香，〈麥芽烘焙香〉，76 頁）

試試：

啤酒： 澳洲艾爾淡啤酒（255 頁）、巴伐利亞小

（見詞彙表，17 頁）是生產波本酒的寶貝，引出廣受歡迎的香蕉與烤大蕉香調，而木桶陳年為餾出物增添紅糖和大麥麥芽糖漿的風味。

麥啤酒（259 頁）
波本酒：古典雞尾酒（272 頁）
蘭姆酒：牙買加年分蘭姆酒（213 頁）

曼哈頓 Manhattan

我受不了「影響力網紅」（influencer）這個詞，不過曼哈頓可說是早期影響力最大的調酒之一。看看曼哈頓激發了多少翻版就知道了，像是羅布‧羅伊（Rob Roy），和其他名字裡有「曼哈頓」的飲料。揮舞著火把的曼哈頓純粹主義者，我聽到你們的心聲了，不過比起辛香的裸麥威士忌，我還是偏好用順口的波本酒當基酒，雖然原版可能是加裸麥威士忌啦。紅香艾酒（見加烈酒，187 頁）的植物糖精風格平衡了波本酒的焦糖與香草要素，一抖振的苦精和松樹木質香的扭轉橙皮則進一步強化那種風格。

如果你喜歡：

肉桂 & 糖漬迷迭香
（見辛香，〈溫暖辛香〉，114 頁）
香草 & 苦橙
（見甜香，〈鮮奶油甜香〉，62 頁）

試試：

波本酒：高裸麥（270 頁）、古典雞尾酒（272 頁）、小麥波本酒（273 頁）
咖啡：盧安達（222 頁）
水果利口酒：柑曼怡干邑橙酒（196 頁）
調酒用飲料：可口可樂（281 頁）
蘭姆酒：香料黑蘭姆酒（210 頁）
威士忌：小麥威士忌（269 頁）

調酒譜

曼哈頓（穀物製飲料，波本酒）

- 波本酒　　　　　　40ml
- 紅香艾酒　　　　　25ml
- 馬拉斯加櫻桃酒　　5ml
- 安格斯圖拉苦精　　2 抖振
- 橙皮（裝飾用）
- 馬拉斯加櫻桃（可省略）

攪拌波本酒和紅香艾酒、馬拉斯加櫻桃酒與安格斯圖拉苦精，過濾到冰鎮的馬丁尼杯，用一圈橙皮裝飾，也可以讓一顆馬拉斯加櫻桃沉到杯底。

薄荷朱利普 Mint Julep

拜託，誰不想成為「斯瑪旭」（smash，拍打）家族的一員呢？斯瑪旭其實是拍打材料、提取其中精油的調酒集合名詞，有點

如果你喜歡：

新割草味 & 太妃糖
（見草本，〈草味草本〉，38 頁）
薄荷 & 奶油爆米花

像一串海豚、一群嚇人的鯊魚或一批咯咯笑的鬃狗，不過一片不祥的烏鴉是怎麼回事？莫西多和朱利普都用搗過的薄荷，朱利普加的是波本酒、糖和碎冰——別忘了碎冰啊。薄荷朱利普是肯塔基州德比郡的官方飲料，甜美、烤麵包與芳香植物的風味幾乎是南方腹地的代名詞。

（見草本，〈薄荷草本〉，39 頁）

烤椰子 & 乾燥綠薄荷

（見鮮奶油香，〈熱帶鮮奶油香〉，74 頁）

試試：

阿瑪羅：吉那朝鮮薊利口酒（241 頁）
波本酒：小麥波本酒（273 頁）
白蘭地：VS 干邑白蘭地（189 頁）
草本利口酒：綠蕁麻利口酒（230 頁）
蘭姆酒：莫西多（212 頁）、農業白蘭姆酒（214 頁）
龍舌蘭酒：陳年龍舌蘭酒（204 頁）、微陳年龍舌蘭酒（206 頁）
威士忌：小麥威士忌（269 頁）

薄荷朱利普（穀物製飲料，波本酒）

調酒譜

- 新鮮薄荷葉　6 片
- 波本酒　　　60ml
- 糖漿　　　　15ml
- 薄荷枝和糖（裝飾用）

薄荷葉、波本酒和糖漿加冰搖盪，過濾倒入盛了半杯碎冰的朱利普杯或高球杯。攪拌之後，添上更多碎冰，再次攪拌，重複到盛滿冰塊。用薄荷枝裝飾，撒上適量的糖。

古典雞尾酒 Old-Fashioned

這年頭的調酒啊，都不知道自己有多幸運。翻翻書，點擊網頁，就會明白之所以有他們，要歸功於古典雞尾酒那種原始生命形態，就像人類與早期的猿猴或阿米巴變形蟲，不過我不是生物學家啦。雖然身為先軀，不過這種調酒宛如莊嚴的南方紳士，風味演進仰賴的是調酒中會用到的威士忌和苦精風格。波本酒帶來香草、大蕉和大麥麥芽糖漿的慣常平順轉折，芬芳的苦橙特色是安格斯圖拉苦精的功勞。

如果你喜歡：

大麥麥芽糖漿 & 烤大蕉

（見烘焙香，〈麥芽烘焙香〉，76 頁）

香草 & 苦橙

（見甜香，〈鮮奶油甜香〉，62 頁）

試試：

啤酒：澳洲艾爾淡啤酒（255 頁）
波本酒：肯塔基純波本威士忌（270 頁）、曼哈頓（271 頁）
咖啡：盧安達（222 頁）
水果利口酒：柑曼怡干邑橙酒（196 頁）
調酒用飲料：可口可樂（281 頁）

古典雞尾酒（穀物製飲料，波本酒）

- 波本酒　　　　　　　50ml
- 糖漿　　　　　　　　10ml
- 安格斯圖拉苦精　　　3 抖振
- 扭轉橙皮（裝飾用）

波本酒、糖漿和安格斯圖拉苦精加冰攪拌，過濾到盛滿冰塊的高腳杯，用橙皮裝飾。

小麥波本酒 Wheated

波本酒為何是那麼老掉牙的飲料，就像我要說的這笑話本身一樣毫無新意呢？因為波本酒的主原料是硬邦邦的玉米粒。謝謝捧場，下臺一鞠躬。說精確點，玉米的含量最少占百分之五十一；其餘是小麥、裸麥和大麥，所以小麥獨挑調味穀物配角的大樑，並不常見。成品是「比較小麥」的奶油餅乾般糖味，以及玉米那種奶油爆米花香調，與新橡木桶陳年帶來的醇美肉桂轉折。標誌性的溫克爾（Pappy Van Winkle）波本酒示範了小麥波本陳年的表現多好，高峰稍晚出現，風味保存得更久。

如果你喜歡：

肉桂 & 糖漬迷迭香
（見辛香，〈溫暖辛香〉，114 頁）

薄荷 & 奶油爆米花
（見草本，〈薄荷草本〉，39 頁）

試試：

波本酒：曼哈頓（271 頁）、薄荷朱利普（271 頁）
蘭姆酒：香料黑蘭姆酒（210 頁）
威士忌：小麥威士忌（269 頁）

堅果利口酒 Nut Liqueur

義大利

杏仁利口酒 Amaretto

杏仁利口酒有很多事得擺平，我們先從名字看起。原文 amaretto 是義大利文 amaro 的變體，意思是「有點苦」。浪漫主義者要失望了，這和愛（amore）沒什麼關係，不過有些大廠牌誤導人，暗示這和「苦戀」有關聯。成分方面，這種利口酒常用杏桃

如果你喜歡：

檸檬 & 杏仁膏
（見果香，〈活潑果香〉，55 頁）

歐洲酸櫻桃 & 杏仁
（見果香，〈花果香〉，49 頁）

試試：

白蘭地：雅瑪邑白蘭地（188 頁）

核調味，那幹麼要歸類為堅果利口酒？這是因為杏桃核類似杏仁，都有苯甲醛（見詞彙表，16 頁）這種杏仁膏風味的物質，加上杏仁利口酒的做法會用上苦杏仁。

水果利口酒：可喜櫻桃酒（196 頁）、馬拉斯加櫻桃酒（193 頁）
草本利口酒：臨別一語（232 頁）
調酒用飲料：櫻桃可樂（280 頁）
紅酒：阿瑪羅內（161 頁）
粉紅酒：山吉歐維榭粉紅酒（150 頁）
清酒：大吟釀（260 頁）
白葡萄酒：古典索維亞（143 頁）

富蘭葛利 Frangelico

沒錯，我花了點時間才開始欣賞富蘭葛利酒瓶有著方濟各的修士的影子。酒瓶上甚至有修道服綁的腰帶，我確信這樣冒犯了某種道德條款。不過誰管啊？這樣很有趣，而且安傑利科隱修士（Fra Angelico）有點關係。安傑利科隱修士是飲料革新者，要是晚生個六百年，應該會喜愛富蘭葛利的摩卡、香草、可可脂和烤榛果風味，因為任何食物有糖漬堅果和白巧克力風味都好，例如馬丁尼，或愛爾蘭咖啡的堅果版。

如果你喜歡：

麥芽麵包 & 花生醬
（見烘焙香，〈麥芽烘焙香〉，76 頁）
烤榛果 & 消化餅乾
（見烘焙香，〈堅果烘焙香〉，78 頁）
白巧克力 & 抹茶
（見甜香，〈烘烤甜香〉，65 頁）

試試：

啤酒：棕色波特啤酒（257 頁）
波本酒：蛋酒（269 頁）
白蘭地：VSOP 干邑白蘭地（190 頁）
咖啡：巴西（219 頁）、盧安達（222 頁）
咖啡利口酒：白色俄羅斯（223 頁）
氣泡酒：特選凡嘉果塔（127 頁）、熟成香檳（123 頁）、年分香檳（124 頁）
威士忌：貝禮詩奶酒（262 頁）

胡桃利口酒 Nocino

胡桃有時真是澀口的討厭鬼。充其量嚐起來像鮮奶油香、堅果味的茶包；慘的像發苦的機油。不過別排斥胡桃利口酒，這種不透明的義大利利口酒，是以黑刺李琴酒的自家釀造風格製作。看起來頗浪漫，不過採胡桃的人有個時限，胡桃必須在六月二十四日前採收，那時胡桃香氣最濃，細胞裡的精油最豐富，而且外殼尚未硬化，

如果你喜歡：

墨西哥咖啡 & 白胡椒
（見烘焙香，〈焙烤香〉，79 頁）
胡桃 & 橙皮
（見烘焙香，〈堅果烘焙香〉，79 頁）

試試：

茴香利口酒：杉布卡茴香酒（236 頁）
咖啡：墨西哥（221 頁）
加烈酒：馬爾瓦西馬德拉酒（178 頁）、帕洛科

可以輕鬆剖成兩半。浸泡在加了糖和橙皮的伏特加裡，消緩外殼中苦味的風味物質。

塔多雪莉酒 (185 頁)
紅酒：艾米達吉 (158 頁)
龍舌蘭酒：咖啡龍舌蘭酒 (204 頁)

穀物烈酒 Grain Spirits

中國

醬香白酒 Baijiu Sauce Aroma

尼克森 (Nixon) 形容啜飲白酒像在喝「液態的刮鬍刀」，不過沒人拿來當廣告詞。尼克森造訪中國的時候，見識過白酒可以點火燃燒，他為女兒如法炮製，據說差點燒掉白宮。白酒的製造過程複雜，歷史悠久，科學家都驚歎不已。蒸煮過的高粱用麴菌發酵 (見詞彙表，18 頁)，這種真菌在日本也用來釀造清酒和醬油。發酵過程產生一系列的香氣物質，迎來醬油、味噌、花生、香菇和焦糖化椒鹽脆餅的複雜風味。

如果你喜歡：

乾香菇 & 焦糖
(見鹹香，〈泥土鹹香〉，94 頁)

赤味噌 & 椒鹽脆餅
(見鹹香，〈高湯鹹香〉，92 頁)

醬油 & 乾烤花生
(見鹹香，〈高湯鹹香〉，92 頁)

豆腐 & 烤芝麻
(見鹹香，〈高湯鹹香〉，93 頁)

試試：

穀物烈酒：芝麻香白酒 (275 頁)、芋燒酒 (276 頁)
清酒：純米清酒 (261 頁)、古酒 (262 頁)
伏特加：血腥瑪麗 (253 頁)

芝麻香白酒 Baijiu Sesame Aroma

所以確實有「白酒嗝」這種事——顯然身體是這樣處理一小杯火辣的那種致幻風味複雜度。這種清澈的烈酒是高粱製成，採用獨特的無水固態發酵，在鋪滿石頭的泥坑裡進行，泥坑的深度和位置是影響風格的關鍵。白酒很烈，所以常用烈酒杯飲用。芝麻是一個風味類別，不過製造過程其實沒用上芝麻，白酒和芝麻也沒有共通的香氣化學，而是透過類似的烘烤、堅果、肉質感風格成分大雜燴，重現芝麻味。

如果你喜歡：

橄欖浸液 & 胡桃糖
(見鹹香，〈高湯鹹香〉，92 頁)

紅椒 & 芝麻
(見草本，〈甜美草本〉，40 頁)

豆腐 & 烤芝麻
(見鹹香，〈高湯鹹香〉，93 頁)

試試：

加烈酒：阿蒙提雅多雪莉酒 (183 頁)、帕洛科塔多雪莉酒 (185 頁)
清酒：純米吟釀 (261 頁)、古酒 (262 頁)

日本

芋燒酒 Sweet Potato Shōchū

我很容易搞混飲料,尤其好多亞洲飲料的英文字首都是「S」,最後發現,解決辦法是把那些飲料都喝過一輪。日本燒酒(Shōchū,燒酎)類似韓國燒酒(soju,像韓國版的伏特加),酒精濃度都比清酒高,風味取決於是用米、大麥還是番薯製成。燒酒不同於清酒,不是釀造酒,而是經過蒸餾,不過再怎樣都別把燒酒稱之為「日本伏特加」。清酒的麴菌(見詞彙表,18 頁)讓番薯發酵,帶來鮮味的味噌與椒鹽脆餅、土味栗子與碰傷蘋果香,加上煙燻香草與甜美辛香的薑餅風味。

如果你喜歡:

薑餅 & 煙燻香草
(見烘焙香,〈酵母烘焙香〉,83 頁)

赤味噌 & 椒鹽脆餅
(見鹹香,〈高湯鹹香〉,92 頁)

烤栗子 & 碰傷蘋果
(見烘焙香,〈堅果烘焙香〉,78 頁)

試試:

蘋果酒:木桶陳年蘋果酒(200 頁)
加烈酒:菲諾雪莉酒(184 頁)
穀物烈酒:醬香白酒(275 頁)
橘葡萄酒:喬治亞橘葡萄酒(147 頁)
紅酒:教皇新堡(156 頁)
蘭姆酒:農業白蘭姆酒(214 頁)
氣泡酒:熟成香檳(123 頁)
威士忌:陳年日本單一麥芽威士忌(264 頁)
白葡萄酒:黃葡萄酒(138 頁)

飲品 Drinks

水果製
Fruit-produced

植物製
Plant-produced

草本製
Herb-produced

穀類製
Grain-produced

調酒用
Mixers

加勒比海

安格斯圖拉苦精 Angostura Bitters

用滿車的玩具轟炸一隻狗，狗會立刻失去選擇能力。我懂，因為我看到天底下各式各樣的苦精風格時，也會選擇癱瘓，從西洋芹、柑橘類、多香果到克里奧香料 (Creole)、墨西哥摩爾醬 (mole)、提基 (tiki) 和黑胡桃。說實在，這些風味分別為酒帶來獨特的潤飾，不過殺雞焉用所有的刀。安格斯圖拉是苦精版的多功能主廚刀，是多工的酒吧調味料，為經典調酒帶來辛香蘭姆般的風味，和桂皮與蘭姆的苦味。

如果你喜歡：

桂皮 & 萊姆
（見辛香，〈溫暖辛香〉，113 頁）

苦苣 & 柳橙
（見草本，〈苦味草本〉，35 頁）

試試：

阿瑪羅：艾普羅氣泡飲 (239 頁)、亞維納 (240 頁)、內格羅尼 (242 頁)

調酒用飲料：櫻桃可樂 (280 頁)、可口可樂 (281 頁)

紅酒：桑格利亞 (170 頁)

伏特加：莫斯科騾子 (255 頁)

英國

接骨木花水 Elderflower Cordial

接骨木花水有那麼點瑪波小姐*探案的味道；我想像破案休假日裡，瑪波小姐在聖瑪麗米德村 (St Mary Mead village) 的園遊會啜飲著接骨木花水。其實我覺得，接骨木花就像瑪波小姐，不像乍看之下那麼嬌小可人。瓜果、新鮮西洋梨、蜂蜜和花朵組成了歡迎委員會，卻潛伏著苦而帶麝香、草本的香氣。接骨木花水的做法，是把接骨木花朵浸泡在糖漿中，甜味由檸檬酸抵消，形成平衡的酸。有益健康的香氣最終勝出，顯露接骨木花春天般的忍冬風味，伴隨著鄉村板球與草坪網球的玫瑰香調。

* 譯注：Miss Marple，英國知名作家阿嘉莎・克莉絲蒂 (Agatha Christie) 筆下一名六十多歲的女性偵探。

如果你喜歡：

接骨木花 & 洋香瓜
（見花香，〈果花香〉，24 頁）

菊苣 & 忍冬
（見草本，〈苦味草本〉，33 頁）

檸檬 & 新鮮西洋梨
（見果香，〈活潑果香〉，54 頁）

試試：

啤酒：澳洲艾爾淡啤酒 (255 頁)

白蘭地：秘魯 / 智利皮斯可 (192 頁)

咖啡：尼加拉瓜 (221 頁)

水果利口酒：哈蜜瓜落球 (197 頁)、蜜多麗 (198 頁)

琴酒：白內格羅尼 (245 頁)

清酒：純米吟釀 (261 頁)

氣泡酒：羅亞爾河氣泡酒 (125 頁)

伏特加：豔星馬丁尼 (250 頁)

白葡萄酒：巴克斯甜酒 (132 頁)、南非白詩楠 (145 頁)、維蒙蒂諾 (143 頁)

薑汁啤酒 Ginger Beer

發現薑汁啤酒菌種真的存在，簡直是聽說耶誕老人不存在的顛倒版。所以說，薑汁啤酒菌是長在搖錢樹還是義大利麵灌叢旁邊？薑汁啤酒菌其實是酵母菌，原本用於生產薑汁啤酒，恰好是有不少酒精的啤酒。不過稱為薑汁啤酒的軟性飲料沒那麼令人興奮，其實是添加薑味的碳酸飲料。話說回來，有些高檔的產品仍然使用正統的植物釀造法，充滿火辣的物質 —— 薑辣素 (見詞彙表，17 頁)，做法是把磨過的薑和芳香植物、柑橘類、糖與酵母泡在一起而得。

如果你喜歡：

澳洲薑 & 小豆蔻
(見辛香，〈活潑辛香〉，115 頁)

乾薑 & 萊姆
(見辛香，〈活潑辛香〉，116 頁)

茴香 & 薑
(見草本，〈植物草本〉，42 頁)

試試：

草本利口酒：國王薑汁香甜酒 (228 頁)
蘭姆酒：香料黑蘭姆酒 (210 頁)、月黑風高 (210 頁)
伏特加：莫斯科騾子 (255 頁)

印度

通寧水 Tonic Water

為什麼沒人告訴我們，苦味受器不只嘴裡有，肚子裡也有呢？苦味會透過兩倍的受器傳遞，所以我才受不了單喝通寧水。通寧水的主成分是奎寧，這種抗瘧疾的物質改頭換面，成了我們最愛的調酒用飲料。我們要感謝金雞納的事情，嗯，其實說不完，因為通寧水、苦精和加味飲料的世界裡，沒有哪種樹皮比金雞納樹樹皮更有影響力了。從化學角度看，通寧水裡的奎寧會受到琴酒裡分子形狀類似的精油物質吸引，形成風味聚合物，超越個別的風味，讓苦味和植物風味成為新的陰與陽。

如果你喜歡：

龍膽根 & 柚子皮
(見辛香，〈苦味辛香〉，104 頁)

奎寧 & 檸檬精油
(見辛香，〈苦味辛香〉，105 頁)

試試：

阿瑪羅：蘇茲龍膽香甜酒 (239 頁)
琴酒：琴通寧 (243 頁)、白內格羅尼 (245 頁)
茶：伯爵茶 (217 頁)
香艾酒：公雞美國佬 (187 頁)

西班牙

維奇嘉泰蘭 Vichy Catalan

完整揭露：我就是那種把我可舒適發泡錠
當一般飲料直接喝的人。說來諷刺，那樣
超級清新的東西卻鹹得要命，無法幫忙補
太多水，這時候就需要維奇嘉泰蘭啦。維
奇嘉泰蘭是氣泡水的香檳標竿；也可能是
卡瓦啦（因為卡瓦是巴賽隆納來的），前
提是你喜歡氣泡水每公斤足足有一公克的
鹽。不過如果你預期的是一般的青草味氣
泡水，可能會措手不及。那是因為維奇嘉
泰蘭含有大量的可溶性礦物質，因此非常
適合做成有滋味的碎冰，為調酒增色。

如果你喜歡：

燧石 & 檸檬香蜂草
（見礦物味，〈海洋礦物味〉，100 頁）

檸檬花 & 海霧
（見花香，〈柔和花香〉，29 頁）

河石 & 我可舒適發泡錠
（見礦物味，〈岩石礦物味〉，100 頁）

試試：

龍舌蘭： 瑪格麗特（205 頁）
白葡萄酒： 阿爾巴利諾（145 頁）、夏布利（134
頁）、加維（141 頁）、格里洛（142 頁）、佩薩克－
雷奧良（135 頁）、普依芙美（136 頁）、普里尼－
蒙哈榭（137 頁）、桑塞爾（138 頁）、古典索維亞
（143 頁）、綠酒（144 頁）

美國

櫻桃可樂 Cherry Coke

不是我要秀知識，不過可樂的拼法其實
是「choke」（有窒息之意）。我只是說說而
已。既然這點有共識了，那最棒的是，原
來製造櫻桃可樂時，沒有任何櫻桃受到傷
害。配方藏在實驗室裡，不過多虧苯甲醛
（見詞彙表，16 頁）這種物質，肉豆蔻、香
草、肉桂、苦橙和萊姆的可樂風味，和糖漿
般的歐洲酸櫻桃與苦杏仁為基底的香調很
相配。那是世上僅次於香草第二常用的調
味，對於自然中與氰化物有關聯而能抵禦
掠食者的化學物質而言，已經表現不錯了。

如果你喜歡：

桂皮 & 萊姆
（見辛香，〈溫暖辛香〉，113 頁）

歐洲酸櫻桃 & 杏仁
（見果香，〈花果香〉，49 頁）

試試：

白蘭地： 雅瑪邑白蘭地（188 頁）
水果利口酒： 可喜櫻桃酒（196 頁）、馬拉斯加
櫻桃酒（193 頁）
草本利口酒： 臨別一語（232 頁）
調酒用飲料： 安格斯圖拉苦精（278 頁）、可口
可樂（281 頁）
堅果利口酒： 杏仁利口酒（273 頁）
紅酒： 阿瑪羅內（161 頁）、桑格利亞（170 頁）
粉紅酒： 山吉歐維榭粉紅酒（150 頁）
伏特加： 莫斯科騾子（255 頁）

可口可樂 Coca-Cola

無論寫到可樂究竟算是生涯高峰還是谷底，我都願意豁下去，希望也能上得了檯面。怎麼上不了呢？可口可樂是世上最暢銷的咖啡因軟性飲料，有著祕密配方，主要是香草、桂皮、萊姆、苦橙、檸檬、橙花、芫荽、古柯葉、肉豆蔻、焦糖的苦、甜、花香和辛香調，不含古柯鹼，只有多到誇張的糖。我懷疑其中也有薑和薰衣草，不過我說不清為什麼可樂裝在玻璃杯裡比較好喝，或是可樂和曼陀珠發生了什麼化學反應。

如果你喜歡：

桂皮 & 萊姆
（見辛香，〈溫暖辛香〉，113 頁）

橙花 & 蜂蜜
（見花香，〈柔和花香〉，29 頁）

香草 & 苦橙
（見甜香，〈鮮奶油甜香〉，62 頁）

試試：

波本酒：曼哈頓（271 頁）、古典雞尾酒（272 頁）
白蘭地：梅塔莎（191 頁）
咖啡：秘魯（222 頁）、盧安達（222 頁）
水果利口酒：庫拉索橙皮酒（195 頁）
調酒用飲料：安格斯圖拉苦精（278 頁）、櫻桃可樂（280 頁）
紅酒：桑格利亞（170 頁）
蘭姆酒：白蘭姆酒（212 頁）
伏特加：莫斯科騾子（255 頁）
威士忌利口酒：金盃蜂蜜香甜酒（265 頁）

蔓越莓汁 Cranberry Juice

雖然蔓越莓有助於預防泌尿道感染，但這資訊不適合出現在講風味的書裡。當我沒說過，來看蔓越莓八面玲瓏的風味錦囊，草味、杏仁、木質、血橙、花香、柑橘類和松樹的特質全都藏在一顆迷你的褐紅色莓果裡。怎麼裝下這麼多風味啊？其實主要是在果皮的萜類物質中；此外萜類也帶來胡椒、丁香、肉桂和香草香調。蔓越莓有著微微的單寧澀味、超級尖酸與樹脂風格，果汁版通常加入大量的糖，比較容易入口。

如果你喜歡：

肉桂 & 血橙
（見辛香，〈溫暖辛香〉，113 頁）

蔓越莓 & 萊姆
（見果香，〈甜美果香〉，52 頁）

試試：

阿瑪羅：金巴利（241 頁）
紅酒：香料酒／熱紅酒（160 頁）、桑格利亞（170 頁）
粉紅酒：邦多粉紅酒（148 頁）

冰淇淋汽水 Cream Soda

冰淇淋汽水讓我想到五〇年代風格的美

如果你喜歡：

椰子水 & 白巧克力

調酒用
Mixers

281

國小餐館，有點像愛德華・霍普（Edward Hopper）的畫作。就像我對藝術的知識一樣，香草只要一點就影響甚大，正是這種風味讓冰淇淋汽水有鮮奶油的感覺。研究顯示，在脫脂牛奶裡加入香草調味，鮮奶油香會比全脂牛奶更濃。這種昂貴的香料現在會用各種東西合成，從丁香到河狸腺囊的膠，不只強化我們感知到的乳製品香調，也加強了白巧克力般的油滑口感，即使沒有白巧克力存在。

（見鮮奶油香，〈熱帶鮮奶油香〉，74 頁）

冰淇淋汽水 & 威廉斯梨

（見鮮奶油香，〈墮落鮮奶油香〉，72 頁）

試試：

蘭姆酒：椰子蘭姆酒（211 頁）
氣泡酒：貝里尼（127 頁）、微甜香檳（123 頁）、普羅賽克 DOCG（128 頁）

胡椒博士 Dr Pepper

套句廣告詞：「最糟會怎樣？」這個嘛，可能得穿我們的褐色長褲，因為原料據說是李子汁。我們只知道胡椒博士是二十三種祕密成分調配出來的，不過可以想像裡面有櫻桃、黑莓、杏仁、甘草、焦糖、丁香、薑、杜松、檸檬、糖蜜、肉豆蔻、柳橙、李子、小豆蔻、多香果、樺樹和美洲花椒。這些成分能忠實重現胡椒博士十九世紀的藥房香氣，主調是胡椒、植物成分、藥味風格的風味。還有，據說其實不含李子。

如果你喜歡：

蒲公英 & 牛蒡
（見辛香，〈藥味辛香〉，111 頁）
西非豆蔻 & 冬青
（見辛香，〈胡椒辛香〉，112 頁）

試試：

阿瑪羅：白內格羅尼（245 頁）
茴香利口酒：亞力酒（236 頁）
調酒用飲料：麥根沙士（282 頁）
龍舌蘭酒：微陳年龍舌蘭酒（206 頁）

麥根沙士 Root Beer

角色倒轉啦！我通常會形容藥味與胡椒風味的其他飲料像麥根沙士，所以我得想別的辦法形容麥根沙士了。好吧，麥根沙士有著藥味與胡椒風味，原本來自類似肉豆蔻和丁香的黃樟樹皮，和香氣類似可樂的長托菝葜根粉（Smilax pumila）。黃樟樹皮和長托菝葜根都含有致癌物質，因此用人工黃樟和類似的香氣取代，陣容包括蒲公英、牛蒡、冬青、甘草根、杜松和丁

如果你喜歡：

蒲公英 & 牛蒡
（見辛香，〈藥味辛香〉，111 頁）
甘草根 & 黑豆蔻
（見辛香，〈藥味辛香〉，111 頁）

試試：

阿瑪羅：芙內布蘭卡（242 頁）、白內格羅尼（245 頁）
茴芹利口酒：烏佐茴香酒（235 頁）
草本利口酒：野格利口酒（230 頁）

香，加上糖蜜糖漿加深顏色，賦予焦化糖的香調。

調酒用飲料：胡椒博士（282 頁）
紅酒：格拉西亞諾（167 頁）、老藤金芬黛紅酒（171 頁）、烏拉圭塔納紅酒（170 頁）
蘭姆酒：香料黑蘭姆酒（210 頁）

調酒用
Mixers

參考文獻

書籍

Baker, Jokie & Clarke, Ronald J., *Wine Flavour Chemistry*

Briscione, James, *The Flavour Matrix.*

Chartier, Francois, *Taste Buds & Molecules: The Art and Science of Food, Wine & Flavor*

Eriksson, C., *Understanding Natural Flavours*, pp.112–39

Farrimond, Dr Stuart, *The Science of Spice*

繁體中文版《香料聖經》，斯圖亞特・法里蒙，方玥雯譯，麥浩斯，2020

Gomez-Plaza, E., *Handbook of Fruit & Vegetable Flavors*

Hartings, Matthew, *Chemistry in Your Kitchen*

Horne, Thomas, On Beer & Food: *The Gourmet's Guide to Recipes and Pairings*

Jackson, Ronald, *Advances in Food Nutrition Research Volume 63: Speciality Wines*

Jackson, Ronald, *Wine Science: Principles and Applications*

Marsili, Ray, *Flavour, Fragrance and Odor Analysis*, Second Edition

McGee, Harold, Nose Dive: *A Field Guide to the World's Smells*

Patterson, Daniel & Aftel, Mandy, *The Art of Flavour: Practices and Principles for Creating Delicious Food*

Piggott, John, *Alcoholic Beverages: Sensory Evaluation and Consumer Research*

Segnit, Nicky, *The Flavour Thesaurus*

繁體中文版《風味事典》，妮姬・薩格尼特，黎敏中、蕭秀姍譯，商周出版，2012

Stewart, Amy, *The Drunken Botanist*

繁體中文版《醉人植物博覽會》，艾米・史都華，周沛郁譯，臺灣商務，2022

Varnam, A. , *Beverages: Technology, Chemistry & Microbiology*

Waterhouse, Sacks, Jeffery, *Understanding Wine Chemistry*

Webb, Tim & Beaumont, Stephen, *World Atlas of Beer*

期刊論文

Aprea, Eugenio 等 ., 'Volatile Compounds of Raspberry Fruit'

Dixon, Jonathan & Hewett, Erroll W., 'Factors Affecting Apple Aroma/Flavour VolatileConcentration: A Review'

Lapalus, Emmanuelle, 'Linking Sensory Attributes to Selected Aroma Compounds in South African Cabernet Sauvignon Wines'

Manyi-Loh, Christy 等 , 'Volatile Compounds in Honey'

Masi, E. 等 , 'Characterization of Volatile Compounds in Mentha Spicata L. Dried Leaves'

Pino, Jorge Antonio & Quijano, Clara Elizabeth, 'Study of Volatile Compounds from Plum and Estimation of their Contribution to the Fruit Aroma'

Sawamura, M. & Lan-Phi, N. T., 'Chemical and Aroma Profiles of Different Cultivars of Yuzu Essential Oils'

Zhou, Meixue 等 , 'Analysis of Volatile Compounds and their Contribution to Flavor in Cereals'

索引

字彙表和主要風味搭配、飲料討論的頁數，以**粗體**表示。

品酒的風味演算：從個人喜好出發，精準推薦你更多喜愛酒飲的科學指南

The Alcorithm: A Revolutionary Flavour Guide to Find the Drinks You'll Love

作者　　　　羅勃・巴克哈芬 Rob Buckhaven
譯者　　　　周沛郁

副社長　　　陳瀅如
總編輯　　　戴偉傑
主編　　　　李佩璇
編輯　　　　邱子秦
行銷企劃　　陳雅雯、張詠晶

內文排版　　張家榕
封面設計　　馮議徹

出版　　　　木馬文化事業股份有限公司
發行　　　　遠足文化事業股份有限公司（讀書共和國出版集團）
地址　　　　231 新北市新店區民權路 108-4 號 8 樓
電話　　　　(02)2218-1417
傳真　　　　(02)2218-0727
Email　　　 service@bookrep.com.tw
郵撥帳號　　19588272 木馬文化事業股份有限公司
客服專線　　0800-221-029
法律顧問　　華洋法律事務所　蘇文生律師
印製　　　　漾格科技股份有限公司

初版　　　　2024 年 5 月
定價　　　　680 元
ISBN　　　 9786263146310
　　　　　　9786263146297（EPUB）
　　　　　　9786263146303（PDF）

國家圖書館出版品預行編目 (CIP) 資料

品酒的風味演算：從個人喜好出發，精準推薦你更多喜愛
酒飲的科學指南 /
羅勃‧巴克哈芬（Rob Buckhaven）作；周沛郁譯 . --
初版 . -- 新北市：木馬文化事業股份有限公司出版：
遠足文化事業股份有限公司發行，2024.05
320 面；14.8×21 公分
譯自：The Alcorithm: a revolutionary flavour guide to find
the drinks you'll love
ISBN 978-626-314-631-0（精裝）

CST: 酒精飲料 2.CST: 品酒

411.81　　　　　　　　　　　　　　　　　113003010

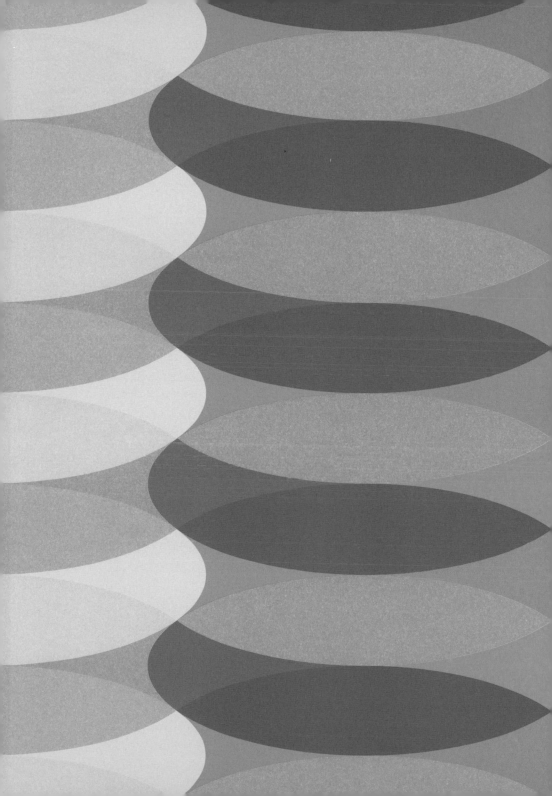

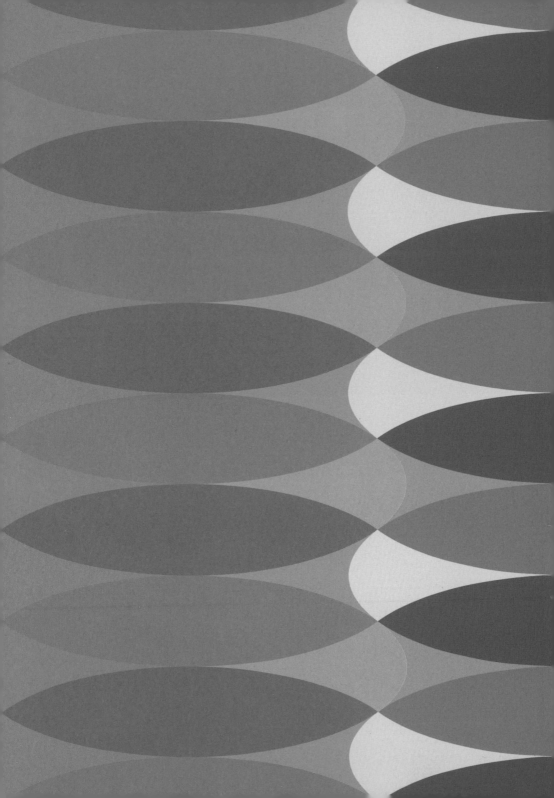